DR. SAGRERA-FERRÁNDIZ

VENCER EL DOLOR

sin fármacos

DR. SAGRERA-FERRÁNDIZ

VENCER EL DOLOR
sin fármacos

VENCER EL DOLOR SIN FÁRMACOS

Introducción: Dr. Sagrera-Ferrándiz

Edición: Claudina Navarro

Diseño: Jordi Sabater

Diseño de portada: Montse Jiménez

Maquetación: Marina Frank

Foto portada: RBA

Fotos: RBA, Shutterstock, Photononstop

Fotos Dr. Sagrera-Ferrándiz: Alfredo Garófano

Depósito Legal: B-2414-2016

ISBN: 9788490567258

Impreso en España por Rotäbook

Printed in Spain

ÍNDICE

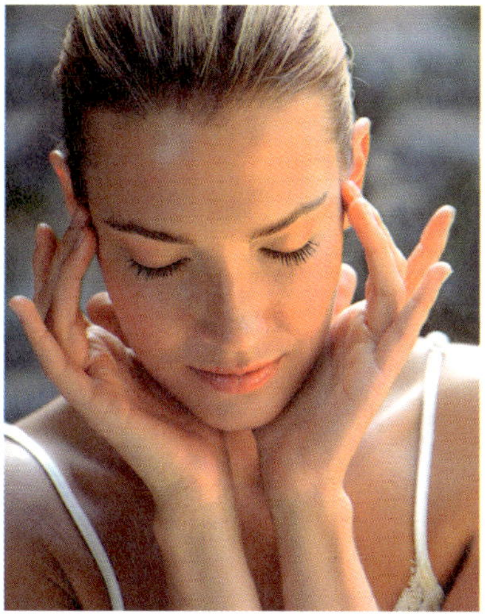

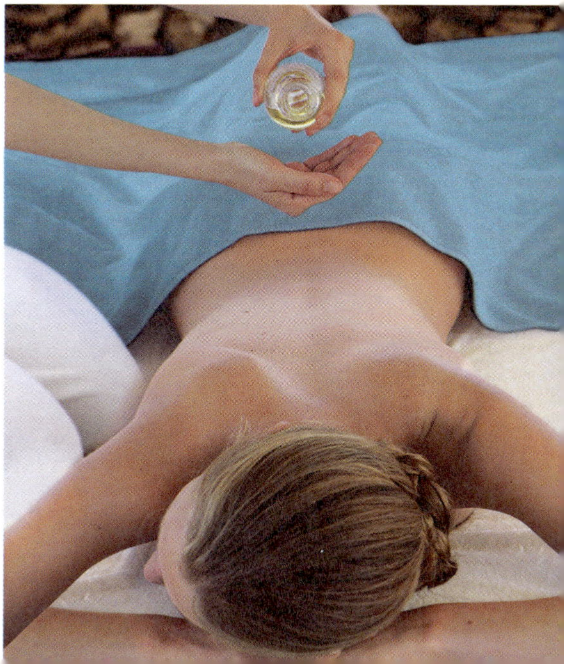

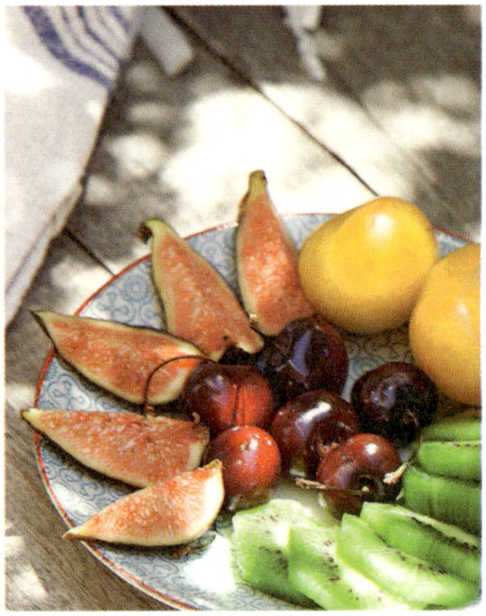

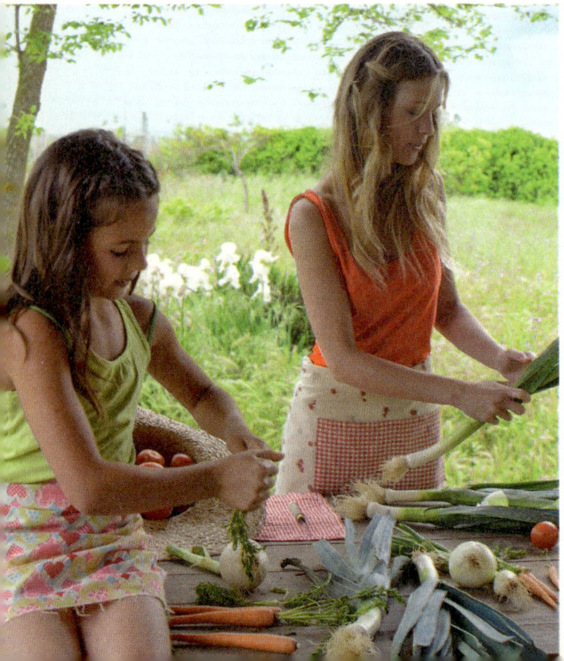

3. ALIMENTACIÓN CONTRA EL DOLOR

4. LAS TERAPIAS NATURALES MÁS EFICACES

5. LOS DOLORES MÁS FRECUENTES

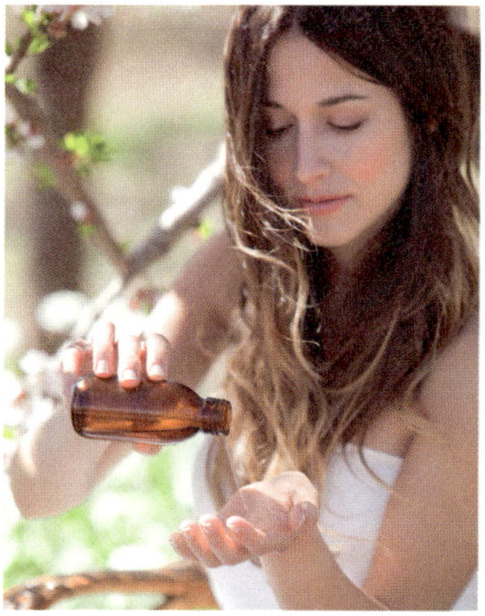

6. FITOTERAPIA

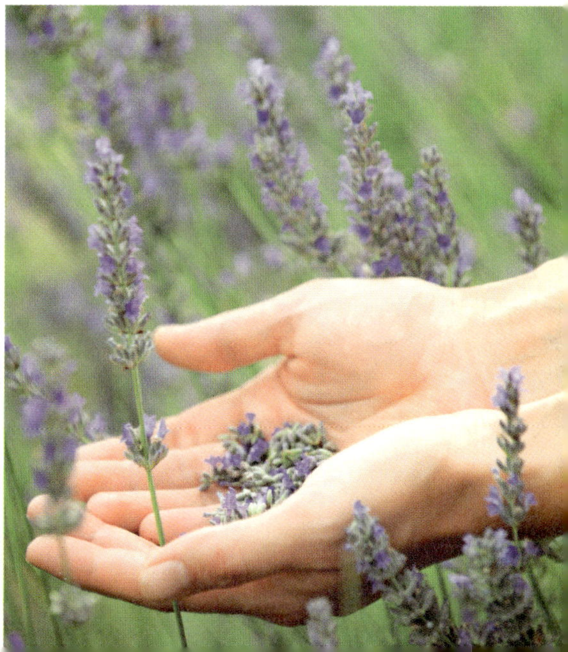

EL DOLOR SE PUEDE CURAR

El dolor causa alarma. Gracias a él sabemos que algo no anda bien en el organismo. Pero no siempre es fácil encontrar la causa, y los medicamentos analgésicos no son la mejor solución. A menudo hace falta un tratamiento personalizado con terapias naturales y además introducir algunos cambios positivos en el estilo de vida.

● El dolor en el sistema músculo-esquelético es la segunda causa principal de consulta en Atención Primaria, y la mitad de esas consultas están relacionadas con el dolor crónico. Este es aquel que dura más de tres meses o se manifiesta cinco días a la semana, de forma intermitente, de modo que pasa de ser un síntoma a convertirse en una enfermedad.

Están afectadas personas de todas las edades y condiciones. Aunque se pueda pensar que las enfermedades de tipo reumático, como la osteoartritis o la artrosis, se presentan en personas mayores de 50 años, las enfermedades autoinmunes y las del tejido conjuntivo aparecen en personas jóvenes y predominantemente del sexo femenino.

Sea en la columna, en las articulaciones o en la masa muscular, el dolor está presente en la vida de un 33% de la población femenina; es dos veces más elevado entre las mujeres que entre los hombres, y su prevalencia aumenta con la edad a partir de los 45 años. Pero nadie debe resignarse a sufrir molestias día tras día. El dolor reduce la calidad de vida. Nos pone de mal humor y las relaciones con los demás se resienten. Muchas personas con dolor crónico incluso deben dejar de trabajar. Migrañas, dolor de espalda, en las cervicales, en las articulaciones, en los músculos, en las manos o en los pies pueden hacerse muy difíciles de sobrellevar.

> La percepción del dolor es subjetiva. Podemos tratar su causa física y a la vez cambiar la manera de vivirlo

¿QUÉ ES EL DOLOR?

Antes de abordar qué se puede hacer, conviene saber más cosas sobre el dolor. Por ejemplo, ¿cómo se llega a sentirlo? Es un proceso complejo. La piel y las vísceras tienen unos receptores nerviosos, los nociceptores. Cuando los tejidos resultan dañados, liberan unas sustancias que originan un impulso nervioso, una señal. Esta «viaja» hasta la médula, que la filtra antes de dejar que llegue al cerebro, donde finalmente se «construye» la sensación de dolor.

La intensidad con que se siente no es la misma para cada persona. En este sentido hay que tener en cuenta dos factores:

La tolerancia al dolor. Algunas personas casi no soportan el pinchazo para extraer sangre. Otras, sin embargo, dicen no sentir casi nada.

La capacidad de respuesta del organismo. La intensidad puede estar relacionada con la producción de hormonas (las mujeres sufren más dolores crónicos que los hombres), factores emocionales o ambientales.

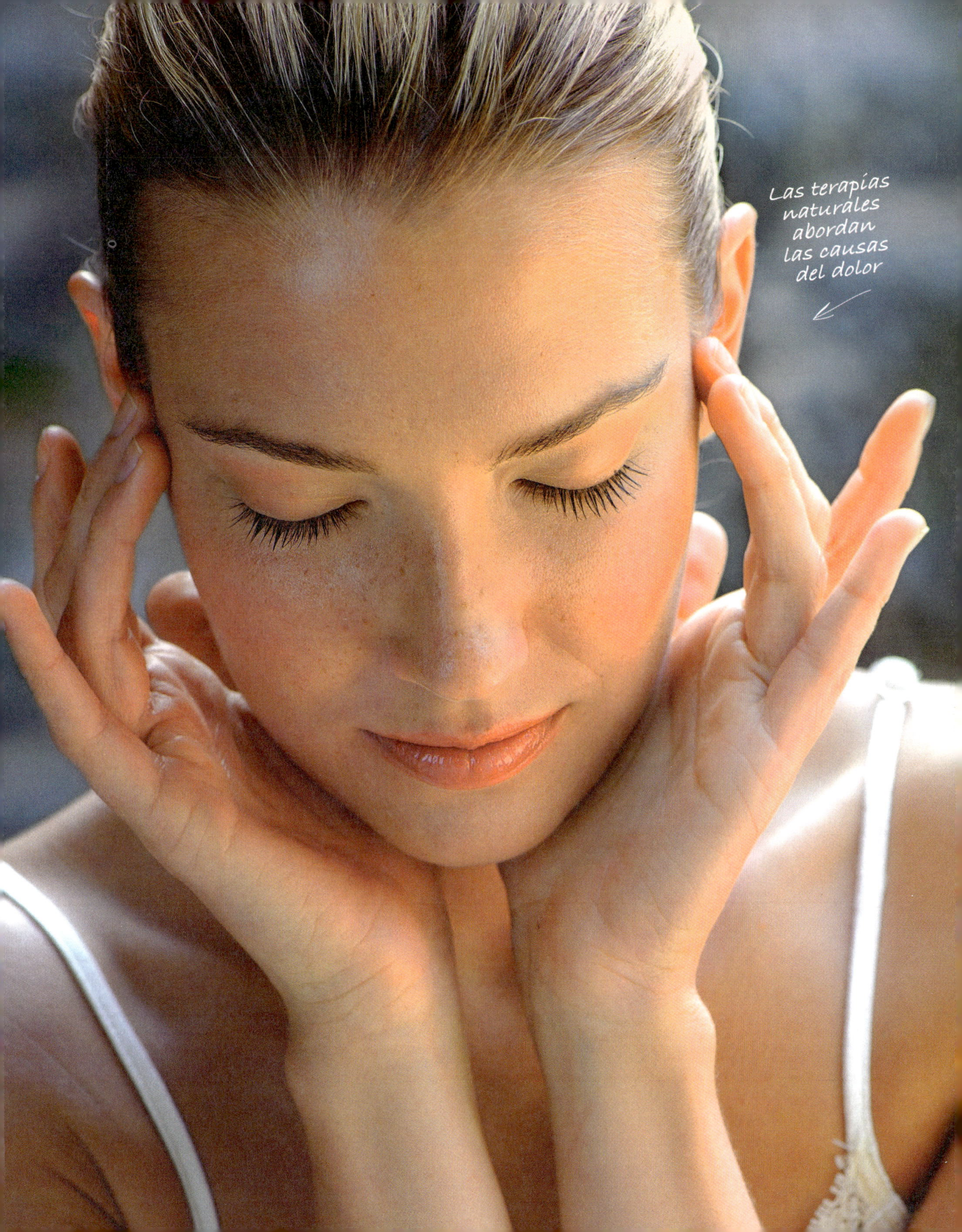

Las terapias naturales abordan las causas del dolor

Las técnicas psicofísicas ayudan a relajarse y a conectar con el cuerpo para entender sus mensajes

La percepción del dolor es una experiencia personal en la que entran en juego muchos condicionantes: el temperamento, el entorno, la dieta, las emociones reprimidas... Por otra parte, existen dolores de diferentes tipos:
Localizado. Se refiere al lugar en el que se origina: en la piel, en huesos, nervios y músculos, así como otros tejidos que dan soporte a estas estructuras, o en los órganos internos.
Irradiado. Se transmite a lo largo de un nervio, extendiéndose a partir del sitio de origen. Por ejemplo, el dolor del nervio ciático con frecuencia se irradia a la pierna.
Referido. Se siente en una parte del cuerpo distante a la del sitio de origen. Un caso típico es el dolor en el hombro que acompaña a la inflamación de la vesícula biliar.

¿PASTILLAS O TERAPIAS FÍSICAS Y NATURALES?

Prestar una atención serena al dolor nos ayudará a encontrar la mejor manera de tratar su causa. El tratamiento con medicamentos es el que suele aportar un alivio más rápido, pero no funciona siempre y el dolor vuelve cuando se dejan los analgésicos, porque no se ha actuado sobre el origen del problema. No hay que conformarse con la misma pastilla para todos. Hay estrategias no farmacológicas que ayudan a sentirse mejor.

El plan terapéutico debe ser integral e individualizado, es decir, adaptado a las características de cada persona y a su estilo de vida. La variedad disponible de terapias permiten ajustar el tratamiento y conseguir mejores resultados. Las distintas técnicas de masaje, como el quiromasaje o el shiatsu, la aromaterapia, la quiropráctica y la osteopatía, el rolfing, la acupuntura, la hidroterapia... son solo algunas de las opciones que el paciente tiene a su alcance. ¿Cuál elegir? En general, todas pueden prestar alguna ayuda ante cualquier dolor, pero cada una es más eficaz con trastornos concretos. Por ejemplo, el quiromasaje es muy eficaz ante las molestias originadas por la tensión nerviosa. La quiropráctica está especialmente recomendada cuando un nervio que sale de la columna está comprometido. La osteopatía es muy buena tratando las tensiones en los tejidos conectivos y la acupuntura posee un reconocido efecto analgésico, como bien saben doctores expertos como mi colega Pere Marco Aznar.

EN EL GIMNASIO O EN CASA

El tratamiento y la prevención también son cosas de uno mismo, el compromiso no termina al salir de la consulta del terapeuta. Hacer regulamente taichí, yoga o gimnasia forma parte de un estilo de vida sano que contrarresta los efectos del sedentarismo o los gestos repetitivos que se realizan en el trabajo. También son disciplinas que ayudan a relajarse y a conectar con el propio cuerpo. Además, se pueden practicar ejercicios específicos para problemas concretos. Este libro incluye un buen número de sesiones y técnicas muy sencillas para incluirlas en las rutinas con que cada persona se cuida.

Pero antes de recibir cualquier tratamiento es necesario obtener un buen diagnóstico. También debe ser encarado individualmente, deshaciendo las capas una a una. Entre las causas se combinan, aspectos psicológicos, biológicos, sociales y medioambientales. Un dolor sin una causa obvia puede remontarse a un accidente cuyas heridas se curaron pero que dejaron un recuerdo en el cuerpo en forma de sensibilidad exagerada al dolor. Una muerte o la enfermedad grave de un familiar también puede anidar en el propio cuerpo. El estrés puede manifestarse igualmente en forma de dolor en la espalda, los hombros, las rodillas, los pies, las manos...

Los doctores Marianne Frankenhaueser y Ulf Lundberg, del Instituto Karolinska, en Suecia, han demostrado que es precisamente el estrés mental y los trabajos con un componente emocional los que producen más alteraciones por contracturas de la musculatura.

El trabajo excesivo, sin periodos de descanso ni relajación, obliga a mantener constantes los niveles hormonales de cortisol, adrenalina y noradrenalina, lo que conduce a la rotura del

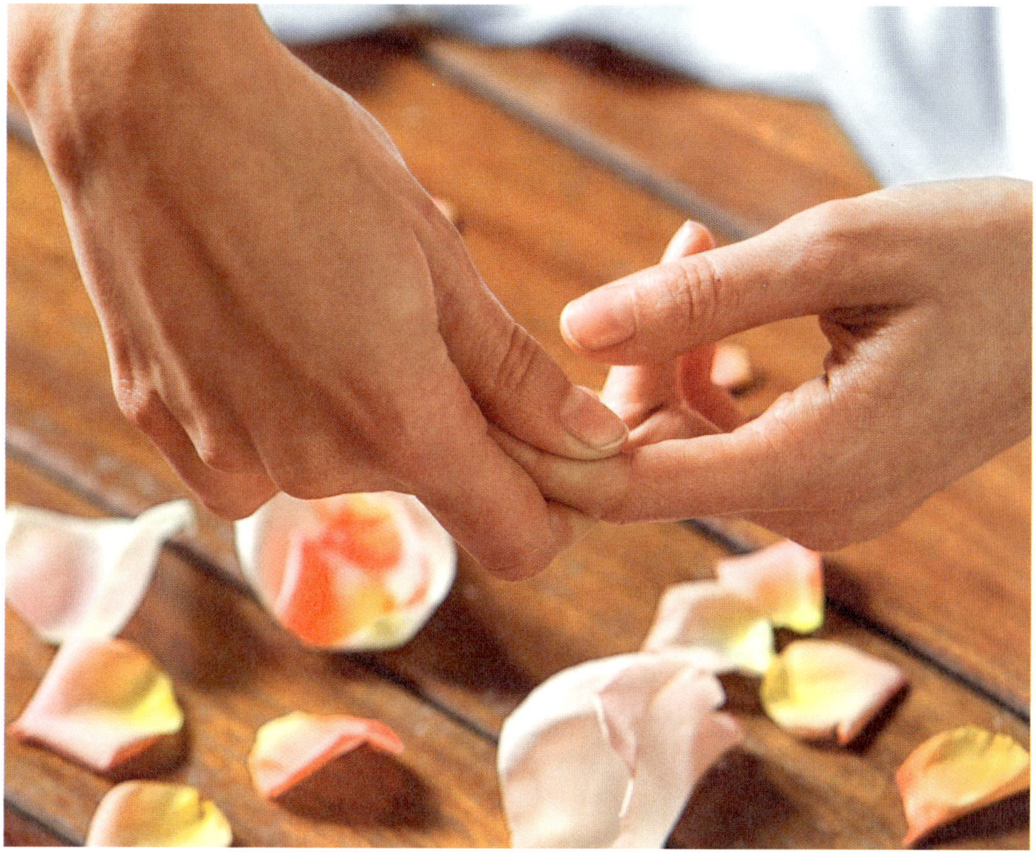

equilibrio de los ritmos circadianos (niveles a lo largo del día). Como consecuencia se alteran las fases del sueño y la profundidad del descanso nocturno, lo que produce la sensación de cansancio matutino. También conduce a alteraciones en el ritmo intestinal y, en ocasiones, un incremento de la sensación de ansiedad y angustia. Se produce asimismo un incremento de la contractura muscular, con aumento de dolor en las zonas cervical, dorsal y lumbar.

MUY IMPORTANTE: EL ESTILO DE VIDA

Ante el dolor, casi tanto como realizar las terapias adecuadas es llevar un estilo de vida que fomente la salud y el bienestar.

Aprovecha el buen tiempo. Un estudio de la Clínica Mayo (Estados Unidos) sugiere que hay una relación entre la deficiencia de vitamina D

> Combinar la actividad con el descanso, tanto físico como mental, favorece la autorregulación corporal

y el dolor, ya que esta ayuda a reducir la inflamación. Por ello, un poco de sol –a primera hora de la mañana en verano; a mediodía en invierno– gracias al cual esta vitamina se sintetiza en la piel, puede ayudarte a superar el episodio de dolor. Si además haces ejercicio al aire libre, que promueve la producción por el cuerpo de endorfinas, unas sustancias con efecto analgésico, el alivio está prácticamente asegurado.

Depura tu organismo. El cuerpo está expuesto a numerosos tóxicos: los del aire contaminado que respiramos, los fármacos que tomamos en

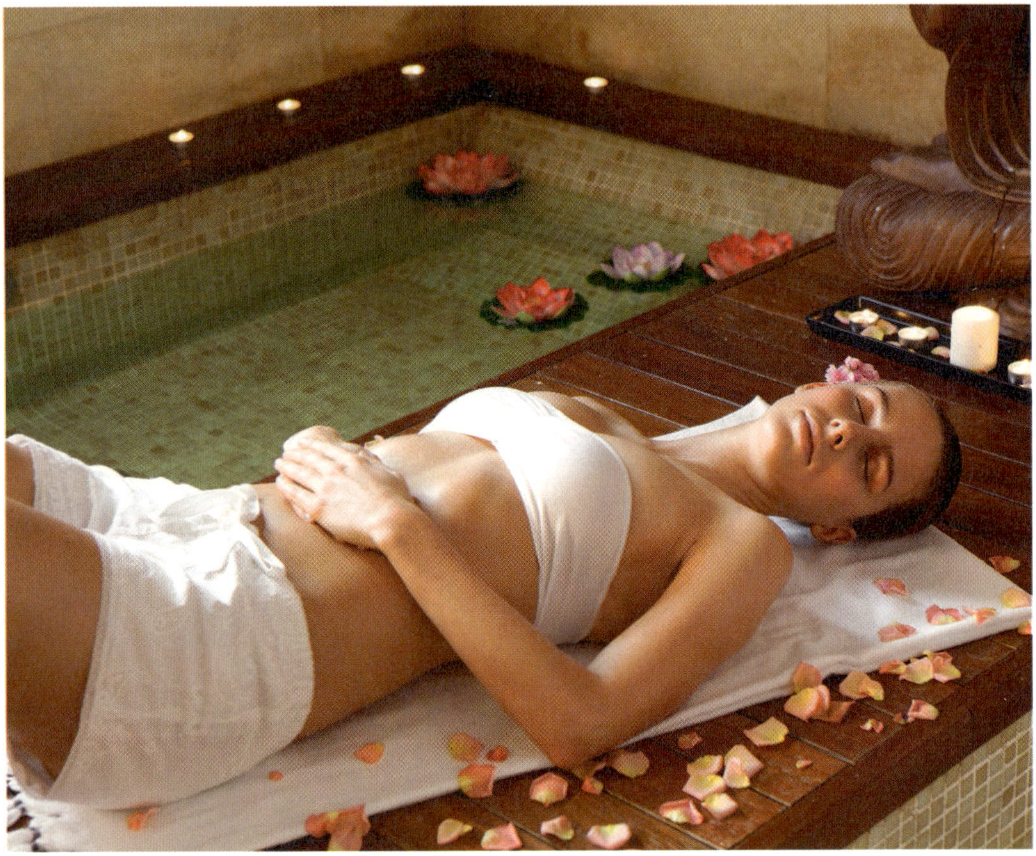

Muchos dolores y las enfermedades que las producen se benefician de una «limpieza» del organismo

exceso o los residuos que genera el propio organismo y que, si se acumulan, favorecen la inflamación y resultan perjudiciales para la salud a medio y largo plazo. Por eso muchísimos dolores y algunas enfermedades que lo producen –como la fibromialgia, la fatiga crónica y las jaquecas– pueden beneficiarse de una «limpieza» del organismo. Para ello, aumenta el consumo de alimentos ricos en fibra, como las frutas y verduras, así como el de caldos e infusiones depurativas. Además, bebe agua mineral (de 1,5 a 2 litros al día) para potenciar la desintoxicación.

Lleva una vida más activa. Hacer ejercicio a diario (como caminar o nadar) ayuda a aliviar el dolor porque el cuerpo segrega endorfinas, unas sustancias similares a la morfina. Además, combate la depresión y favorece la autoestima. Cuanto más intenso es el ejercicio, más potente es el efecto.

Intenta relajarte. Practicar técnicas como el yoga, el taichí o la meditación te permiten relajarte y eso contribuye a gestionar mejor el dolor y los malos momentos en general.

Distrae tu mente. Reserva tiempo para ti mismo y para tu familia, pero mantén una vida social activa y haz cosas que te estimulen mentalmente. Así logras desconectar. Aunque puedes comentar en tu entorno la situación que atraviesas, los especialistas recomiendan intentar no pensar en exceso en el dolor, no convertir éste en el centro de todas las conversaciones y preocupaciones. No te definas como «la persona que tiene dolor». Compartir tus sentimientos negativos con el terapeuta te servirá para expresarlos y para buscar soluciones.

Existen técnicas mentales para reducir la percepción del dolor que se combinan con los tratamientos físicos

EL PAPEL DE LA MENTE AL TRATAR EL DOLOR

El dolor nos parece muy físico. Sin duda, los tratamientos sobre el cuerpo son imprescindibles pero no hay que despreciar el poder de la mente para controlarlo. De hecho, una clave para regular la resistencia al dolor se halla en el sistema nervioso central. El dolor se incrementa a la par que la ansiedad. Por tanto los métodos que la disminuyen también reducen el dolor.

Por otra parte, no hay que olvidar que un dolor físico puede ser el reflejo de un conflicto psíquico. Los masajistas se encuentran frecuentemente con que una manipulación que normalmente es indolora causa una molestia que viene acompañada de una emoción y un recuerdo. Sucede así porque los sentimientos negativos que no se han querido o podido afrontar parecen refugiarse de alguna manera en el subconsciente y a su vez en la musculatura, los tendones o los tejidos corporales. Los recuerdos pueden ser físicamente dolorosos y en estos casos el tratamiento exige que los saquemos a la luz, sea mediante el masaje o la psicoterapia.

• Los aparatos de biofeedback –bioautorregulación– permiten aumentar el control de la mente sobre el cuerpo. Están diseñados para visualizar o escuchar en tiempo real a través de monitores o señales de audio la marcha de los procesos corporales involuntarios, como los ritmos respiratorio y cardiaco, la presión arterial, las ondas cerebrales o la contracción muscular. Gracias a estas herramientas, el paciente aprende a influir en cierta medida sobre estos procesos, lo que le sirve para relajarse y para sentir que tiene el control de su propio cuerpo.

Las sesiones de biofeedback resultan especialmente útiles contra el dolor en la articulación temporomandibular, el hombro o la espalda, la migraña y la fibromialgia.

• Distintas técnicas de relajación y autosugestión pueden combinarse y aprenderse en unas pocas sesiones. El objetivo es que el paciente comprenda que no es una víctima pasiva, que puede hacer mucho para reducir su sufrimiento: conocerlo, perderle el miedo y dominarlo. Curiosamente, son personas sanas las que más practican y han desarrollado las técnicas de autocontrol del dolor. Por ejemplo, las mujeres embarazadas que buscan un parto sin dolor o, en otro orden de cosas, los practicantes de artes marciales orientales. Pero las mismas técnicas que utilizan estas personas son un tesoro para los enfermos con dolor crónico.

• La hipnosis se basa en el mismo fenómeno que la autosugestión, pero en este caso el paciente es guiado por un experto. Los resultados son espectaculares, pero no tienen nada que ver con lo que estamos acostumbrados a ver en la televisión. La hipnosis contra el dolor es una terapia muy seria, sobre todo si forma parte de un tratamiento psicológico más amplio y la relación con entre terapeuta y paciente se basa en la confianza.

Según Joseph Barber, experto en la aplicación de la hipnosis analgésica, las principales indicaciones son el dolor causado por el cáncer, el producido por las intervenciones médicas (extracción de dientes, intervenciones quirúrgicas o pruebas diagnósticas invasivas, etc), la migraña o el intenso dolor ocasionado por las quemaduras graves.

• La musicoterapia provoca también una respuesta del cerebro, pero lo hace a través del subconsciente y de la percepción artística. La música rompe las rigideces emocionales de los pacientes que hacen del dolor algo insoportable. A veces pueden ser incluso su propia causa. La ventaja frente la psicoterapia, que también puede ser útil contra el dolor, es que no intenta abrirse camino hacia el subconsciente a través de las palabras. Los musicoterapeutas aseguran que un tratamiento de tres meses puede reducir a la mitad la dosis de analgésicos.

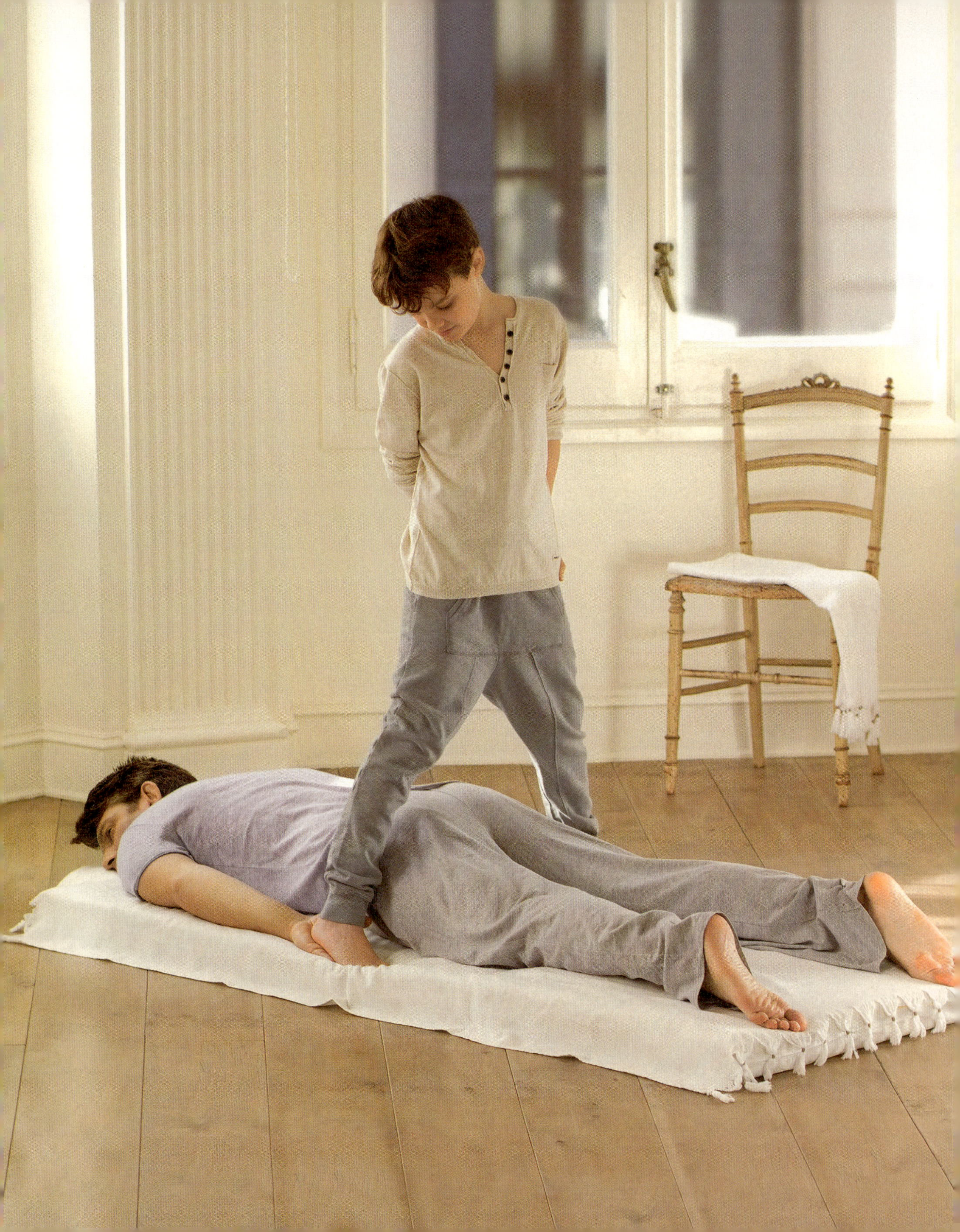

1. APRENDE A VIVIR SIN DOLOR

DIALOGAR CON EL CUERPO

Escuchar a nuestro «yo físico» no solo permite conocer sus necesidades, sino que abre la puerta a un espacio interno en el que es posible hallarse a uno mismo. Una conexión consciente nos ayuda a descubrir nuestros sentimientos y emociones. Con paciencia y unos ejercicios de atención corporal se logra estar más presente en la vida y tener mejor salud.

● Nuestro cuerpo posee secretos que nos ayudan a estar presentes en la vida, a pasar por ella dejando las huellas de un camino en el que se encuentran la salud, el sosiego, la libertad de movimientos y, en definitiva, la capacidad de vivir y de amar. Para descubrirlos y conocerlos es necesario establecer un diálogo con el cuerpo. Lo primero que se precisa, como en cualquier conversación, es atención. Se trata de escuchar no solo las señales que envía el cuerpo, sino de dedicar un tiempo mínimo a conocerlo, aprender y recibir su apoyo, porque esta escucha nos ayudará cuando estemos en otros quehaceres cotidianos. El cuerpo es así de agradecido: lo reconocemos y comprendemos, y él continúa solo su labor activando sus mecanismos para auxiliarnos, aunque nuestra conciencia esté ya en otra cosa bien diferente.

TOMARSE UN RESPIRO

A veces el cuerpo nos habla y pide ayuda porque no sabe cómo continuar. En esos momentos la respiración solicita atención.

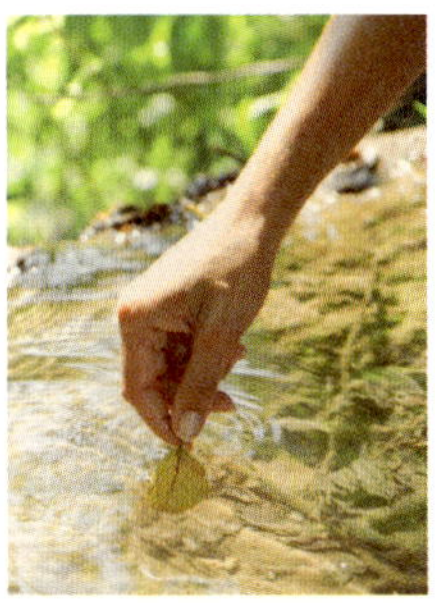

De pie, sentado o tumbado, se observa si se hacen pausas entre respiraciones, qué fase (inspiración o espiración) es más larga y qué partes participan. **Se estimula la respiración** alargando la espiración hasta vaciar los pulmones; se cuenta hasta cuatro y se deja que el aire entre en cascada en el cuerpo. Se repite cuatro veces. **Observamos que hay más** espacio respiratorio, que el aire fluye mejor y que nuestro ánimo ha cambiado.

ESCUCHA ATENTA

No hay nada más eficaz para conectar con el cuerpo, mostrarle respeto y ganar bienestar que escucharlo. Incluso a veces se resuelven problemas que experimentábamos y que solo demandaban atención. En cualquier caso, escuchar no solo vale la pena, sino que es esencial. Pero hacerlo puede ser tan difícil como resolver problemas.

¿Cuál es la mejor manera de escuchar? Primero, concentrándose solo en el propio cuerpo y, si esto resultara arduo, aceptando los pensamientos que nos distraen para despedirlos amablemente y seguir escuchando.

Segundo, haciendo balance de lo que se escucha, aunque sea poco.

Y tercero, explorando con amor, con los sentimientos y pensamientos de los que nuestro cuerpo también está compuesto.

Entonces aparecerán los anhelos que laten en su profundidad y asomarán a nuestros sentidos sabores, aromas, texturas, sonidos y espacios. No hay que demostrar nada sino saber qué está pasando.

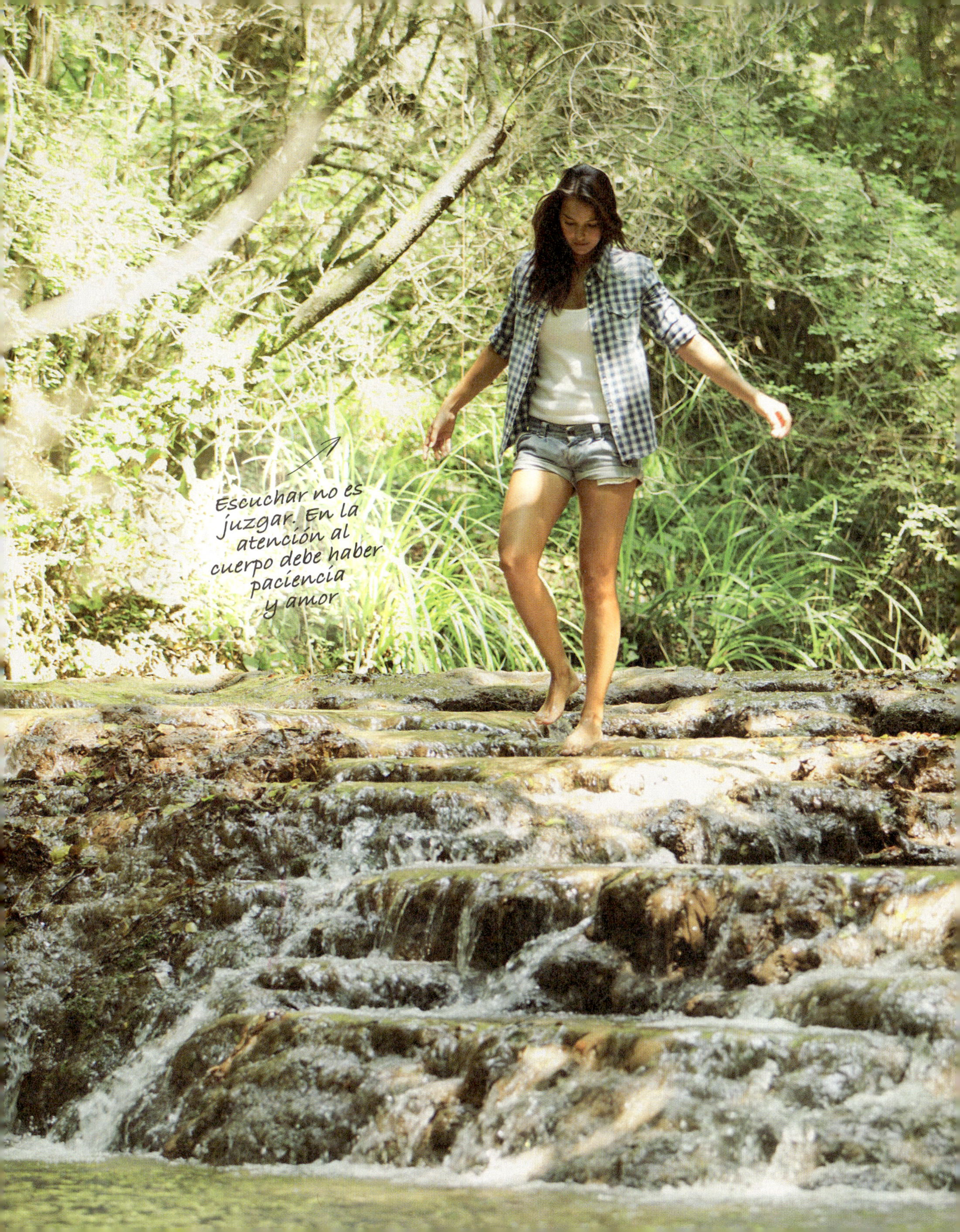
Escuchar no es juzgar. En la atención al cuerpo debe haber paciencia y amor

4 TÉCNICAS MUY ÚTILES

A la hora de ganar conciencia corporal son muchas las opciones que se pueden escoger. Estas son algunas de las más conocidas.

Método de liberación de corazas: Creado por Marie Lise Labonté como método de autocuración, consiste en liberar bloqueos emocionales que provocan rigidez, dolor y tensión. Se usan pelotas de goma y bastones revestidos de caucho.

Método Trager: Ideado por el doctor Milton Trager, combina el masaje corporal con movimientos que aumentan la movilidad y la conciencia corporal.

Reeducación postural global: Detecta qué musculos están tensos y descifra el motivo último de esa tensión. Fue creada por el fisioterapeuta francés Philippe Souchard.

Trabajo corporal integrativo: Desarrollado por Luis Carbajal, es una integración de otras técnicas y potencia lo lúdico, con herramientas como el baile o los juegos de contacto.

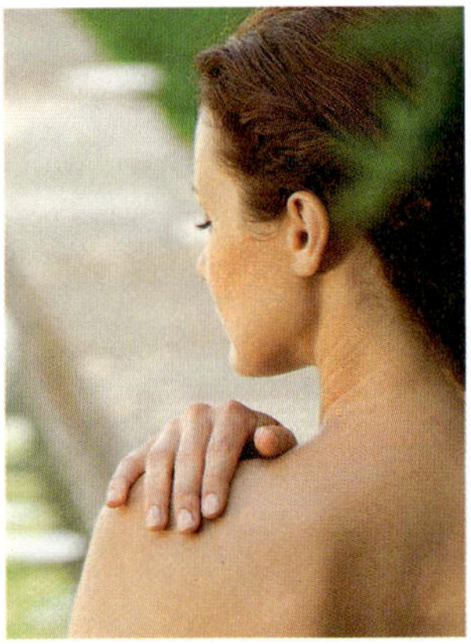

También hay que recordar que escuchar no es juzgar ni diagnosticar. En la escucha no hay que emprender ninguna acción ni tomar decisiones. Esa escucha hay que alimentarla, además, con paciencia y amor. Se persigue un objetivo, pero sobre todo hay que intentar disfrutar y no perder de vista el camino.

CONECTAR CON LA TIERRA

Para empezar, acompañamos al cuerpo en aquello que le es esencial, sin lo cual no podríamos vivir. El ser humano puede pasar varias semanas sin comer y algunos días sin beber, pero solo unos minutos sin respirar. La respiración es esencial, nos une a la vida y, cuando cesa, nos separa de ella. Sin embargo, el cuerpo posee una segunda relación esencial tan importante como la primera, que nace y desaparece con nosotros: necesitamos una superficie sobre la que reposar el peso, en la que podamos relacionarnos directamente con la tierra.

Si se toma a un bebé en brazos y se alza en volandas para recogerlo enseguida, el bebé o bien ríe o bien llora, pero no se queda indiferente. Todos tenemos un sentido innato para saber cuándo nos falta una superficie donde apoyarnos. Relacionarnos con ella es otra manera de adentrarse en nuestra esencia, de expandirla y percibirla, e invita a relacionarse mejor con el entorno.

PERCIBIR LA RESPIRACIÓN

Al escuchar la respiración hay que procurar no influir en ella: necesitamos acercarnos como lo haríamos con un niño que juega absorto y al que no deseamos distraer. Si nos detenemos a analizarla o la juzgamos, intentaremos manipularla de alguna forma, y eso nunca será satisfactorio.

Ahora sí, intentamos percibir la respiración en la parte anterior del torso, después en la posterior y en los costados. Observamos que hay partes del tronco que se mueven y se sienten invitadas a respirar y otras que no, y que las primeras conforman un espacio. Con una mano dibujamos ese espacio, que puede tener forma de círculo, de cono, de cilindro, de pera, de gota de agua... Son muchas las formas posibles, según la posición que tengamos, lo que hayamos realizado, nuestras emociones, etc. La respiración es cambiante y adaptable.

CREAR ESPACIO INTERNO

Tras una primera escucha, pasamos a tomar la iniciativa, a expandir el espacio respiratorio y a darle libertad y silencio, recordando que justo en el lugar donde se pone la atención, allí fluye la energía.

Ponemos la palma de la mano derecha bajo la axila izquierda e imaginamos que el aire que inspiramos fluye hacia esa mano, y que al espirar se dirige de ahí por las costillas a los pulmones, y de estos por las vías respiratorias al exterior. Lo repetimos a lo largo de siete respiraciones y advertimos cómo el espacio respiratorio se amplía por el costado izquierdo. Se puede practicar en todo el tronco: poniendo la mano bajo la axila derecha, sobre las clavículas, sobre el diafragma o debajo, sobre los riñones... Primero visualizando y después «escuchando» el cambio. Al acabar, sentiremos que el espacio respiratorio se ha hecho enorme y la respiración es larga, silenciosa, tranquila y profunda, y habrá mejorado nuestro ánimo.

El espacio respiratorio es el más íntimo de todos, en el que nadie más que uno mismo puede entrar

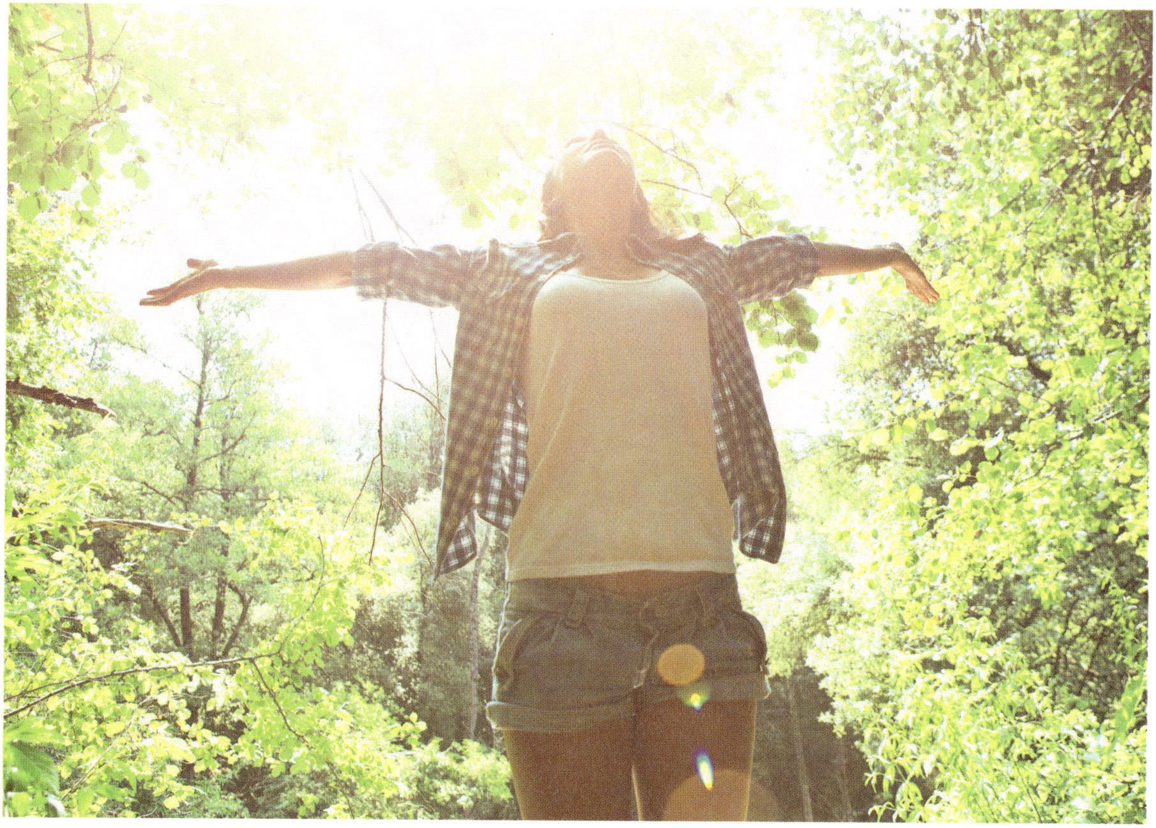

El espacio respiratorio es el más íntimo de la persona, en el que nadie más que uno mismo puede entrar. Ampliarlo expande nuestra esencia y nos renueva vitalmente

o influir. Es importante ampliar ese espacio porque expande nuestra esencia y nos renueva vitalmente.

ESCUCHAR EL PROPIO PESO

En la segunda parte del diálogo corporal percibiremos el cuerpo en los momentos cotidianos: en la cola del supermercado, esperando el tren, al conducir o ante el ordenador.

En todas estas situaciones repasamos el cuerpo con esta toma de conciencia. De pie, llevamos la atención de los pies a la cabeza, deteniéndonos en cada parte del cuerpo que venga a nuestra mente y en su repercusión en el contacto con el suelo. Observamos:

- Cómo se apoyan los pies en el suelo y si hay diferencias entre ellos.
- Si las rodillas están totalmente estiradas, ligeramente dobladas o solo algo relajadas.
- Hacia dónde se bascula la cadera y se curva la columna vertebral.
- En caso de sostener una bolsa, percibiremos si los hombros están relajados o tensos, si tienden a subir hacia el cuello o no, si están excesivamente contraídos.
- Se toma conciencia de lo siguiente: adónde se dirige la mirada y qué sucede al cambiarla; qué aromas nos llegan; qué sonido del entorno sobresale del resto; hacia dónde se dirige la respiración.
- Cuánto bienestar proviene directamente del cuerpo y si nuestro humor ha cambiado en algo.

> Nuestra relación con el aire y la que tenemos con el suelo se influyen mutuamente: si ampliamos la primera, tendremos más libertad en la segunda, e igualmente al revés

LIBERAR EL MOVIMIENTO

Tras ver cómo está el cuerpo, se puede introducir un pequeño cambio y observar. El cuerpo responde de forma diferente a cada cambio y en ese proceso no solo se flexibiliza, sino que nos informa de las posiciones y movimientos con que se siente más cómodo.

Los cambios deben ser pequeños, porque el cuerpo los entiende mejor, y hay que realizarlos con lentitud y mucha atención.

Pasamos, por ejemplo, el peso de un pie al otro, de las puntas a los talones, o nos ponemos de puntillas. También podemos dejar el cuerpo sobre un pie y fijarnos en cómo cambian y se reequilibran las otras partes del cuerpo.

Las modificamos si es preciso y elegimos la manera de colocarnos que requiera menos esfuerzo.

Después, cruzamos los pies y desplazamos el peso por el contorno de las plantas. Tres veces en un sentido y tres en el otro. Invertimos los pies y repetimos. Los descruzamos y observamos que parece que se hayan expandido las plantas: tendremos mejor soporte e incluso respiraremos mejor.

Nuestra relación con el aire y la que tenemos con el suelo se influyen mutuamente: si ampliamos la primera tendremos más libertad en la segunda, y al revés. Después, percibiremos que tanto el cuerpo como el pensamiento, las emociones y la propia percepción se han acomodado a una nueva situación.

Una vez escuchado y acompañado el cuerpo en su devenir, se puede intentar hablarle con imágenes, a través de visualizaciones. En cualquier momento del día, pongamos una sonrisa en nuestras células, por ejemplo, en las plantas de los pies, en las palmas de las manos o en la fontanela. Pensar que sonríen nos relajará, producirá un suspiro que nos abrirá y masajeará el diafragma. También es útil imaginar cómo circula luz por el cuerpo, empezando siempre en la zona que está entre el ombligo y el pubis.

SENTIRSE UNIDO AL UNIVERSO

Conectados con el peso y la respiración, visualizamos también el lugar donde estamos. Un último ejercicio nos ayudará a sentir que somos parte del Universo, y esta verdad aporta confianza en el proceso de la vida. Con los ojos cerrados, recorremos el cuerpo fijando la atención en cada una de sus partes. Después, ampliamos la consciencia hasta «notar» el espacio que hay entre nosotros y el objeto que tengamos al lado. Luego, el espacio de toda la habitación y de todo el edificio. Nuestra consciencia se agranda y observa el edificio desde arriba, contemplamos la ciudad, el país, la Tierra al completo, para seguir más arriba y tomar conciencia del Sistema Solar, de nuestra galaxia, del universo... Vemos cómo se hace pequeño, apenas es un pequeño punto de luz mientras nos hallamos más allá de la materia, suspendidos en la nada. Luego, hacemos el proceso contrario hasta volver a la silla y al cuerpo. Notamos que en todos los movimientos nos acompaña el universo entero.

ACEPTARSE EN ALMA... Y CUERPO

La postura corporal, las arrugas que surcan el rostro, una cicatriz... manifiestan lo que hemos vivido y lo que somos.

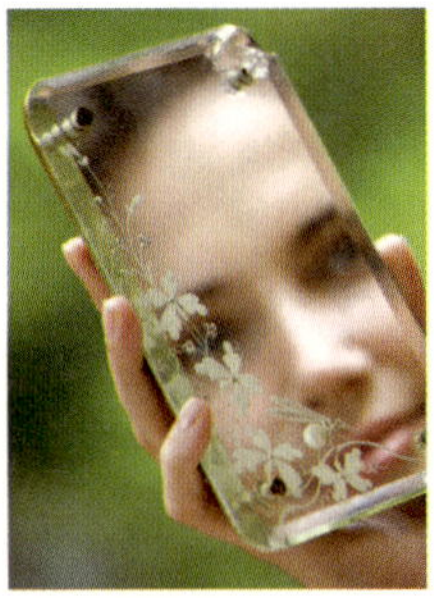

Delante de un espejo de cuerpo entero, nos fijamos en nuestra postura habitual: ¿los hombros están encogidos o caídos? ¿La mandíbula parece tensa o relajada? ¿El pecho está hundido o hacia delante? Observa la postura y conecta con los sentimientos que genera: tristeza, amor, debilidad...

Aceptarnos tal y como somos, con nuestras virtudes y nuestros defectos, transformará los bloqueos en una experiencia de crecimiento personal enriquecedora.

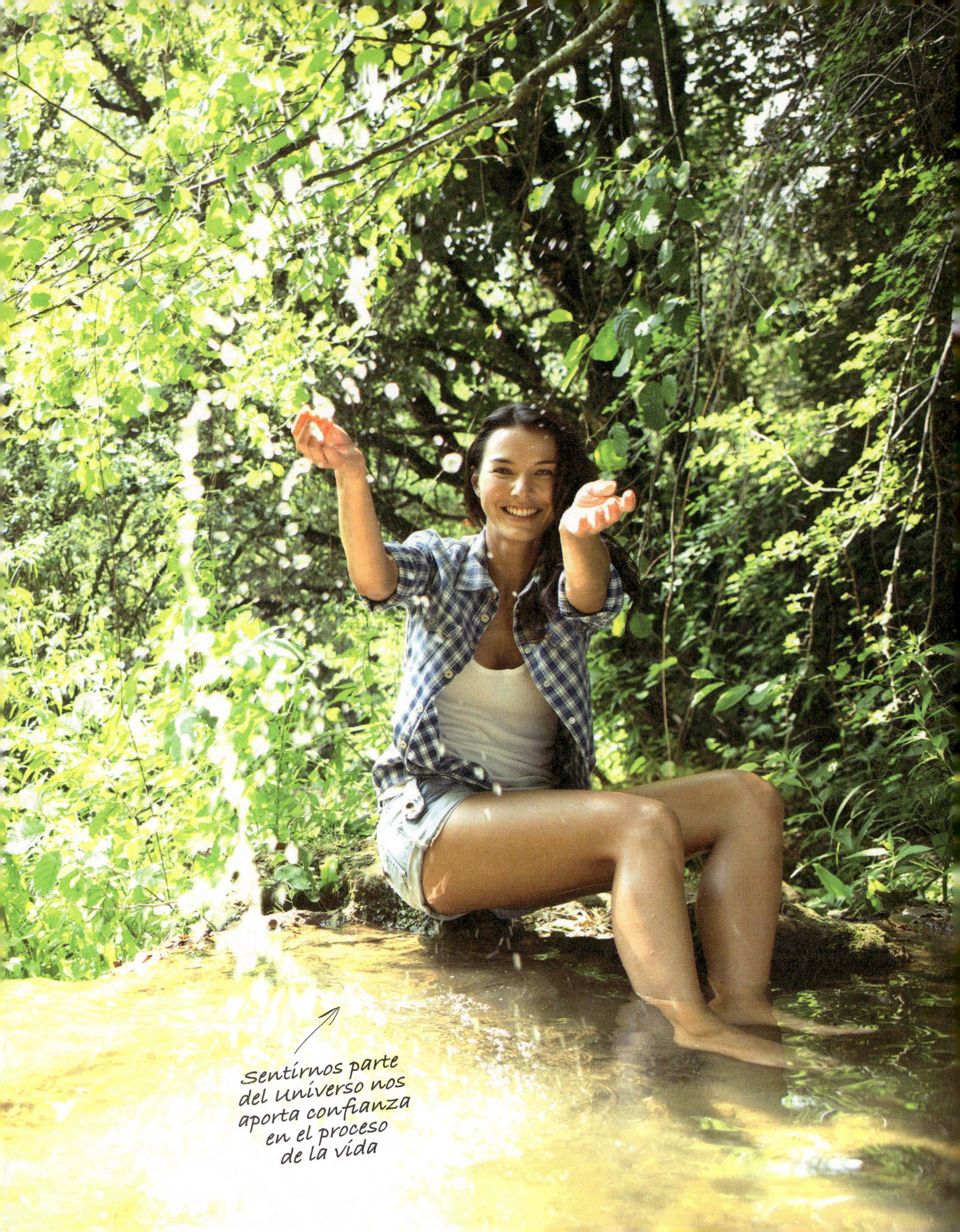

Sentirnos parte del Universo nos aporta confianza en el proceso de la vida

RELAJARSE EN MOVIMIENTO

La tensión mental y el estrés producen una compresión en el cuerpo, lo obligan a contraerse y dificultan que la sangre fluya de forma natural. Pero es posible revertir esa sensación de opresión llevando la atención a cada zona corporal. Con movimientos lentos y una actitud de plena conciencia, se abren nuevos espacios y se recupera el bienestar.

● *«Estoy a tope», «no puedo más», «creo que voy a estallar»...* Son frases populares que describen estados de mucho estrés y saturación por las obligaciones excesivas de la vida cotidiana. En esas situaciones sentimos impenetrabilidad, nos notamos espesos, rígidos, oprimidos, agobiados, irritables, a veces incluso a un paso de perder los nervios.

Si esta sensación es constante crea un estrechamiento y una opresión real en el cuerpo que impiden el flujo natural de la sangre y del oxígeno por el organismo. Todo ello trae los temidos dolores de cabeza, la falta de aire, el apuro, la contracción o la confusión mental.

ABRIR ESPACIOS INTERIORES

Para aliviarnos, relajarnos y recobrar el sosiego y la libertad de ser y estar, proponemos la siguiente secuencia meditativa en la que se trata de descubrir y apreciar el volumen del cuerpo, y de cultivar sus espacios interiores.

Nos tendemos boca arriba con las piernas dobladas o estiradas y los brazos a los lados del cuerpo. Sentimos la superficie de la parte posterior del cuerpo que está en contacto directo con el suelo.

Advertimos el espacio interior de la boca. Distinguimos la bóveda del paladar y el hueco libre de la garganta. También su conexión con los orificios de la nariz. Percibimos la entrada de aire y el camino que recorre hasta los pulmones. Observamos cómo el aire mueve el espacio vacío que se encuentra entre los pulmones y las costillas. Intentamos sentir el hueco que hay en el esófago, el estómago, la vejiga, el intestino y la vesícula biliar.

LA AMPLITUD DE LOS BRAZOS

Después percibimos el volumen y la densidad del brazo derecho, como si pusiéramos un lazo a su alrededor. Se continúa con el volumen del codo, el del antebrazo, de la mano y también de los dedos de la derecha, comparándolos.

Suavemente deslizamos el brazo derecho extendido por el suelo hasta acercarlo al máximo, pero sin esfuerzo, a la oreja. Se notará que el espacio entre el omoplato y la nu-

■ CONCIENCIA EN CADA GESTO

Cualquier atención que se prodiga a una zona se reproduce por todo el cuerpo, como si se proyectara un rayo de luz sobre una cara de un diamante tallado. **Pequeñas acciones.** Darse un masaje circular en ambas manos, caminar unos pasos para desentumecer las piernas... Cualquier acción corporal produce una reacción favorable siempre que se perciba lo que se hace.

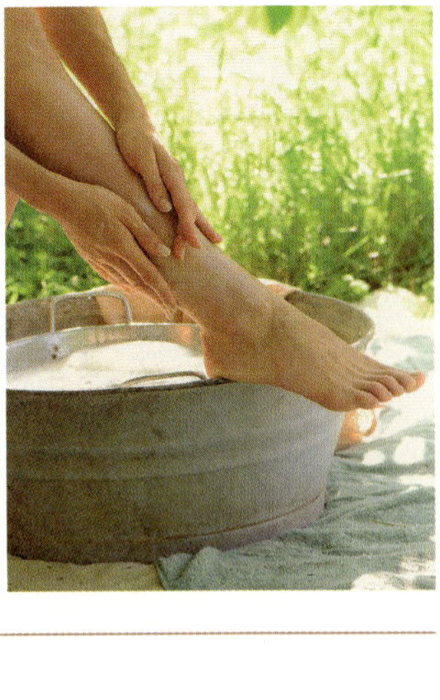

ABRIRSE PARA COGER ESTRELLAS

Estos ejercicios deben efectuarse con la máxima atención. Lo que cuenta es la consciencia en cada recorrido. Ese es el objetivo final y no tanto lo que se experimenta o la perfección de los movimientos.

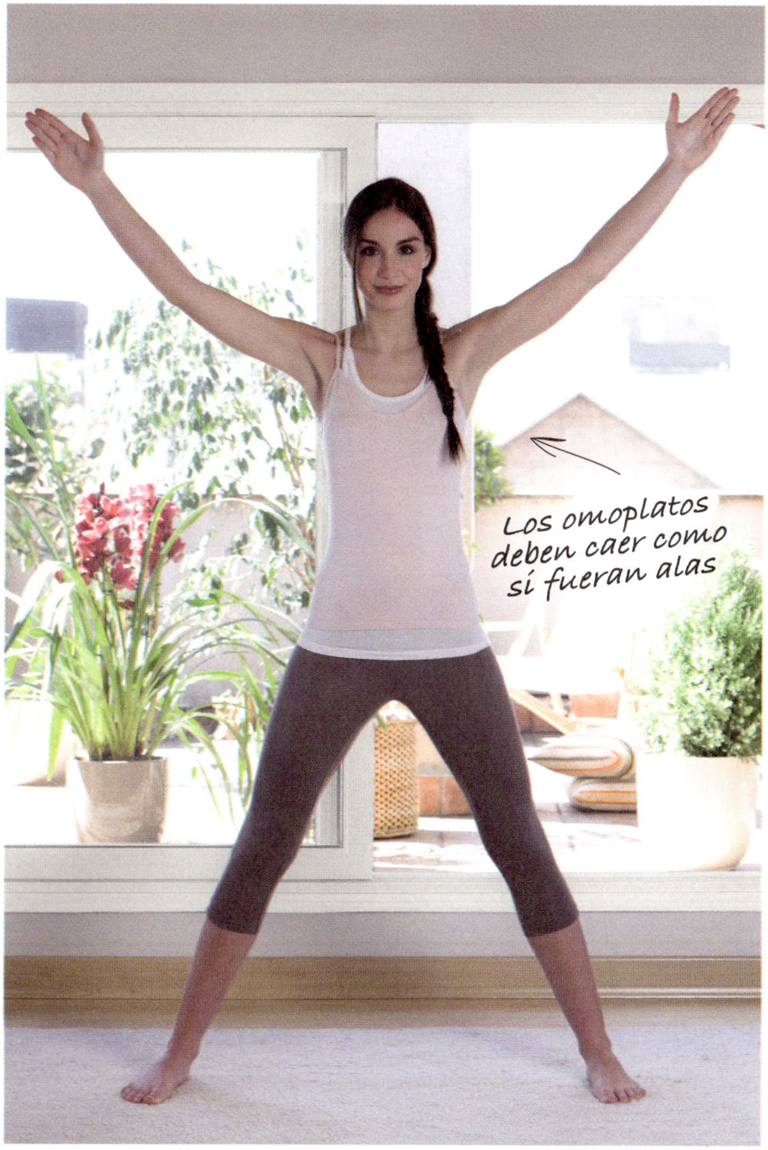

1 **La estrella matutina.** Separamos las piernas a una distancia que supere la que hay entre los hombros. Subimos los brazos lateralmente hasta que las puntas de los dedos miren al cielo siguiendo una línea imaginaria inclinada que cruce el cuerpo con la pierna opuesta. Los omoplatos no deben subir hacia los brazos, sino caer y abrirse hacia los lados. Lo repetimos tres veces.

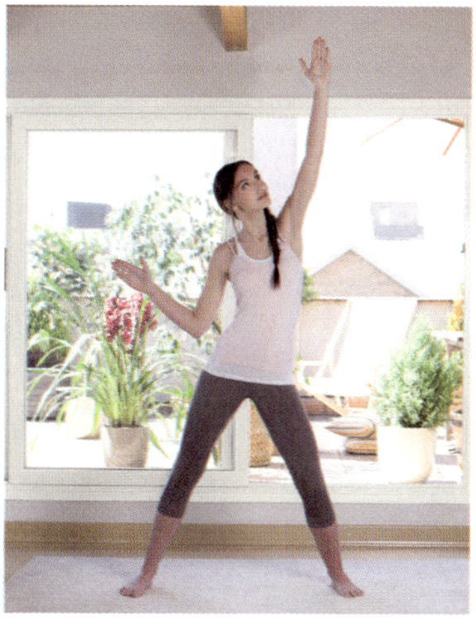

2 **Saludando a los astros.** Desde la posición anterior, estiramos el brazo izquierdo en diagonal hacia el cielo. Doblamos el codo derecho y la pierna izquierda. Tres veces cada lado.

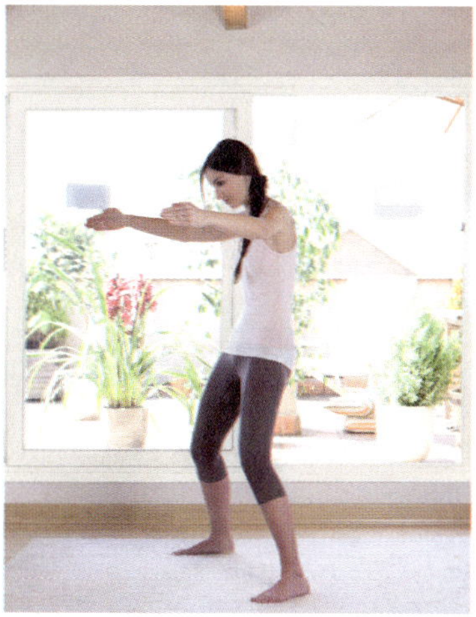

3 **El sol.** Desde la misma posición, contraemos el abdomen como si abrazáramos una gran bola. El movimiento produce una apertura en la parte posterior del cuerpo.

EN BUSCA DE LA LUNA

Estos ejercicios complementan los anteriores y amplían el cuerpo con movimientos suaves. Es mejor practicarlos por la mañana, para reconectarnos con el día, y cuando no se esté muy cansado.

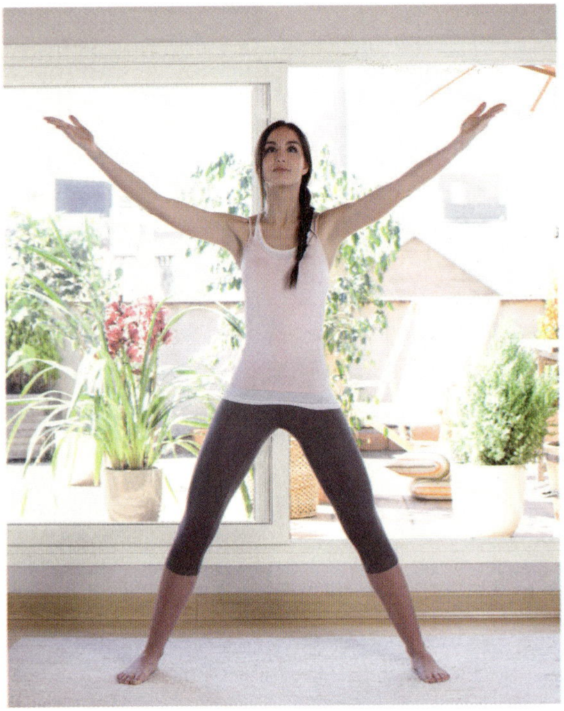

1 **Mirada al cielo.** Abrimos el torso en dirección al cielo. Llevamos la parte interior de los brazos y las manos en esa dirección, estirando el tórax. El arqueo del cuerpo se produce justo debajo de los omoplatos.

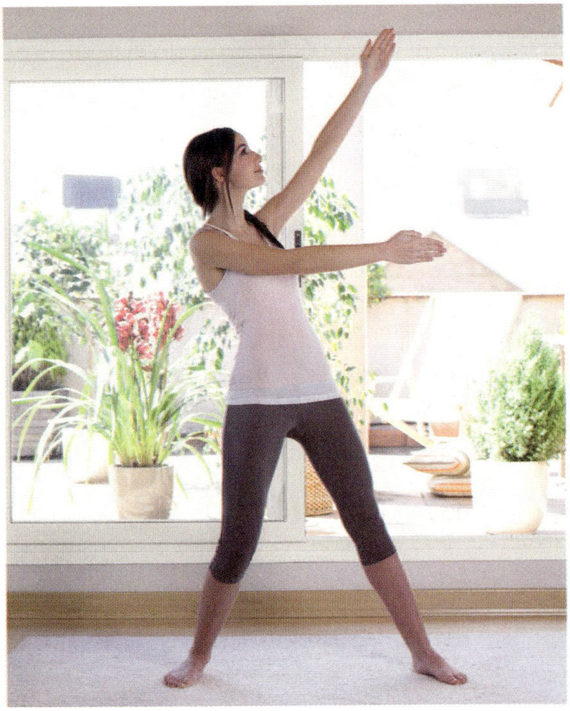

2 **Señalando la Luna.** Giramos la zona pectoral hacia la izquierda y la dirigimos al cielo. Doblamos la pierna derecha y extendemos el brazo izquierdo en diagonal. Volvemos al centro y repetimos hacia la derecha.

ca se comprime. Nos quedamos un momento en esta posición y, con la espiración, deslizamos el brazo para devolverlo al lado del cuerpo; sentimos cómo el espacio que se angostaba toma amplitud. Se repite el mismo movimiento con la mano en forma de puño. Descansamos y advertimos los cambios. Rodamos la cabeza lentamente a derecha e izquierda para sentir su movimiento y si este resuena en la espalda. Descansamos medio minuto.

Seguidamente se repite todo el proceso con el brazo izquierdo, en el mismo orden que el descrito.

A continuación, llevamos el hombro derecho hacia el techo, permanecemos en esta posición, sintiendo qué partes se amplían o se estrechan. Después dejamos que el hombro retorne a su posición y se restablezca el espacio. Imaginamos una mano sobre la clavícula y otra sobre el omoplato, percibimos el espacio entre las dos. En nuestra imaginación y siguiendo la respiración, intentamos llevar una luz o un fluido de color entre el omoplato y la clavícula. Observamos si ha cambiado el ritmo o el espacio respiratorio y luego se repite el proceso con el hombro izquierdo.

EL VOLUMEN EN LAS PIERNAS

Ahora sentimos el volumen y las estructuras interiores de la pierna derecha, como si hiciéramos un viaje a través de ella. Imaginamos un flui-

MOVIENDO LA CONSTELACIÓN DE ORIÓN

Sus brillantes estrellas son reconocibles desde todo el planeta. Hagamos como si abarcáramos toda su grandeza desde la comodidad de una silla y oxigenaremos así la columna vertebral.

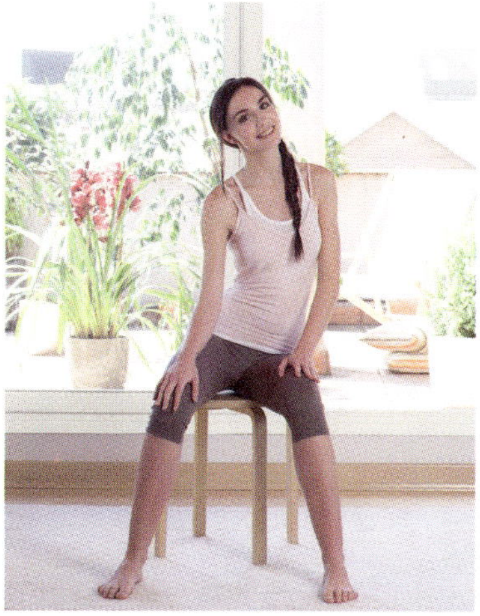

1 **En Orión.** Sentados, sentimos los dos huesos isquiones de la pelvis en contacto con la silla. Se levanta el derecho y se gira la columna en espiral. Se hace lo mismo con el izquierdo.

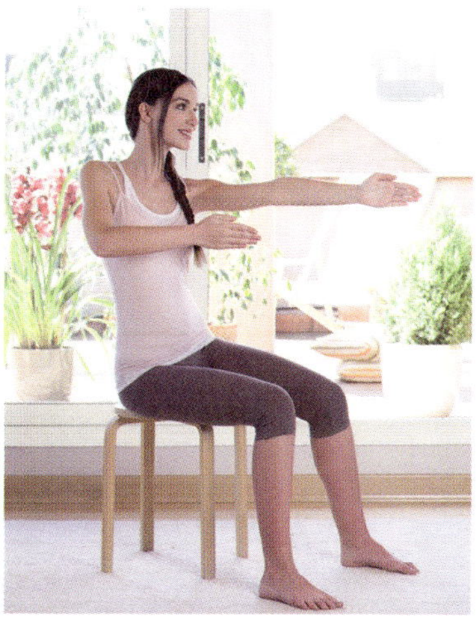

2 **Inmensidad.** Además del movimiento de los isquiones y la torsión, extendemos el brazo y omoplato izquierdos, y contraemos los derechos hacia atrás. Se repite a la inversa.

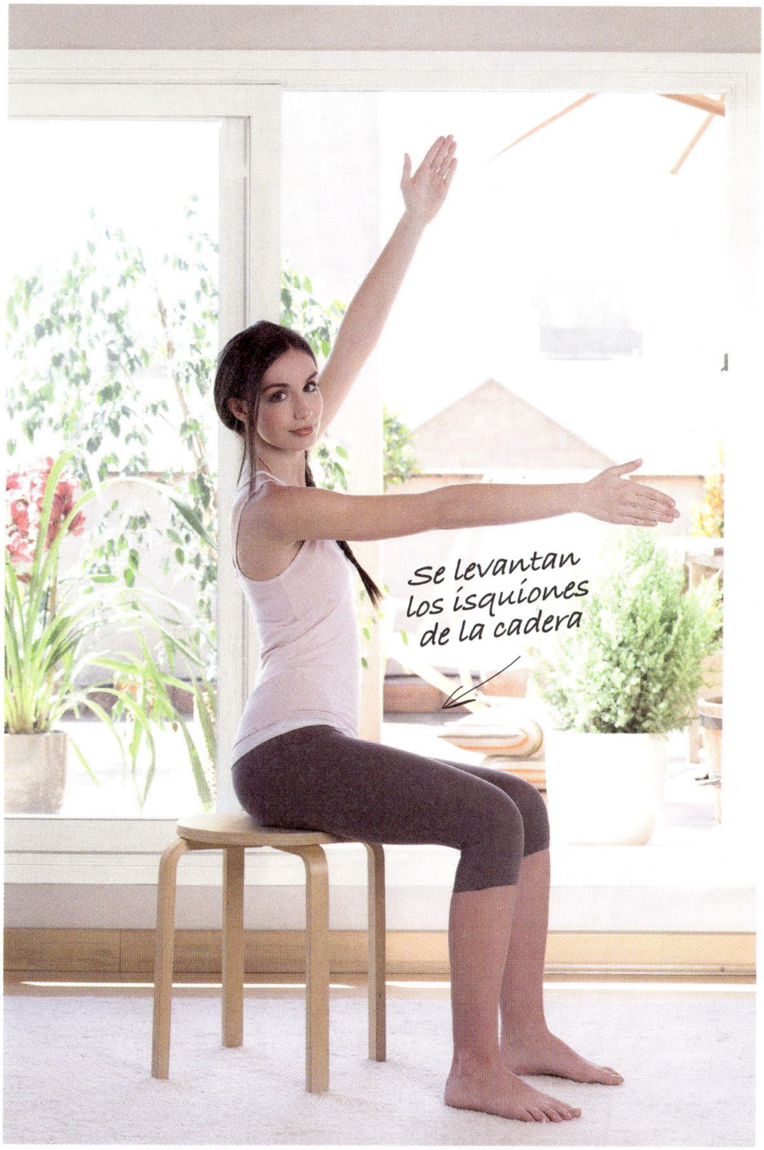

3 **Mirando hacia Orión.** Desde la posición del ejercicio anterior, sentados con los brazos paralelos al suelo, levantamos el isquión derecho pero esta vez, además de la torsión de la columna, estiramos ligeramente el brazo derecho hacia delante mientras dirigimos el izquierdo hacia el cielo. La cabeza se inclina a la derecha y, si se prefiere, mira hacia arriba.

do espeso que entra desde la cadera hasta los dedos de los pies, dándole un masaje interior.

Después empujamos lentamente la cadera derecha junto con la pierna y el pie derechos hacia abajo, en dirección al talón, de manera que la pierna se alargue descomprimiendo las articulaciones. Hay que intentar mantener las vértebras lumbares en el suelo, dejar que todo el cuerpo ayude a realizar el movimiento y concentrarse en el volumen de la pierna derecha. Aunque la izquierda se mueva, permanecemos concentrados en la derecha. Después se encoge la pierna derecha como si se quisiera llevar hacia las costillas del costado derecho, con lo que subirá la cadera derecha y bajará la izquierda. Descansamos medio minuto y sentimos los cambios en el lado derecho del cuerpo.

Se repite el proceso anterior con la pierna izquierda.

EL VACÍO EN TÓRAX Y TORSO

Visualizamos un cilindro que envuelve el tronco desde la pelvis hasta el cuello. Al inspirar sentimos que esta zona se llena de aire o luz o de un fluido denso como la miel, de manera que la columna vertebral se alarga y se crea espacio entre las vértebras. Desde ahí, deslizamos lentamente los brazos por el suelo, hacia arriba, acercándolos a la cabeza, sin esfuerzo; el tronco, la cabeza y los brazos se alinean en la misma dirección. Las piernas quedarán ligeramente abiertas, como si hubiera una línea recta desde el pie derecho hasta la mano izquierda y otra desde el pie izquierdo a la mano derecha.

Y volvemos al movimiento descrito anteriormente en el que se alarga una pierna desde la cadera,

PINTAR LA BÓVEDA CELESTE

Sentimos el cuerpo en equilibrio, con las manos siempre abriéndose hacia el cielo. Los movimientos son lentos y muy conscientes.

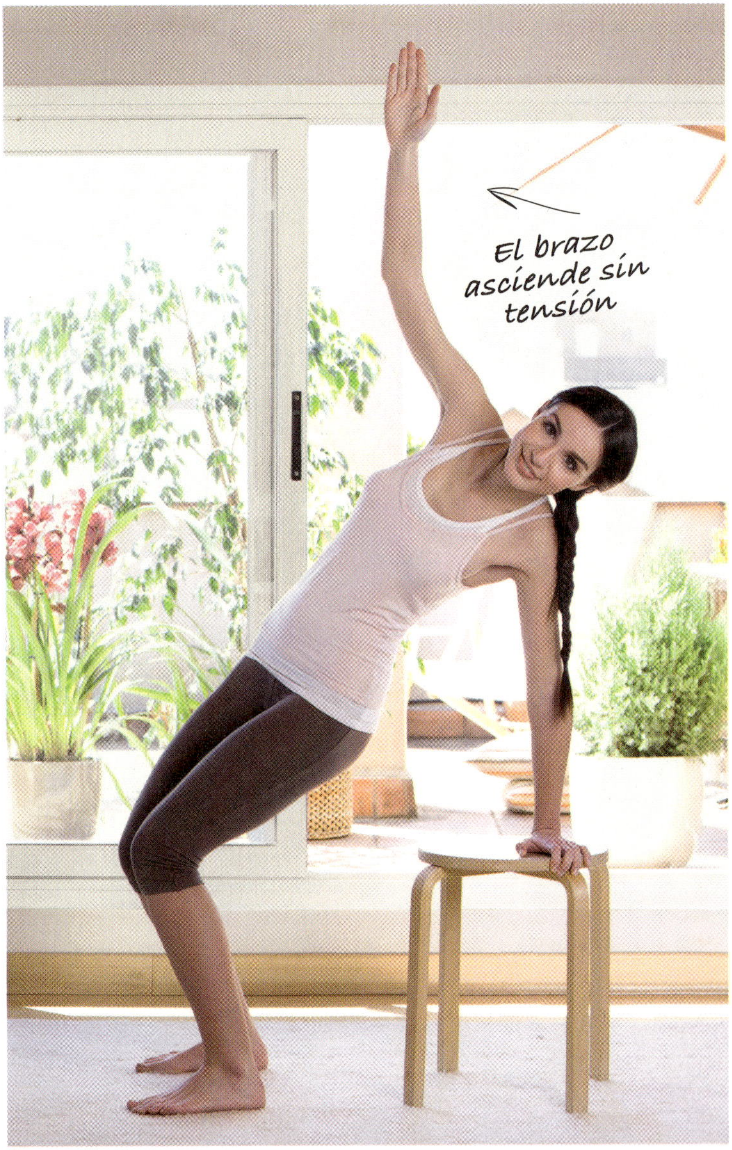

Semicírculo en el cielo. Desde la posición sentada, colocamos la mano izquierda sobre el taburete; la derecha, libre a lo largo del cuerpo. Levantamos la cadera, el tronco y el brazo derecho dando media vuelta hacia la izquierda como si el brazo y la mano derecha pintaran un gran semicírculo. A la vez, este gira a la izquierda. Se repite tres veces a cada lado.

EN EL CORAZÓN DE LA VÍA LÁCTEA

Imaginemos nuestro cuerpo como una estrella de nuestra galaxia en una noche clara y despejada. Expandimos nuestro calor y nos replegamos para acumular energía y brillar con luz propia.

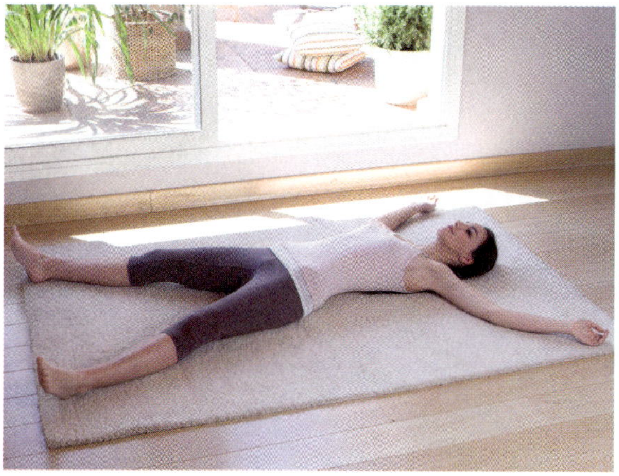

1 **Brillo de estrella.** En el suelo, el brazo y la rodilla izquierdos se aproximan mientras el tronco y la cabeza ruedan hacia la izquierda. El brazo derecho «pinta» una bóveda por encima de la cabeza hacia la izquierda.

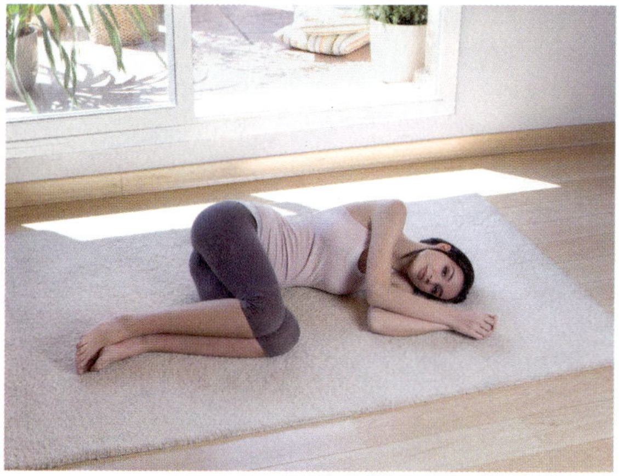

2 **Parpadeo estelar.** Desde la posición anterior, el cuerpo se repliega sobre el costado izdo. Estiramos el brazo y la pierna derechos, rodando hacia la derecha y «pintando» una gran bóveda. Se repite todo al otro lado.

la otra se acorta, y al revés. Se realiza siete u ocho veces. Podemos observar que, cuando alargamos la cadera y la pierna derechas, entonces el hombro y el brazo izquierdos se acercan hacia la columna, y al revés. Alargamos y contraemos las piernas varias veces alternativamente sintiendo cómo se alargan y acortan los tejidos de la pierna y cómo el movimiento viaja a través de la columna, contrayendo y elongando el hombro y el brazo contrarios y, a la vez, cómo el cuerpo se expande. Descansamos alrededor de medio minuto y respiramos.

Alargamos y contraemos un brazo y otro alternativamente para percibir cómo el movimiento viaja por el tronco y tira la pierna contraria hacia el brazo estirado. Es muy importante no estirar los brazos vigorosamente, sino darles espacio. Descansamos al menos medio minuto y sentimos el contacto directo de todo el cuerpo con el suelo.

LA VISUALIZACIÓN

Para terminar visualizamos que al espirar, cuando nos vaciamos de aire, entra claridad desde el cielo por la parte anterior del cuerpo, que ilumina las células; y al inspirar, imaginamos que esa luz se desliza suavemente hacia la tierra.

Después percibimos las dimensiones totales de nuestro ser tal como aparecen en la mente y abrimos tres espacios: uno en la fontanela, el punto más alto de la cabeza, otro en las plantas de los pies y el tercero en las palmas de las manos, que comunican con el espacio exterior y sus vibraciones energéticas. Nos abrimos así a lo que nos rodea y resulta invisible a los ojos. Se practica durante medio minuto. Por último, se realizan las dos visualizaciones anteriores boca abajo.

EN LA VIDA COTIDIANA

Nos levantamos del suelo y sentimos los nuevos espacios que se han abierto. Algo en nuestro interior ha cambiado y tenemos otro punto de vista sobre el entorno. Dejamos que ese espacio recobrado gracias a la atención y la imaginación nos acompañe durante la vida cotidiana. Recordarlo es el principio para que esa nueva amplitud se instale en nosotros habitualmente y poder sentirla sin tener que tenderse en el suelo, sino simplemente estando sentados, de pie, andando o haciendo cualquier otra cosa.

MASAJES EN FAMILIA

Resultan benéficos tanto para quienes los reciben como para quienes los dan. Dedicar un tiempo en casa a intercambiar un masaje con los seres queridos propicia la comunicación y la apertura. Es importante no hacerlo con prisas ni en cualquier lugar, sino recrearse en preparar un espacio cálido y cómodo, y también implicar a los niños como si fuera un juego.

● Hay quien se regala una visita a un masajista o a un spa para aliviar las tensiones del cuerpo. Sedientos de contacto físico, olvidamos que lo más sencillo se encuentra tras la puerta del hogar. Este artículo propone llevar esas sensaciones a casa y hacerlas extensivas a toda la familia para incorporarlas como una rutina placentera y curativa.

PREPARARSE PARA DISFRUTAR

Aquello que rodea al masaje en sí añade valor a la experiencia. Así, generar un espacio preparado especialmente para la ocasión aumenta la capacidad de dejarse llevar por quien lo recibe y de entregarse por quien lo da. Se aconseja poner la atención en tres aspectos: calidez del entorno, luz y soporte.

La temperatura ambiental ha de ser la idónea. Sentir frío cuando se recibe un masaje puede romper todo el encanto. No hay que temer un exceso de calor. Cuando se recibe un masaje, el cuerpo se suelta y la temperatura corporal desciende, como al dormir. Conviene cubrir con una manta ligera las zonas que no se estén masajeando, sobre todo los pies. El calor ambiental ayuda a aflojar la musculatura. Darse una ducha caliente antes de empezar puede ser asimismo una excelente manera de facilitarlo.

Una luz tenue invita aún más a desconectarse de los pensamientos y abrirse a las sensaciones. Encender unas velas de cera de abeja, con su perfume natural, en vez de la luz eléctrica, es una buena opción.

Ya tenemos el espacio a punto, pero ¿dónde hay que ponerse? Lo óptimo sería disponer de una colchoneta tipo futón, delgada y de tejidos naturales como el algodón. Puede ser un colchón fino. Otra solución sencilla es apilar dos o tres mantas y poner encima una sábana. Si son grandes, mejor: quien dé el masaje estará más cómodo y podrá moverse descalzo. También es útil tener un cojín a mano para reposar la cabeza del receptor o situarlo bajo sus rodillas o pies.

El último detalle es el aceite. Se puede probar con uno de almendras dulces y añadir una esencia relajante, como camomila o lavanda,

■ TOMA DE CONTACTO

Acariciar el sacro. De rodillas, apoyamos una mano en la zona dorsal de la espalda y la otra mano sobre el hueso sacro. Aprovechamos para relajarnos y centrar la atención. Luego, con la mano derecha empezamos a acariciar el sacro efectuando círculos en el sentido de las agujas del reloj. Puede prolongarse unos dos minutos. Consigue un efecto térmico y sedante.

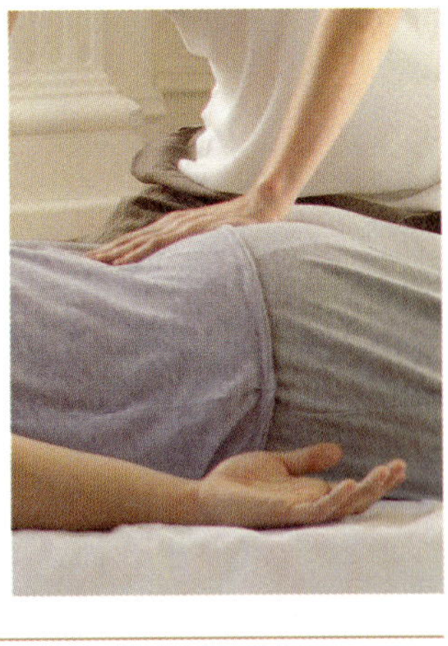

MOVIMIENTOS SUAVES PARA EMPEZAR

Realizar un deslizamiento de los dedos por toda la espalda, de forma pausada pero continua, destensa de inmediato los músculos y es una opción excelente para comenzar cualquier masaje.

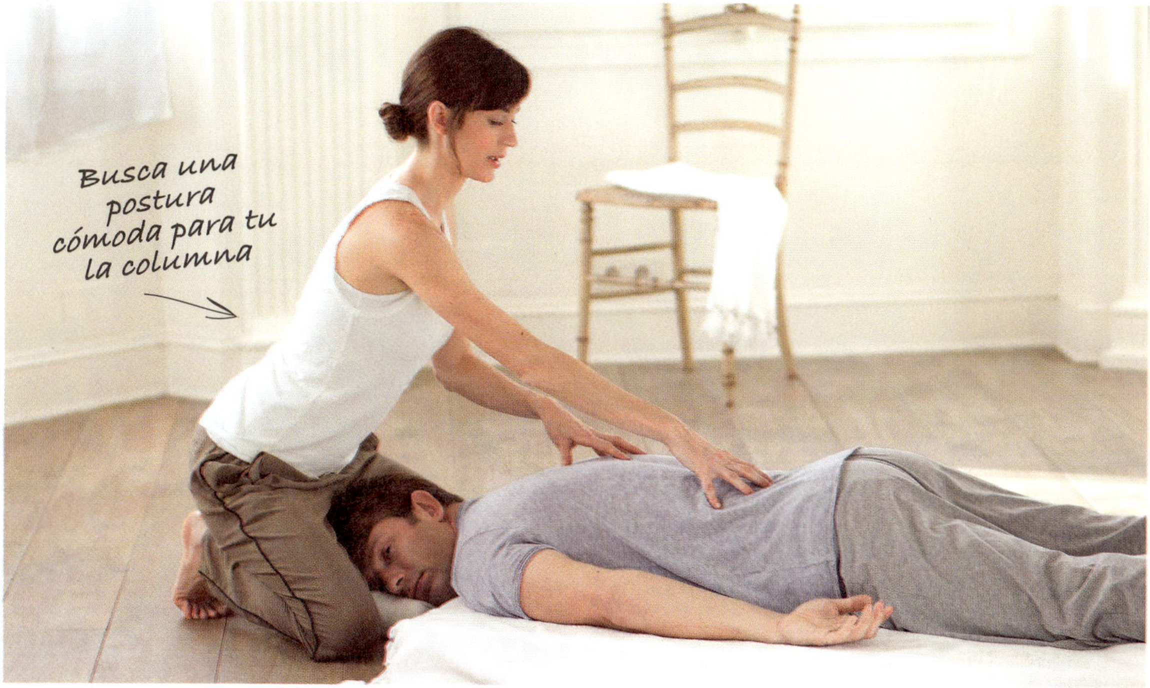

Pase de dedos por la espalda. Para empezar con el masaje, nos colocamos de rodillas frente a la cabeza, sin forzar nuestra columna, y deslizamos lentamente los dedos de ambas manos en sentido ascendente, desde el sacro hasta el cuello, para relajar las terminaciones nerviosas de la piel. Se repite durante al menos dos minutos. Es importante usar las yemas de los dedos y no pellizcar ni emplear las uñas, para que la persona se sienta cómoda y confiada.

o tonificante, como el romero. Aquí se abre otro campo lleno de posibilidades y que nos facilita poder añadir muchas más sensaciones.

LOS MOVIMIENTOS BÁSICOS

Lo intuitivo triunfa. Hacer aquello que nos haríamos a nosotros mismos cuando nos duele alguna parte del cuerpo suele ser correcto. Sin embargo, existen algunas pautas para comenzar a experimentar.

Empezar y acabar. Al inicio, hay de despertar la piel del receptor. Lo más sencillo es pasar con la punta de los dedos, como acariciando, la zona que va a masajearse. Con las dos manos, una empieza y va de arriba abajo, y desde allí vuelve al principio, sin tocar. Mientras, la otra mano hace lo mismo, pero de manera alterna. Para quien recibe, la sensación ha de ser de continuidad: mientras una mano desciende la otra asciende, sin espacios vacíos. Cuando se decide acabar el masaje en la zona, se vuelve a decir adiós de esta manera tan agradable.

Deslizar. Aplicamos aceite en la palma de la mano, la colocamos sobre la piel y, apoyando un poco el propio peso, la llevamos hacia delante. Es preferible hacerlo en dirección al corazón: para las piernas, por ejemplo, se sube por ellas desde el tobillo arrastrando la mano con un poco de presión y al deshacer el camino, se suaviza la presión, pero sin dejar de contactar con la piel. Podemos hacer el movimiento repetidas veces, calentando pausadamente la zona.

REDESCUBRIR EL CUERPO DE LOS TOBILLOS A LA NUCA

Los deslizamientos lentos y las presiones suaves en los brazos, la espalda y las piernas tienen un efecto de ligereza, descanso y sosiego sobre el receptor del masaje. La mente también se calma.

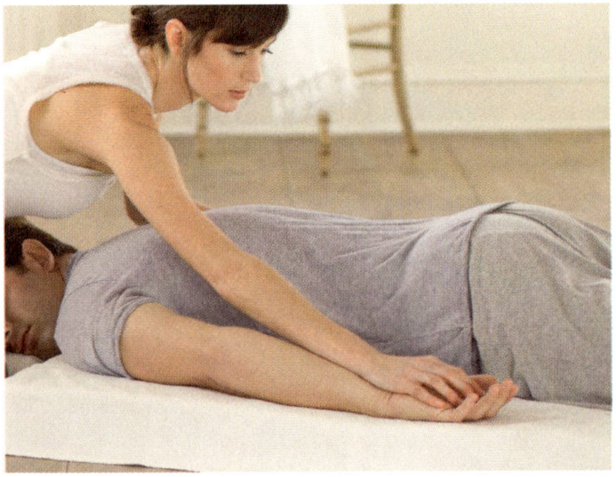

1 **Deslizamiento por los brazos.** Con la misma posición, ponemos suavemente las manos sobre las manos del otro y deslizamos los dedos por los brazos hasta los hombros abarcando toda la extensión del brazo. El movimiento ha de ser siempre lento y tocando con las yemas de todos los dedos. Se repite entre tres y cinco veces.

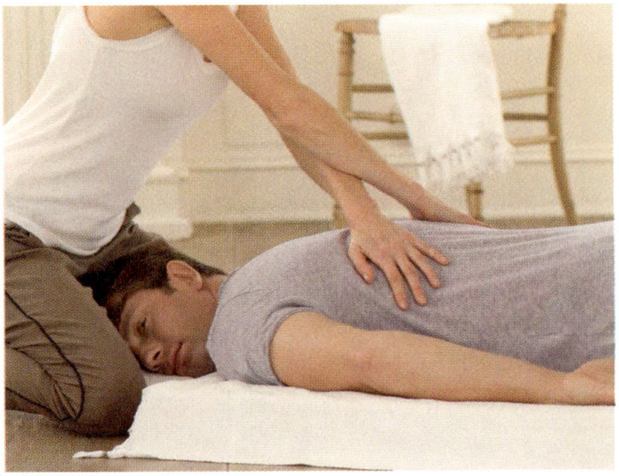

2 **Deslizamiento cruzado de manos.** Realizando un movimiento cruzado y suave, deslizamos las manos por toda la espalda de manera que dibujen dos ochos. Se comienza en las caderas y los glúteos, y se llega hasta los hombros pasando por los omoplatos. Se efectúan dos pases utilizando las dos manos y todos los dedos.

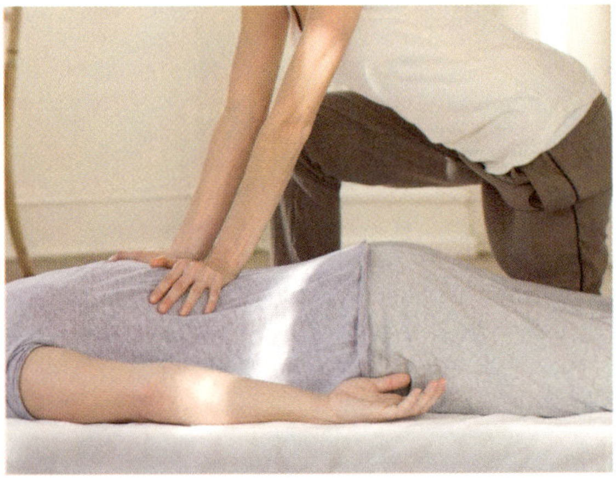

3 **Presión con la palma de la mano.** Colocándonos a la altura de los glúteos, caminamos con las manos desde los glúteos hasta los omoplatos dejando caer el propio peso sobre la persona. Al llegar a los omoplatos, hacemos el camino inverso y bajamos de nuevo para volver a los glúteos. Se repite la secuencia dos veces sin descansar.

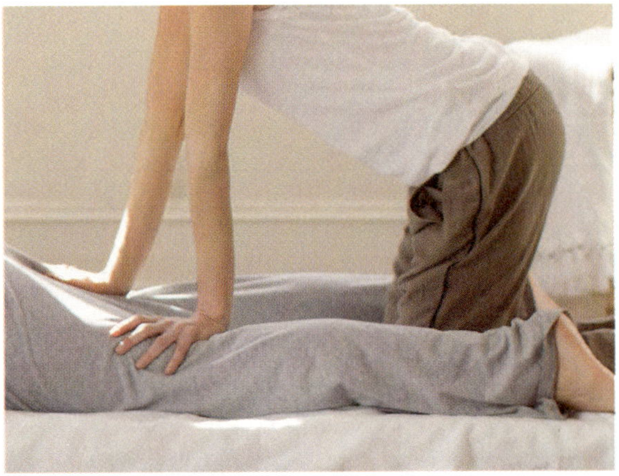

4 **Caminar sobre las piernas.** De rodillas entre las dos piernas de la persona, apoyamos una mano en cada talón, con las palmas abiertas. Vamos subiendo por ambas piernas hasta los glúteos dando pasos intermitentemente con una mano y con otra, como si camináramos. Se repite tres veces en sentido ascendente y luego descendente.

DIBUJAR OCHOS EN LAS PIERNAS

Aunque sea una zona menos sensitiva, agradecen muchísimo un masaje con una leve presión porque aguantan el peso del cuerpo durante toda la jornada y la circulación suele resentirse.

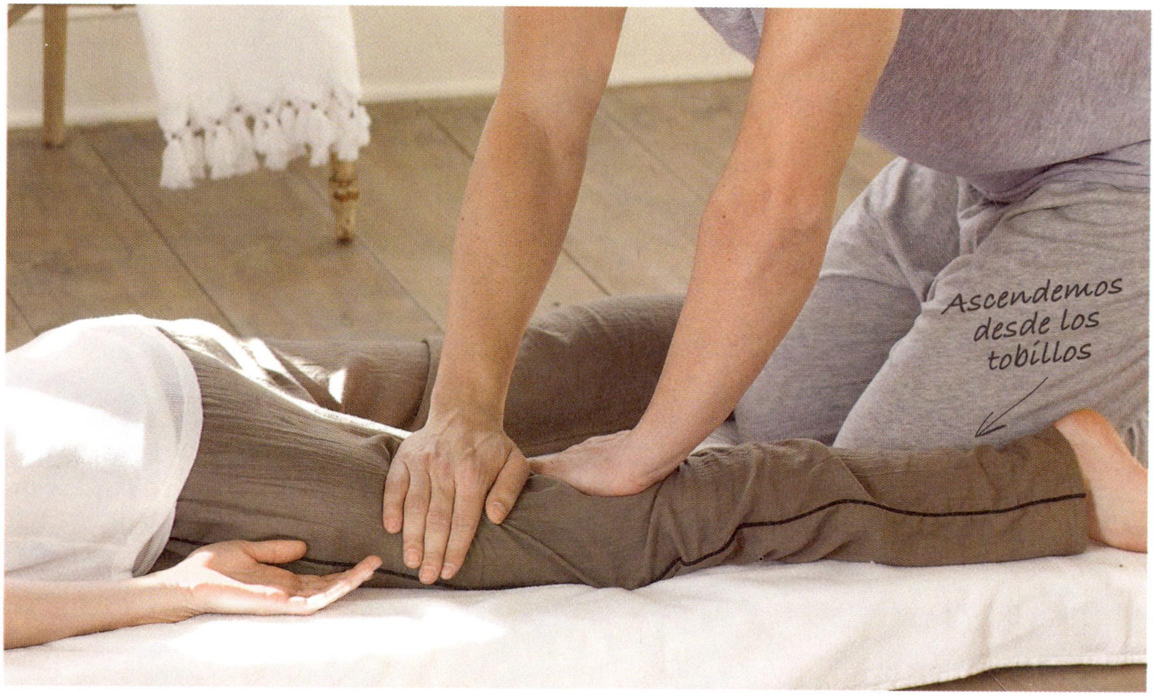

Presión constante con las manos. Nos desplazamos ligeramente hacia delante para colocarnos a la altura de las espinillas, entre los tobillos y las rodillas. Desde aquí, también de rodillas, ascendemos con las palmas de las manos por una pierna -desde el tobillo hasta la ingle- dibujando tres ochos y sin separar las manos en ningún momento de la piel. Una vez arriba, volvemos a descender. Se repite este ciclo dos veces en cada pierna.

Hay que acompasar el ritmo con que se avanza a la propia respiración o a la del receptor. En ese diálogo que se va creando entre receptor y masajista, ir preguntando cómo se sienten las manos, qué presión y qué ritmo resultan más placenteros, ayuda e inspira confianza en quien está dando.

Presionar. Dejamos caer el peso sobre una parte del cuerpo de manera estática. Vamos cambiando la presión de la mano derecha a la izquierda, mientras aprovechamos para mover la que no presiona, como caminar pero con las manos. Cada parte del cuerpo y cada persona acepta una presión, aunque lo habitual es que en la espalda uno se pueda apoyar con todo el peso. Quien da puede disfrutar de la sensación de entrar con sus manos en la musculatura, como si abriese los tejidos, que responden relajándose. Sobre las articulaciones hay que ir con cuidado, pues son más frágiles.

Percusiones. Consisten en golpear a un ritmo constante y de manera alterna. Incrementar el ritmo y mantenerlo constante requiere algo de práctica. La forma más común de hacerlas es golpeando lateralmente con las manos sobre el cuerpo. Podemos variar, golpeando con los puños cerrados o con las palmas de la mano formando un hueco.

UN ESPACIO DE DIÁLOGO

Hay que aprovechar la confianza de hacer el masaje en familia para hablar, para expresar qué es lo que nos gusta y nos hace sentir bien.

INCLUIR MANOS, PIES Y CABEZA EN EL MASAJE

Las terminaciones nerviosas de la piel serán las primeras en reaccionar. Después, las articulaciones y los músculos trabajados nos transmiten una sensación de mayor espacio y bienestar.

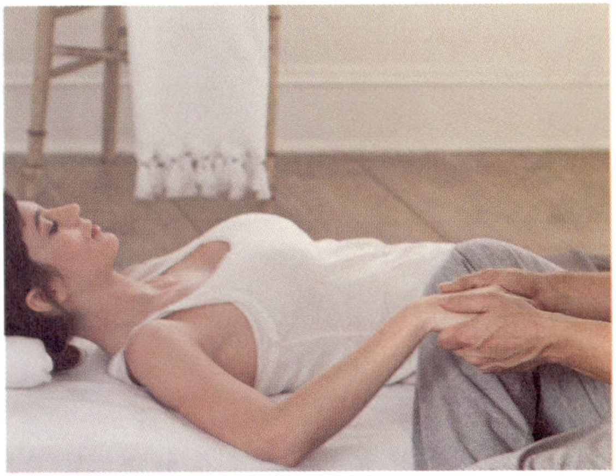

1 **Amasar las manos.** La persona se tumba boca arriba y nos colocamos a la altura de las caderas. Con una mano se le sujeta la muñeca y, con la otra, se tira suavemente de los dedos uno por uno como si se quisiera alargarlos. Hay que deslizarse por cada dedo hasta la uña, ejerciendo una tracción hasta sentir el límite de la articulación.

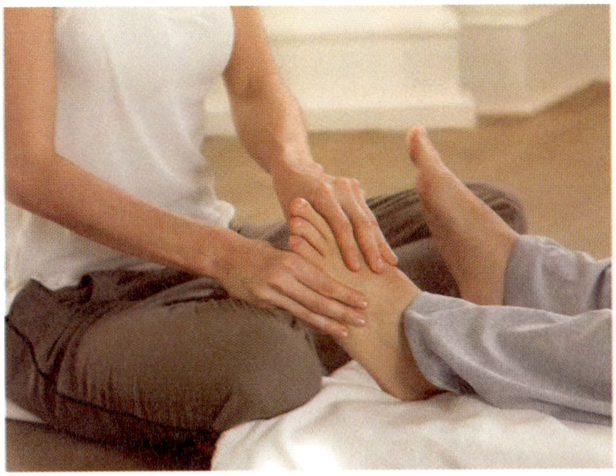

2 **Masaje relajante en los pies.** Sentados frente a los pies, se sostiene el pie derecho con ambas manos. Se amasa la parte media como si se quisiera abrirla y expandirla. Se repite el movimiento desde los dedos hasta la base del talón. Esta manipulación induce la relajación a través de las terminaciones nerviosas de los pies.

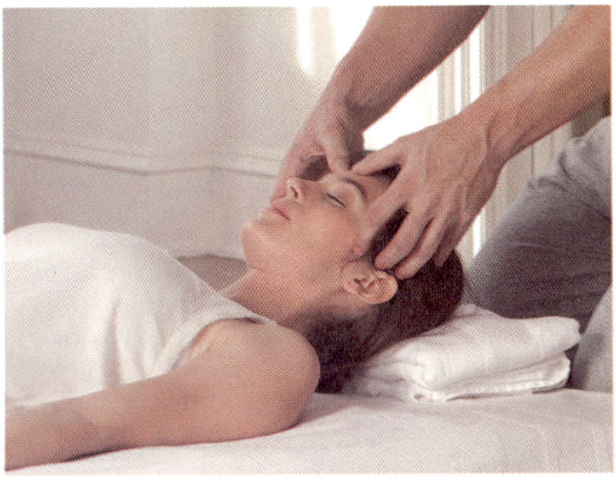

3 **Puntos claves de la cabeza.** Se cubre la cara con las manos. Se separan despacio y con los pulgares se efectúa una leve presión desde el cuero cabelludo hasta el occipital (detrás del cuello). Se dibuja una línea en el centro (como en la foto) y luego dos a cada lado de la cabeza. En cada línea se marcan unos 5 puntos de presión.

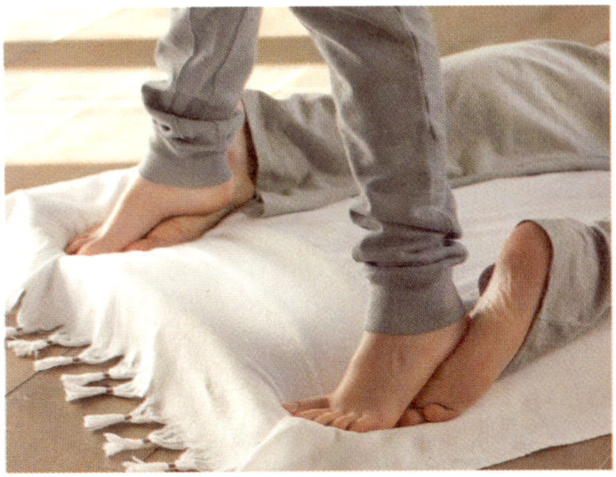

4 **Bailando sobre los pies.** Suma a los niños en el masaje. Será muy divertido para todos. Se le puede sugerir que baile sobre nuestros pies y manos con los talones, creando una danza rítmica y lenta. Conviene poner una música relajante y a la vez estimulante que no le aburra. Serán unos momentos de calma y bienestar para todos.

IMPLICAR A LOS NIÑOS COMO SI FUERA UN JUEGO

Para hacer partícipes a los más pequeños de la casa hay que buscar movimientos, música y nombres divertidos. Unas risas finales serán el perfecto colofón para un masaje en familia.

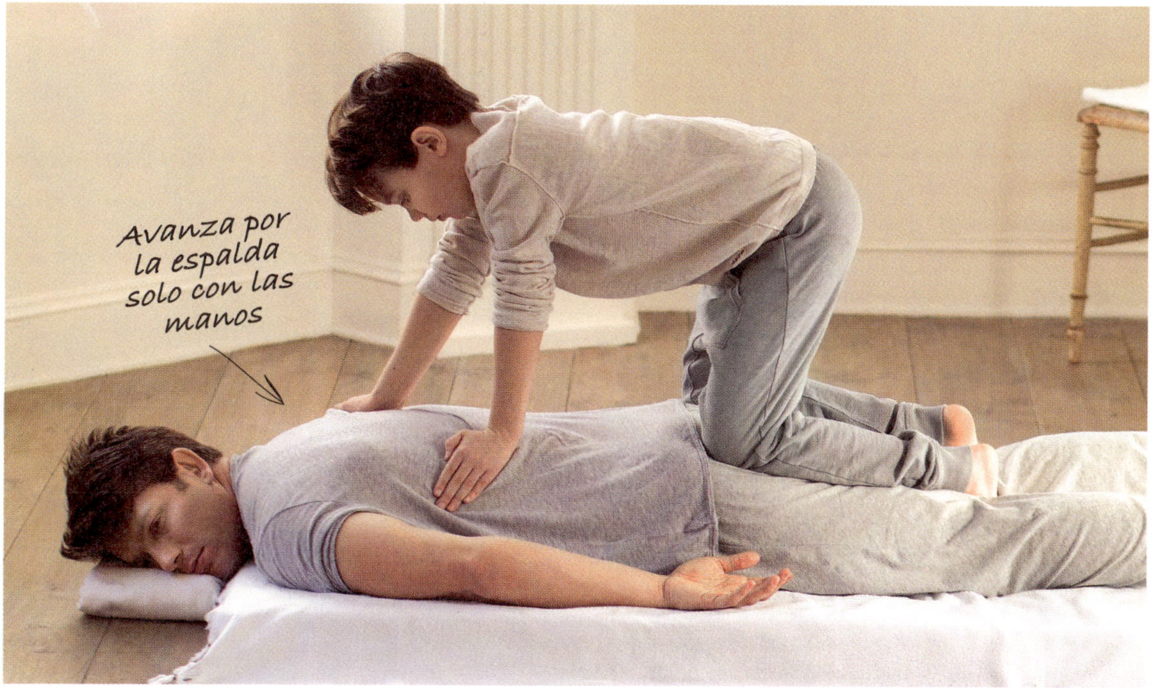

El paso del oso. Sin perder de vista el contexto de juego, se le puede pedir al niño que se coloque de rodillas sobre los glúteos y que apoye los pies sobre los muslos. A continuación, sin mover las rodillas, tiene que avanzar de arriba abajo simplemente con las manos, al ritmo de una música adecuada para este movimiento. Se le puede indicar: «Como si fueras un oso». El peso liviano de un niño ejerce la presión necesaria sin hacer daño a la persona que recibe el masaje.

Es un espacio para experimentar: con aceites, con esencias o con el espacio. Y en el proceso... comunicarse. Ahí nace el juego en la familia: ¿con qué sorprendo en la próxima sesión? Si escucho será más sencillo: solo hay que entender adónde apuntan los comentarios del que recibe.

Con los niños la comunicación es más necesaria, para que no se aburran y participen, y más fácil porque suelen expresar sus necesidades. Hacer del contacto corporal un juego, añadir a la técnica las cosquillas, permite llenar de naturalidad el espacio familiar del masaje. Los efectos positivos son grandes: romper el tabú de tocarse, de abrazarse y familiarizarse con la desnudez. Mejora la comunicación y proporciona un espacio de diversión.

CUIDAR A LOS MAYORES

Si alguien agradece el contacto de manera especial son las personas mayores. Pero hay que tener en cuenta la fragilidad de sus huesos: no hace falta presionar fuerte. Buscamos una zona donde tengan dolor y se empieza con un sencillo contacto, colocando las manos sobre la ropa y dejándolas reposar en esa zona unos minutos. El siguiente paso es masajear directamente sobre la piel. El poder tonificante del romero puede ayudar para dolores musculares, o un aceite de hamamelis, para las piernas cansadas. Experimentar y preguntar siempre cómo siente el masaje quien lo recibe es la mejor manera de darle aquello que le hace bien.

SALUD CON LA NATURALEZA

La ciencia ha descubierto que las emociones que sentimos ante la belleza natural son tan curativas como los medicamentos. El estrecho contacto con el entorno verde y vivo es una experiencia única que aporta bienestar físico y psíquico, fortalece el organismo y aumenta la capacidad de sanar. Un simple paseo por un jardín o un bosque nos reconecta con esa energía.

● Nuestro cuerpo no es un ente aislado, puesto que nuestra salud depende de la salud del medio ambiente. Por ello, para prevenir y resolver muchas de las enfermedades debemos preservar el medio que nos rodea: la naturaleza próxima, las plantas, los árboles, el agua y la tierra. Respetar y convivir con la naturaleza es una parte importante de la salud y una garantía para el bienestar físico y espiritual.

UNA VÍA DE CURACIÓN

El concepto de *vis medicatrix naturae* (la fuerza natural de curación), muy utilizado por la medicina naturista, no solo se refiere a la capacidad curativa que tiene el propio cuerpo, sino también a entender cómo los síntomas de la enfermedad se producen con un propósito de evolución hacia la curación o hacia la degeneración y la muerte, y a comprender cómo se estimula esa capacidad curativa en relación con la naturaleza. El contacto del ser humano con el medio natural (los bosques, los parques urbanos y las regiones silvestres relativamente intactas) es vital en esa fuerza natural de curación.

INTERACCIÓN CON EL ENTORNO

Existen muchos ejemplos que demuestran esa autorregulación del organismo, en función del entorno natural. Todos estos mecanismos dependen del factor tiempo. Algunos de ellos son: la adaptación del cuerpo al esfuerzo o a la altura; la adecuación de la piel a la luz solar; la osificación después de una fractura; la capacidad de acomodación del ojo humano; la aclimatación al frío o al calor (termorregulación-fiebre); las benzodiacepinas naturales o el sueño y los ensueños como mecanismo de compensación de sobrecargas psíquicas.

Gershom Zajicek, profesor de Medicina Experimental e Investigación del Cáncer en la Universidad Hebrea de Jerusalén, interpreta el principio fundamental de

RECUPERAR EL BIENESTAR

Tres propuestas sencillas para reconectar la naturaleza y disfrutar de sus profundos efectos terapéuticos.

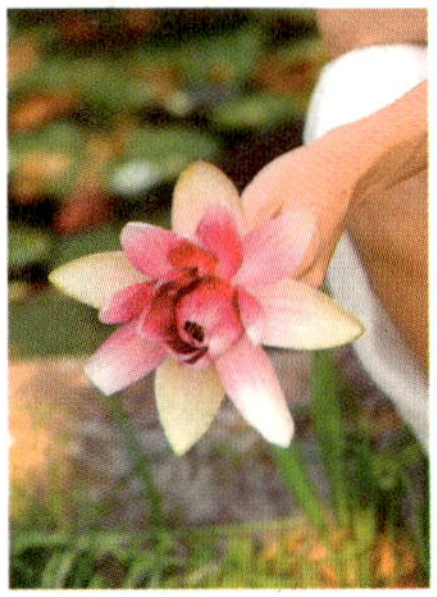

Andar descalzo. En las plantas de los pies hay numerosas terminaciones nerviosas. Una pequeña caminata descalzos sobre la hierba o la arena estimula el funcionamiento de la región abdominal, y tonifica el sistema nervioso.

Bañarse en un río. En espacios abiertos con agua predominan los iones negativos, favorecedores de bienestar.

Disfrutar de la lluvia. El agua que vivifica las plantas también es un alimento para el cuerpo y el espíritu humanos.

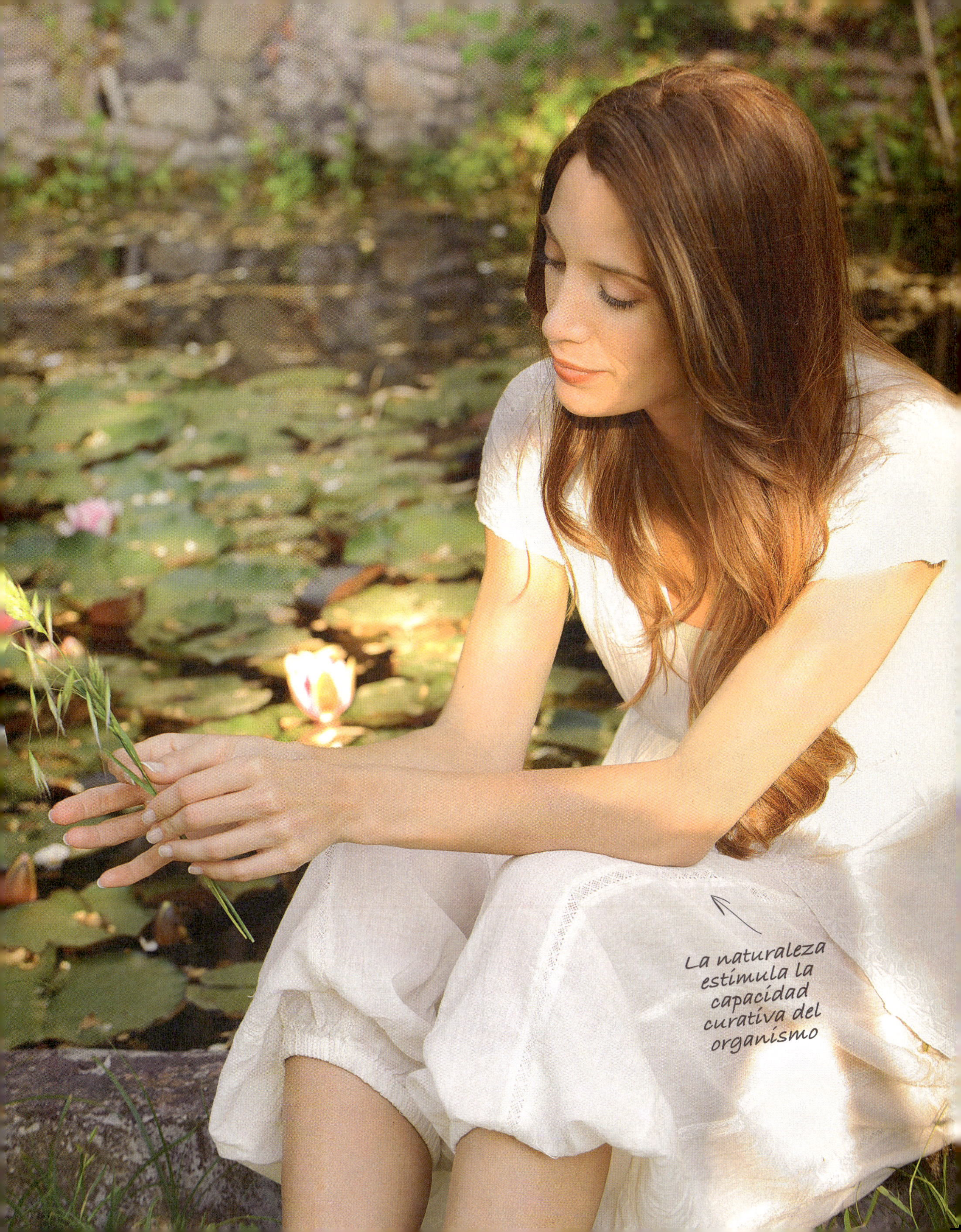

La naturaleza estimula la capacidad curativa del organismo

Un paseo descalzos sobre la hierba, el contacto con la arena para comunicarse con la tierra o descubrir cómo huele el aire puede ser el comienzo de una íntima conexión con la naturaleza

la antigua medicina griega: «La naturaleza es el médico de todas las enfermedades». La enfermedad se presenta así como un aviso de que nuestro cuerpo precisa el contacto con la naturaleza. Un ejemplo podría ser la psoriasis. A veces, después de un *déficit de naturaleza*, el cuerpo reclama que necesita imperiosamente aire, sol o agua de mar o termal. Una vez en contacto con ese entorno, el organismo recupera por sí mismo el equilibrio de la piel.

LA VITALIDAD DEL ORGANISMO

La terapia naturista tiene una función importante para captar y aprovechar el potencial de la naturaleza. Para ello hay que planificar hábitos saludables: ejercicio, alimentación, reposo adecuado y contacto con los elementos naturales que favorezcan la capacidad de responder frente a la enfermedad, en especial del agua, la tierra, el aire limpio, el contacto con la luz... Todos ellos ayudan a los mecanismos endógenos a prevenir dolencias, a resolverlas y a recuperar el equilibro y la salud corporal.

Las ventajas terapéuticas del contacto con la naturaleza también se han demostrado científicamente. Así, por ejemplo, una combinación de ejercicio consistente en caminar por el bosque, disfrutando del entorno, con el uso de baños de agua fría y la reacción posterior del organismo ha demostrado el aumento de las células protectoras frente al cáncer. También la práctica de la cura de Kneipp (basada en la aplicación de pequeñas hidroterapias, andar descalzo, ejercicio al aire libre, cuidado de la dieta, utilización de plantas medicinales sencillas y la regulación del horario de sueño-vigilia) ha probado su eficacia en la recuperación del agotamiento físico o psíquico, en numerosas alteraciones psicosomáticas, neurovegetativas, metabólicas, reumáticas, digestivas y también del aparato genital, el respiratorio y la hipersensibilidad nerviosa, así como en la rehabilitación del miocardio y las alergias. Otros estudios demuestran el efecto positivo sobre el sistema inmunitario.

UN BIEN AL ALCANCE DE TODOS

El contacto con el medio ambiente, la luz y la oscuridad, el aire puro, los árboles, el sol, la tierra o el agua forman parte de ese potencial terapéutico que la naturaleza pone a disposición del organismo de forma desinteresada y gratuita. Para disfrutarlo hace falta entrenamiento: no podemos tomar el sol, por ejemplo, si no nos adaptamos poco a poco a su luz y a su calor.

Un paseo descalzos a orillas del mar, de la ribera de un río o sobre la hierba, el primer baño de arcilla, el contacto con la arena para comunicarse con la tierra y palpar su energía, descubrir cómo huele el aire que nos rodea y cómo acaricia nuestra piel pueden ser el comienzo de nuestra íntima relación y conexión con la naturaleza, de sentir cómo poco a poco mejoran nuestra calidad de vida, bienestar y salud. A cambio de tantos dones, solo hemos de devolverle nuestro respeto y agradecimiento protegiéndola.

BAÑOS TERAPÉUTICOS

Lodos, arena y sedimentos marinos se usan desde la antigüedad para ayudar al organismo a recobrar la salud.

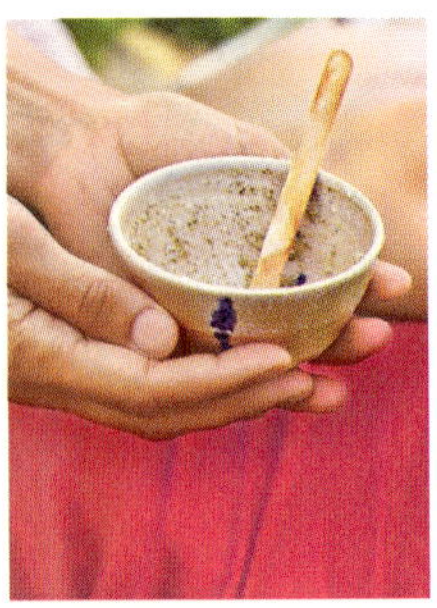

Geoterapia. Los baños de arcilla y lodos, cicatrizantes y desinfectantes, reúnen las propiedades del aire libre, el sol, el calor y la tierra.

Peloides. Con los fangos termales o marinos, como las globigerinas (sedimentos), se obtienen claros efectos vitalizantes y regeneradores.

Baño egipcio. Se embadurnan distintas partes del cuerpo con arcillas que se secan al sol.

Psamoterapia. Consiste en aplicar arena a una temperatura que puede alcanzar 50-60 °C.

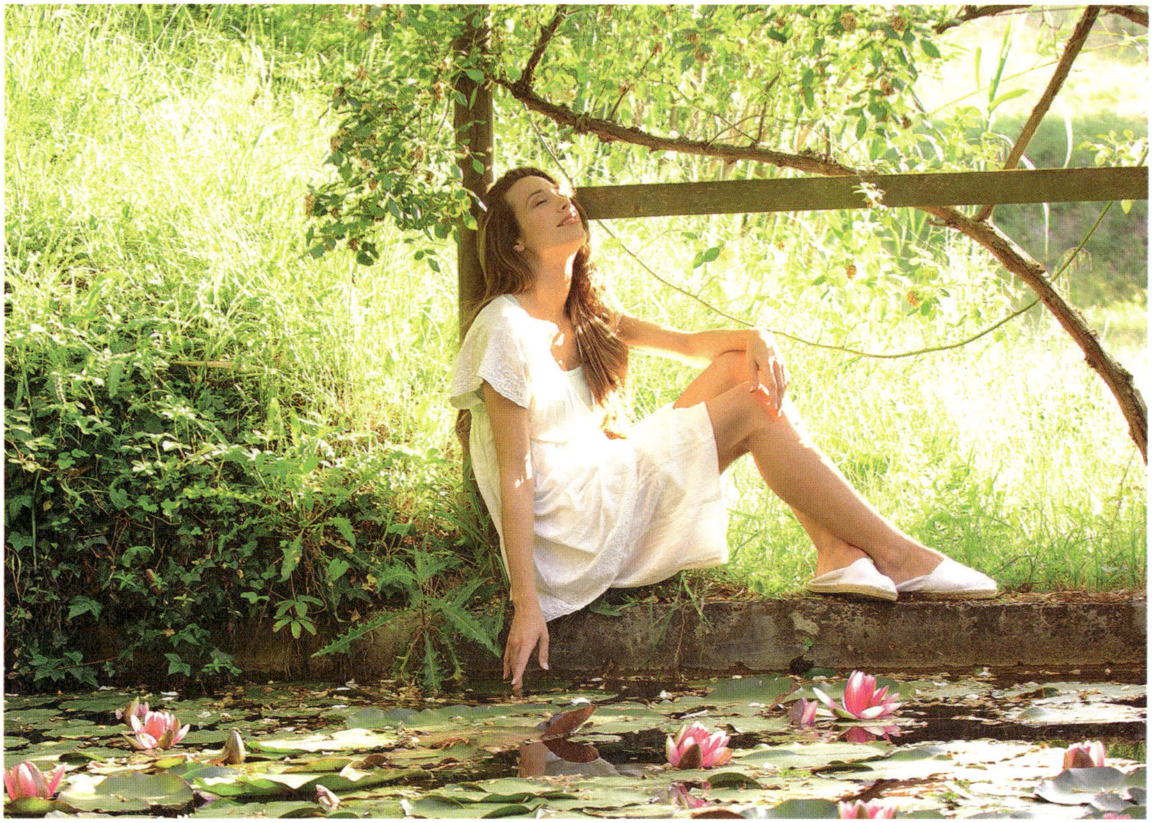

Pero el contacto con la naturaleza va mucho más allá. Contemplar un atardecer, sentarse a la sombra de un árbol, observar las olas, disfrutar de la lluvia o del fluir de un arroyo no solo nos ayuda a mejorar nuestro potencial físico y psíquico, sino que nos sitúa en la realidad de lo insignificantes y lo grandes que somos dentro de la naturaleza y del cosmos. Cuando se siente el potencial terapéutico o las fragancias que regala el bosque, por ejemplo, puede surgir el deseo de querer atraparlas en un frasco mágico para gozarlas a voluntad. Pero los bosques y sus esencias escapan cada día con la puesta del sol y vuelven al amanecer para que se puedan volver a disfrutar de nuevo *in situ*.

UN SANTUARIO PERSONAL

Para disfrutar de la naturaleza tan solo nos queda amarla, cuidarla, convivir con ella y finalmente integrarla en nuestro entorno más próximo y cotidiano: poblar de árboles las ciudades y de macetas o de jardines interiores nuestras casas. Se trata de abrir de par en par nuestro hogar a la naturaleza y sentir que forma parte de nuestro equilibrio físico y psíquico.

A veces, para captar esa energía natural, no hay nada como situarse en un enclave singular de la naturaleza. Durante milenios se señalaron como santuarios lugares especiales, en los que el contacto con la naturaleza y su contemplación ponía en relación con el mundo espiritual. Cambió el culto o la religión, pero no el emplazamiento. Andar o peregrinar a estos centros es una forma de buscar el equilibrio. Todos estos pequeños contactos pueden ayudar a sentirse parte de la naturaleza y a reflexionar sobre nuestro estilo de vida.

Es importante planificar y mantener una relación habitual con el entorno, ya sea con paseos por el bosque o cuidando un huerto o un jardín. Una de las actividades más agradables es regar las plantas: es como si ellas lo agradecieran creciendo y desprendiendo sus aromas.

En la naturaleza siempre habrá un lugar especial para nosotros, un santuario donde recuperar la gracia, la salud y la vitalidad.

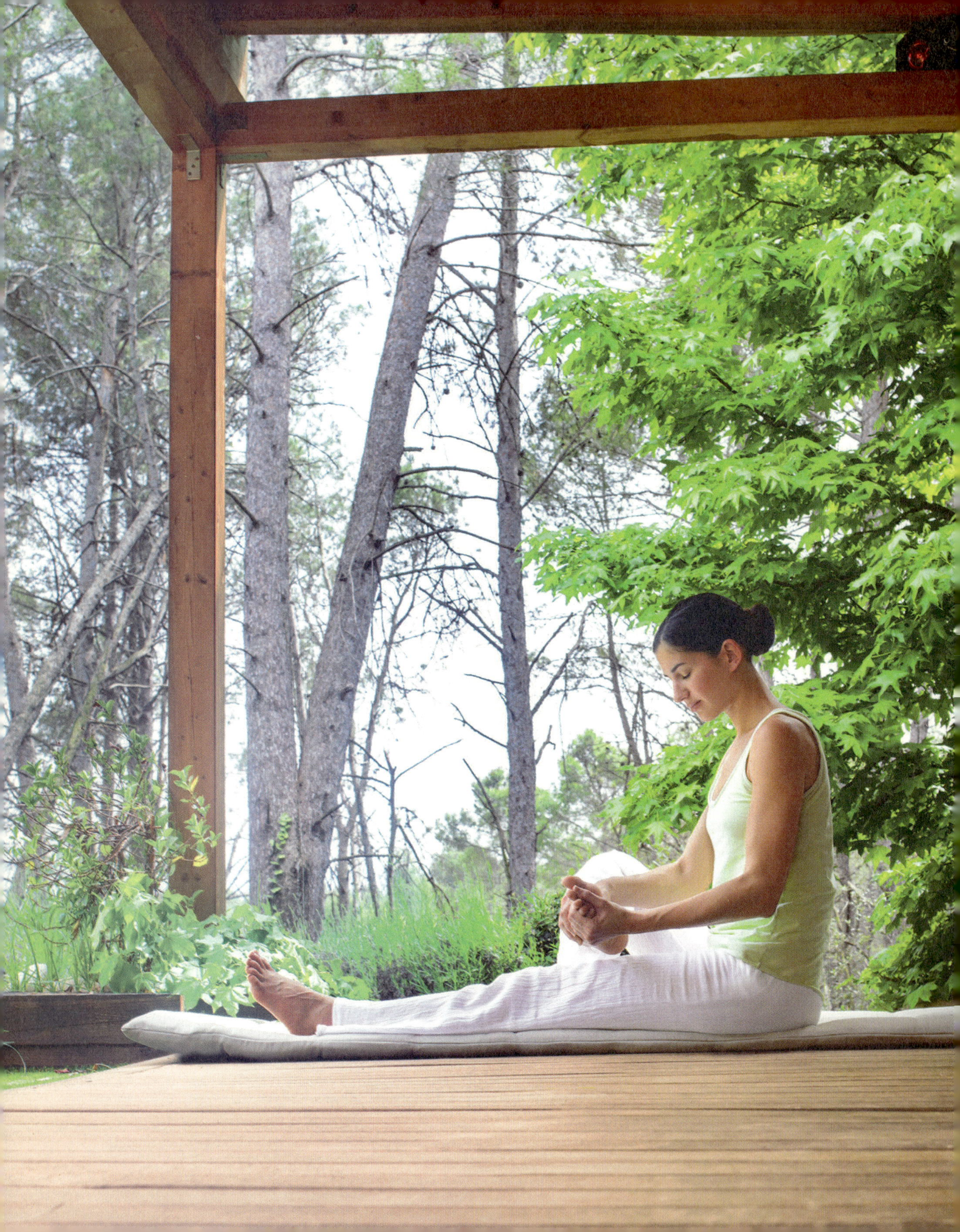

2. QUIROMASAJE Y ESTIRAMIENTOS

Dr. JORDI SAGRERA-FERRÁNDIZ

Médico, creador, director y profesor de la Escuela de Masaje Manual que ha dado a conocer el quiromasaje en el mundo.

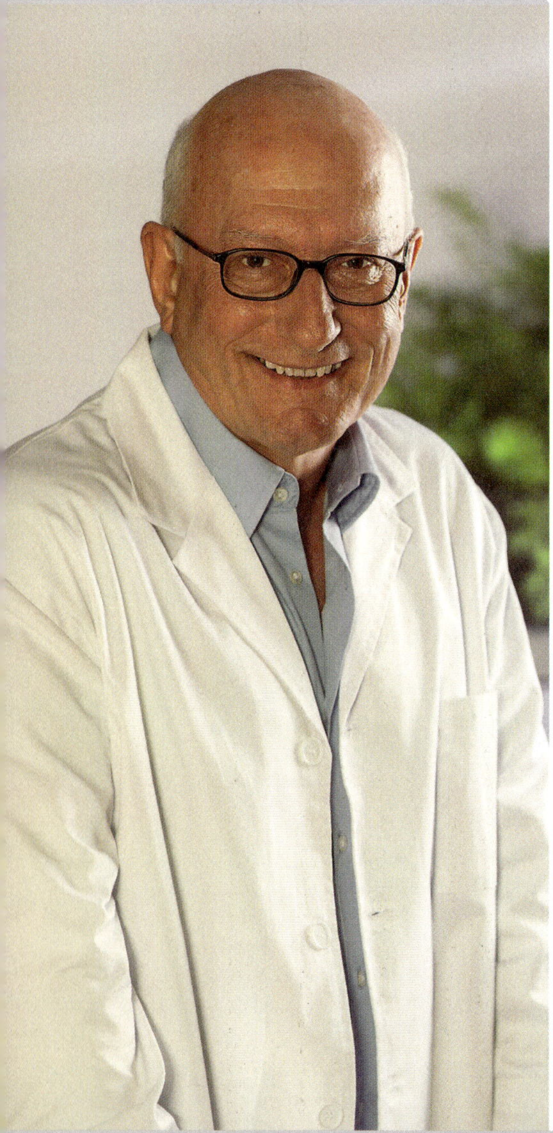

EJERCICIOS Y TÉCNICAS MANUALES

DESACTIVA EL DOLOR DE TUS PUNTOS GATILLO

El dolor miofascial requiere un enfoque terapéutico multidisciplinar que comprende sobre todo técnicas manuales. Con el quiromasaje se elimina la contracción muscular y el dolor, y se recupera la movilidad.

Los músculos en general y los puntos gatillo (PG) en particular son una de las principales fuentes de dolor y disfunción articular. Cuando no hay un diagnóstico ni un tratamiento correcto, aparece un cuadro crónico, que aunque no constituya una amenaza directa para la vida del paciente, sí puede generar una situación incapacitante, no solo desde un punto de vista físico, sino también psíquico, que en ocasiones es más agónico.

La musculatura voluntaria esquelética constituye el órgano más grande del cuerpo humano y representa casi el 50% del peso corporal. Distintos autores nos indican la gran presencia de PG en el mapa corporal, por lo que todos y cada uno de estos músculos puede desarrollar un PG, y muchos de ellos habitualmente lo hacen.

Potencialmente cualquier individuo puede sufrir, en el transcurso de su vida, dolor miofascial persistente por un suceso adicional (traumatismo, estrés, frío). El dolor miofascial es el conjunto de signos y síntomas sensoriales, motores y autonómicos ocasionados por los «puntos gatillo miofasciales». Y precisa de técnica de exploración diagnóstica y de abordajes terapéuticos distintos.

EL DOLOR MIOFASCIAL

Suele manifestarse en territorios donde no se encuentra el PG responsable de la disfunción, a lo que denominaremos «patrón de dolor referido». Ante esta situación, el profesional sanitario debe conocer, identificar y entrenarse en esta disciplina terapéutica.

Por todo esto debemos mostrar la atención que se merece al dolor miofascial, ya que una parte considerable del dolor crónico debido a PG miofasciales puede ser perfectamente prevenido con un diagnóstico precoz y un tratamiento adecuado, favoreciendo la calidad de nuestros pacientes y evitando diagnósticos erróneos y dolorosos como fibromialgia, proceso psicosomático, neurótico, etc. Tampoco debemos olvidar el coste económico que supone la cronicidad de estos puntos dolorosos.

ⓘ Más información en la página web: http://www.dr-sagrera.com

LIBERACIÓN POR PRESIÓN DEL PUNTO

El terapeuta presiona el punto gatillo hasta alcanzar una barrera y mantiene la presión para superarla.

Se alarga el músculo hasta el punto en que se aprecia resistencia, dentro de la zona de confort, y seguidamente se aplica una presión suave y gradualmente creciente sobre el punto gatillo, hasta que el dedo encuentra un incremento definido de resistencia tisular (barrera).
En este punto, el paciente puede llegar a percibir una cierta molestia, pero no debe sentir dolor. Se mantiene la presión, sin aumentarla, hasta que el terapeuta percibe una disminución de la tensión bajo el dedo palpador. En ese momento, el dedo aumenta la presión lo suficiente como para alcanzar una nueva barrera (el dedo «sigue» a los tejidos que se están relajando). Nuevamente, el terapeuta mantiene una ligera presión hasta que se libera («cede») más tensión muscular bajo el dedo. Durante ese periodo el terapeuta puede cambiar la dirección de la presión para intentar obtener mejores resultados. Sin embargo, hay circunstancias en las cuales no se puede conseguir la liberación del punto gatillo:

✔ Cuando el punto gatillo está demasiado irritado como para tolerar cualquier tipo de estímulo mecánico adicional.

✔ Cuando el terapeuta ha calculado mal la presión requerida para alcanzar la barrera.

✔ Cuando el terapeuta ha presionado excesivamente fuerte, causando dolor y respuestas autónomas con contracción involuntaria por parte del paciente.

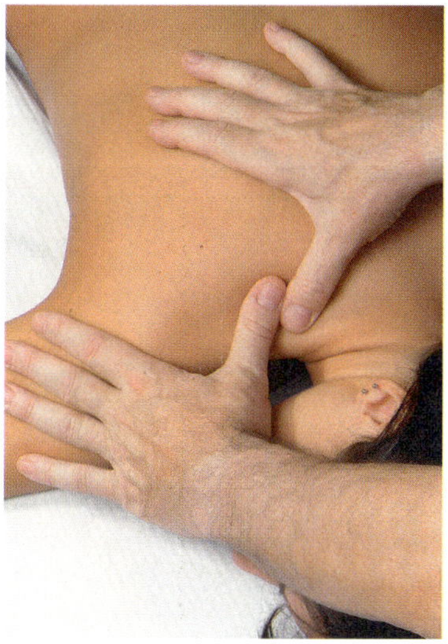

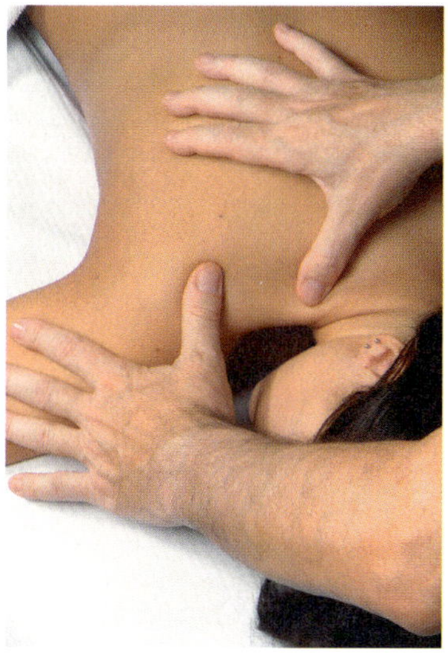

MASAJE DE FROTAMIENTO PROFUNDO

La presión intensa se ejerce con dos dedos de forma longitudinal hasta que el terapeuta nota claramente que los tejidos tensos se liberan.

El paciente debe colocarse relajadamente de manera que el músculo esté estirado, relajado e indoloro. Se realiza una presión en sentido longitudinal a la banda tensa hasta alcanzar la barrera restrictiva. Los dedos (normalmente se realiza colocando los dos pulgares a ambos lados de la banda tensa u otro dedo cualquiera de la mano, de tal manera que la banda tensa quede aprisionada entre ellos) no progresan más rápido de lo que lo hace la liberación en los tejidos, a medida que hasta cierto punto «cede» el nódulo. El frotamiento debe seguirse a lo largo de la banda tensa, más allá del punto gatillo, hasta la inserción de la banda. Seguidamente, el masaje debe aplicarse en sentido contrario, desde el otro lado del nódulo.

COMPRESIÓN ISQUEMIANTE SOSTENIDA

En este caso, se llega hasta el dintel de dolor del paciente sin superarlo, se mantiene la compresión y se afloja enseguida para volver a empezar.

El paciente, igual que en el masaje anterior, se halla estirado y lo más relajado posible. La compresión se realiza con el dedo pulgar, el dedo índice o el nudillo del segundo dedo. Con este movimiento se trata de actuar sobre las células del huso neuromuscular y sus terminaciones sensibles para generar impulsos neuromoduladores y eliminar así la excesiva hiperreactividad del punto gatillo. Se ejerce una presión que se intensifica gradualmente hasta llegar al dintel de dolor del paciente. Cuando se llega a ese punto, se mantiene entre 8 y 10 segundos. Después se afloja durante 4 segundos y nuevamente se vuelven a repetir las maniobras durante 3 minutos.

Los sistemas organizados reaccionan ante las agresiones externas según patrones determinados. El aparato locomotor es un sistema que integra una serie de estructuras (huesos, ligamentos, tendones, músculos, nervios motores, nervios sensibles, nervios autonómicos) que reacciona y se organiza según unos patrones cuando es sometido a determinadas condiciones (estrés general, estrés muscular, microtraumatismos de repetición, traumatismos agudos músculo-esqueléticos, enfriamiento brusco del cuerpo, agotamiento o fatiga generalizada, patología vertebral y discopatías, inflamaciones articulares, obesidad, deficiencias nutritivas, enfermedades endocrinas, trastornos emocionales, trastornos de la estática, malos hábitos posturales, etc).

QUÉ ES EL SÍNDROME DE DOLOR MIOFASCIAL

Así pues, se han definido una serie de trastornos (después de los trabajos de Travell y Simons) con el nombre de síndrome de dolor miofascial (SDM). Se trata de una disfunción neuromuscular con tendencia a la cronicidad. Los factores patogénicos generan una pérdida de elasticidad y el acortamiento de las fibras musculares, fascias musculares y tejidos conjuntivos y elásticos.

Este trastorno doloroso regional que afecta a músculo y fascias se caracteriza por:

• Ser generado y mantenido por una zona o punto hiperreactivo que se encuentra dentro de un músculo esquelético y que se ubica dentro de una banda tensa. Estos puntos se llaman «puntos gatillo» (PG) o *trigger points.*

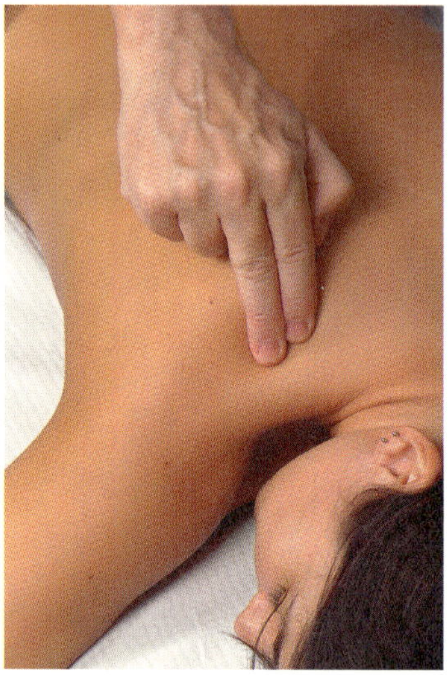

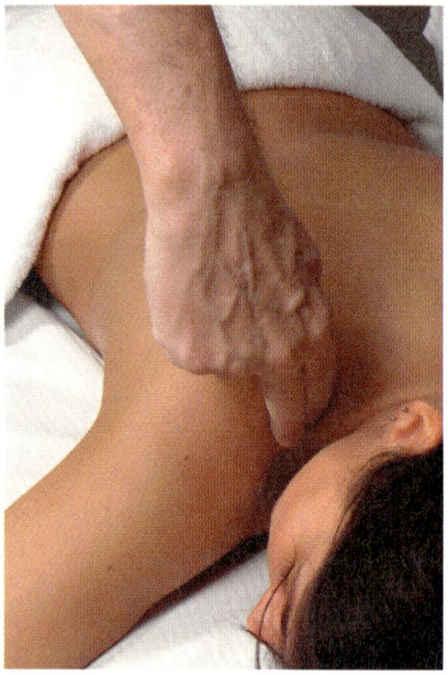

RASGUEO

Es similar al masaje de frotamiento profundo, pero en este caso los dedos se deslizan a través de las bandas tensas y a la altura de los punto gatillo.

Parte de la misma situación que el masaje de frotamiento profundo, con la diferencia de que el dedo que rasguea se desliza a través de las bandas tensas a la altura de los puntos gatillo. El dedo del operador tira perpendicularmente a través de las fibras musculares. Consiste en tirar lentamente con el dedo a través de las fibras musculares hasta que se encuentra el nódulo del punto gatillo. Se mantiene un ligero contacto en este punto hasta que el operador siente que el tejido se libera bajo el dedo. El dedo continúa tirando perpendicularmente del nódulo secuencialmente, a medida que se aprecia que la tensión se libera.

MASAJE NUDILLAR

Con los nudillos se ejerce presión en puntos musculares muy concretos. Tiene que ser percibida por el paciente sin llegar nunca a ser dolorosa.

Este masaje se realiza presionando con el nudillo del dedo índice sobre cada una de las inserciones musculares a nivel vertebral.

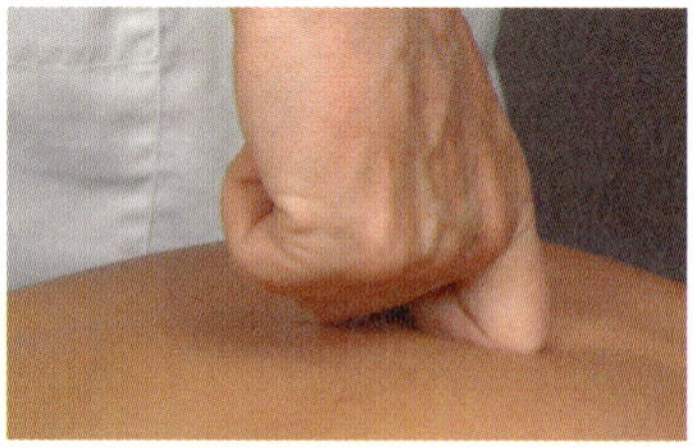

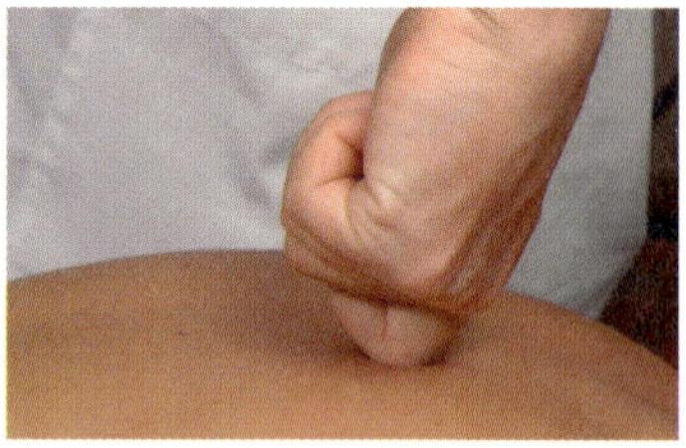

El dolor se calma cuando se aplica calor húmedo sobre el punto gatillo, con un periodo de reposo o con estiramientos pasivos

VARIANTE EN FUNCIÓN DEL UMBRAL DEL DOLOR

La presión suave va creciendo progresivamente hasta llegar a una percepción de barrera, que suele coincidir con el umbral de dolor del paciente.

Se alarga el músculo hasta la zona de confort. Acto seguido se aplica una presión suave y lenta. Gradualmente incrementamos la presión sobre el punto gatillo hasta alcanzar el umbral de dolor. Se mantiene la presión hasta apreciar una disminución de la resistencia, que normalmente suele coincidir con una disminución de la sensación de dolor por parte del paciente. En ese instante se aumenta la presión hasta llegar a una percepción de barrera y de umbral de dolor por parte del paciente. Se mantiene esta posición durante un pequeño espacio de tiempo. Se repite esta operación 4 o 5 veces. Al terminar, se realizan algunos estiramientos zonales con los pulgares de las manos en el sentido de las fibras musculares tratadas.

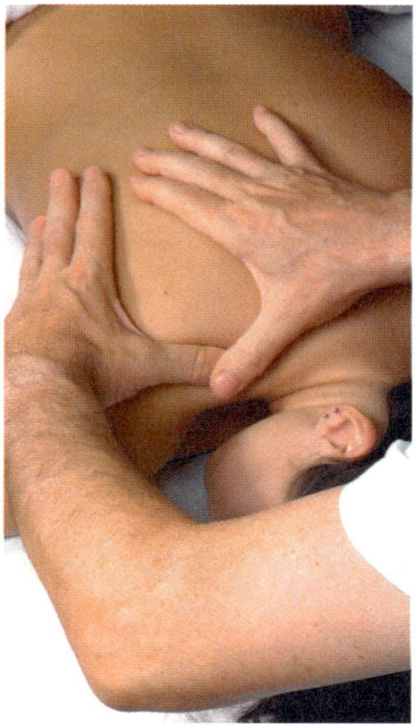

TÉCNICA DE DIGITOPRESIÓN CLÁSICA

Como en todas las técnicas explicadas, el usuario se tumba y logra que su musculatura esté relajada. En este caso, la presión se realiza con el pulgar.

Esta técnica clásica de digitopresión se emplea para el tratamiento distal de los puntos energéticos. En primer lugar, se aplica una presión moderada sobre el punto con el dedo pulgar (en puntos profundos puede emplearse perfectamente el codo). La presión tiene que ser percibida por el paciente, sin llegar nunca a ser dolorosa (dolor cualitativo), con un movimiento circular sobre el punto y en el sentido de las agujas del reloj. Deben hacerse uno o dos movimientos circulares por segundo. No serán necesarios más movimientos. El tiempo de aplicación de esta presión clásica suele ser muy breve, entre uno o dos minutos.

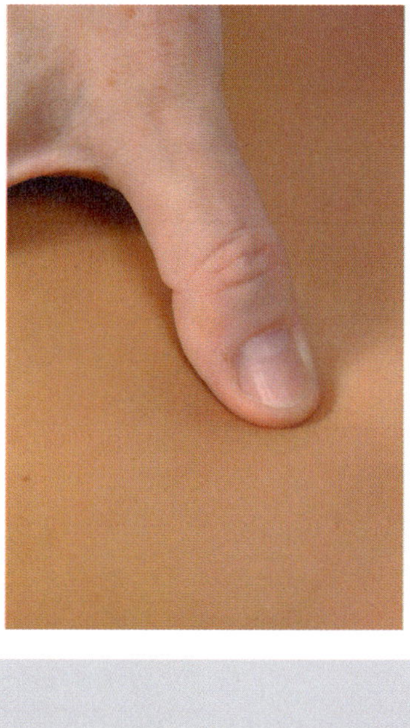

- La presión sobre este punto desencadena dos tipos de dolor, uno directo y otro referido (se trata de un área de proyección del dolor).
- La banda tensa y el punto gatillo son detectables a la palpación.
- El patrón de dolor referido es específico y propio para cada músculo.
- La fuerza máxima de contracción del músculo está disminuida.
- El rango de alargamiento del músculo esta disminuido.

SITUACIÓN DE LOS PG

PG centrales: Se sitúan en la parte central de la placa motora.
PG insercionales: Situados en el punto de inserción del músculo en el hueso. Puede producir entesopatía con inflamación del tendón.

CÓMO SE AGRAVA EL DOLOR

Por el uso energético del músculo, especialmente en la posición de acortamiento.
Por el estiramiento pasivo.
Por la presión en el punto gatillo.
Colocando el músculo afectado en posición de acortamiento durante un periodo prolongado. El mayor dolor y rigidez se sienten a menudo cuando el paciente sale de la cama por la mañana, o al levantarse de una silla después de haberse sentado durante un tiempo.
Por la contracción repetida o mantenida del músculo.
Por el tiempo frío y húmedo, las infecciones virales y el aumento de la tensión nerviosa.

ALIVIO DEL DOLOR

Con un corto periodo de reposo.
Con el estiramiento pasivo, lento y firme de los músculos afectados.
Cuando se aplica calor húmedo sobre un punto gatillo.
Con terapia miofascial específica.

ESTIRAMIENTOS PARA MANTENER LOS MÚSCULOS ELÁSTICOS

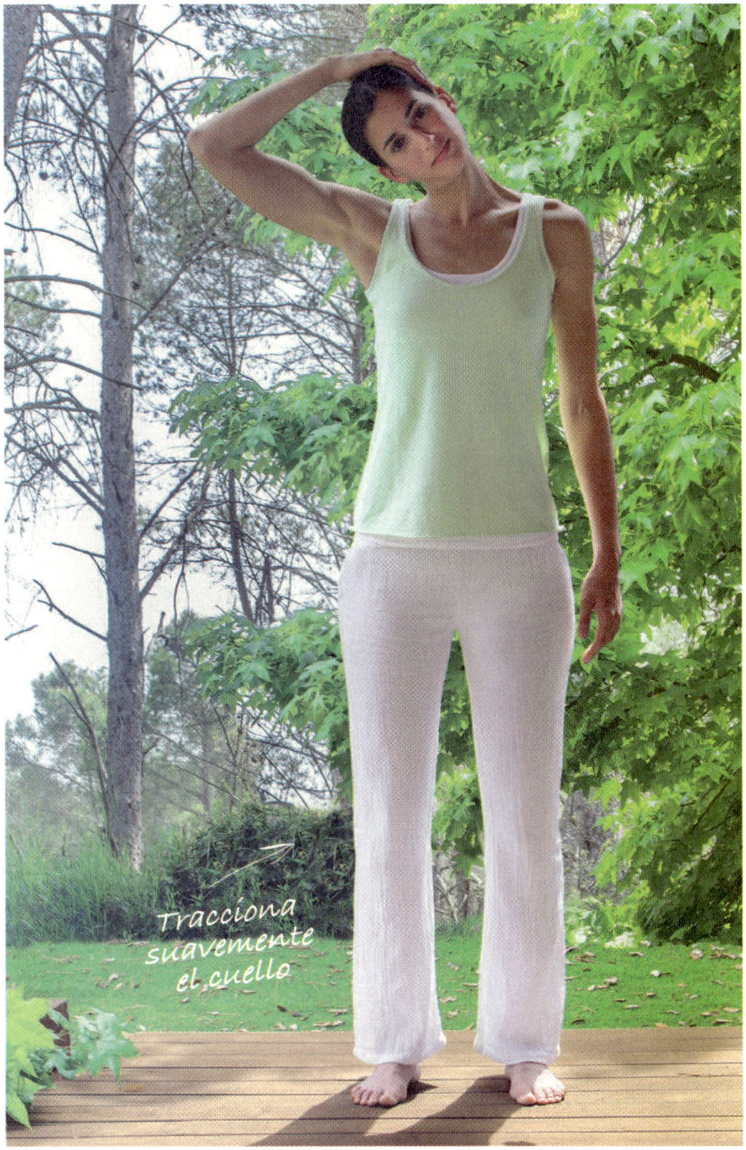

1 **Empieza estirando el trapecio superior.** Para ello, contrae la abdominal, realiza una inspiración profunda y tracciona suavemente el cuello hacia un lado hasta llegar a sentir la tensión, nunca dolor. Mantén este estiramiento y todos los de esta sesión durante 30 segundos.

AIREAR CUELLO Y HOMBROS

El tronco superior suele concentrar tensión, como si esta fuera subiendo como el vapor y se acumulara en la cabeza y el cuello. Una buena prevención es caminar y ciertos estiramientos.

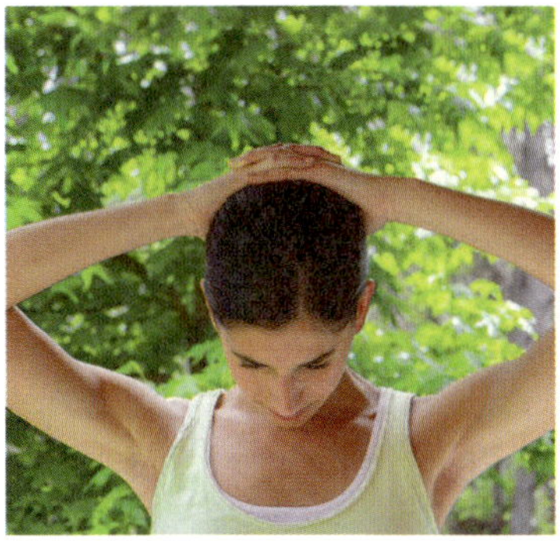

2 **Varía la inclinación de la barbilla.** Llévala hacia el hombro o la clavícula para poder estirar los diferentes grupos de fibras del trapecio.

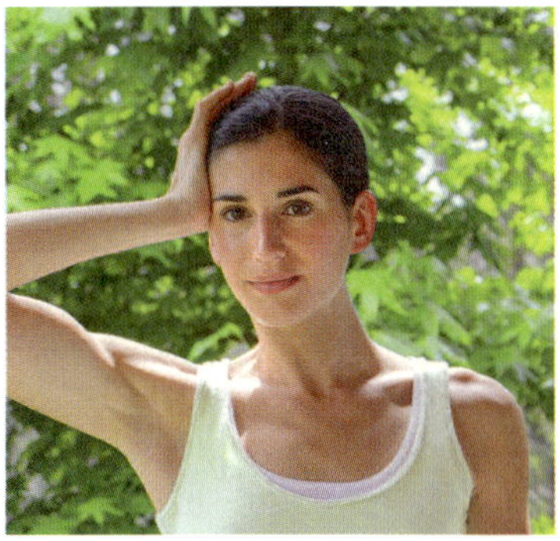

3 **Estira los escalenos.** Con la mano derecha empuja lateralmente la cabeza, y con esta, resiste y haz fuerza contra la mano.

En algunos casos el origen es estructural o una mala dieta, pero los desequilibrios físicos y los emocionales suelen ser la clave

MANDÍBULA MÁS RELAJADA

Un músculo que siempre resulta doloroso a la presión es el masetero, que se encarga entre otras cosas de ayudar a masticar. El estiramiento de este músculo, si se realiza por la mañana, ayuda a quienes sufren de bruxismo.

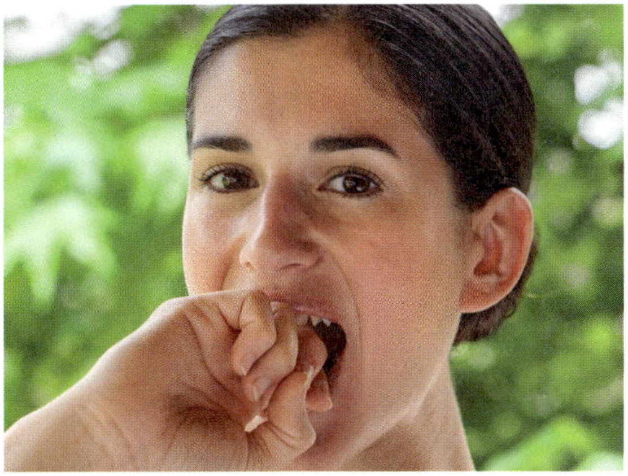

1 **Comprueba el grado de tensión.** Coloca al menos dos nudillos en la boca. Si te cuesta llegar a esa apertura y no lo consigues es una señal clara de que el músculo masetero está contracturado.

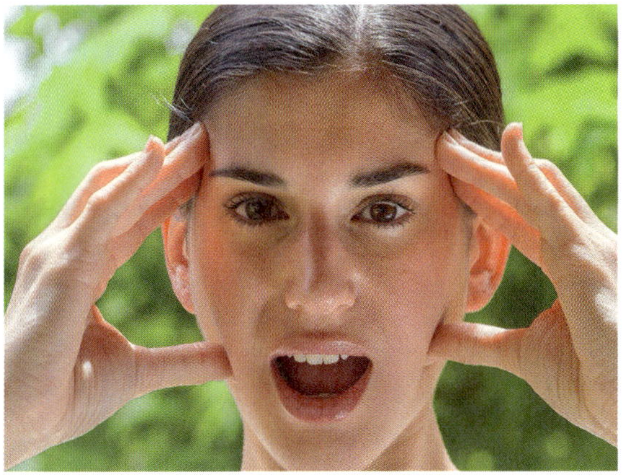

2 **Estira el masetero.** Apoya el pulgar en el vértice de la mandíbula y el resto de los dedos en la sien. Empuja con el pulgar hacia abajo y con los otros dedos hacia arriba, como abriendo la boca.

El punto gatillo es, sin duda, el malo de la película. Y aún no sabemos nada de él, o de «ellos», mejor dicho, pues cada músculo tiene los suyos propios. Para diferenciarlos hay que fijarse en los síntomas que producen, el dolor referido.

Un punto gatillo es una zona muy irritada del músculo. Está relacionado con un nódulo hipersensible. El nódulo es aquella pelotita que encontramos y podemos palpar a menudo en nuestra espalda. La que nos molesta, nos duele y hacemos de todo por eliminar. La que parece que nos ayuda a aliviar el dolor cuando la apretamos con fuerza, pero que no desaparece.

Aparte de provocar dolor, debido a la irritación que provoca en los tejidos musculares, el punto gatillo limita la capacidad de alargamiento de los músculos. Por ejemplo, generando una lumbalgia que no nos permite mantenernos en posición erguida. El culpable muy a menudo no es más que un músculo acortado por un punto gatillo activo. Lo mismo ocurre con una tortícolis, en la que no podemos girar el cuello en su totalidad.

Otro posible síntoma que lo acompaña es la pérdida de fuerza. Cuando se sufre un acortamiento en el antebrazo puede que no se consiga abrir fácilmente un bote de conservas o que girar las llaves de la puerta de casa se convierta de pronto en un martirio.

Debajo de los puntos activos se encuentran los latentes, que si se presionan también provocan dolor. Si eliminamos los primeros, los que están dormidos pueden despertar, aunque rara vez sus síntomas son tan agudos como los del punto gatillo principal. Vale tenerlo en cuenta y saber que con una sola sesión no van a desaparecer de raíz todos los síntomas.

MANTENERLOS A RAYA

A la vez que se elimina el dolor hay que investigar sus causas y ver si se pueden corregir para no recaer. En algunos casos, el origen es estructural, como una dismetría en las piernas, que es posible rectificar con la ayuda de un podólogo. También puede haber una causa nutricional, como una dieta pobre en vitaminas del grupo B o C. Pero en la actualidad los desequilibrios emocionales y los físicos suelen ser la clave del asunto. El estrés y la tensión acumulada castigan especialmente la parte alta de la espalda. El miedo, por ejemplo a volar, debilita las lumbares.

LAS LUMBARES Y LOS GLÚTEOS

En estas zonas, la musculatura contracturada provoca síntomas muy dolorosos y limitantes. Si en la parte superior incide la tensión acumulada, aquí existe una relación más directa con el ejercicio, tanto por exceso como por defecto.

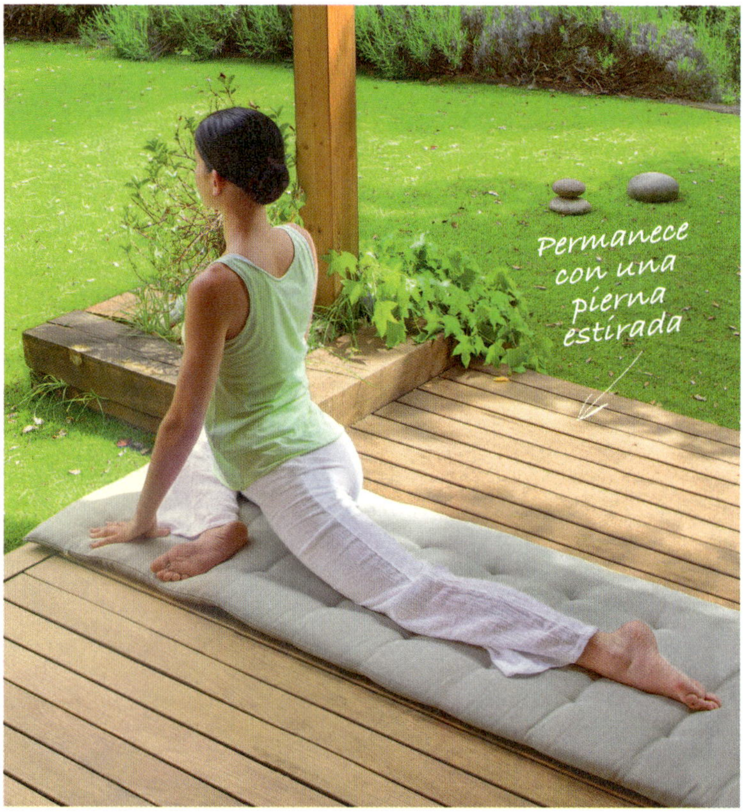

1 **Estira el músculo piramidal.** Al estar cerca del nervio ciático, este pequeño músculo provoca un dolor agudo y fijo, que se produce sobre todo al estar sentado, en especial en sofás, al conducir y, en menor medida, en sillas rígidas. Se conoce como síndrome del taxista o piriforme.

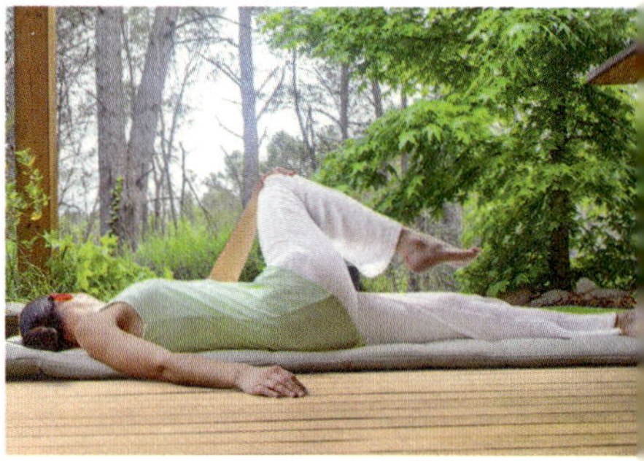

2 **Estira los glúteos.** Túmbate y flexiona una pierna. Llévala por encima de la otra y empújala hacia el suelo con el brazo contrario.

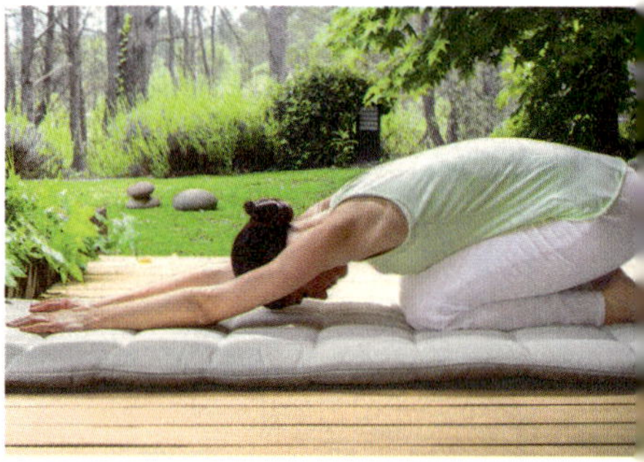

3 **Relaja la espalda.** Sentado como en la foto, lleva las manos adelante, lo más lejos posible. Aguanta unos segundos la tensión y suéltala.

Un exceso de actividad física puede dañar la musculatura de las piernas, si somos corredores, o del tronco superior si abusamos del gimnasio.

El mejor antídoto frente al dolor es mantener la musculatura elástica y bien hidratada. Caminar una hora al día para los sedentarios o ir al trabajo a pie son maneras sencilla de tener los músculos «despiertos» y tonificados. Posteriormente una corta sesión de estiramientos nos va a dejar en óptimas condiciones. Si se tiene una tendencia a sufrir de dolor en una zona específica del cuerpo, convendrá centrarse en estiramientos que incidan en esa zona. Cinco minutos al día será suficiente, siempre después de moverse, por ejemplo al llegar al trabajo por la mañana o después de la caminata diaria. Así la musculatura está más elástica, mejor nutrida por la sangre. Y cuando se note alguna molestia, se presiona durante un par de minutos el punto gatillo que causa problemas. Poco a poco se notará cómo se deshace. Y, sobre todo, no olvidar realizar cada día los estiramientos.

El mejor antídoto frente al dolor es mantener a diario la musculatura elástica y bien hidratada

LOS MÚSCULOS QUE CAMINAN

La periostitis y el síndrome de la cintilla son dos lesiones que se producen al andar deprisa y al correr, y muy especialmente en deportistas noveles. Una manera de eliminarlas es realizar antes esta serie de estiramientos.

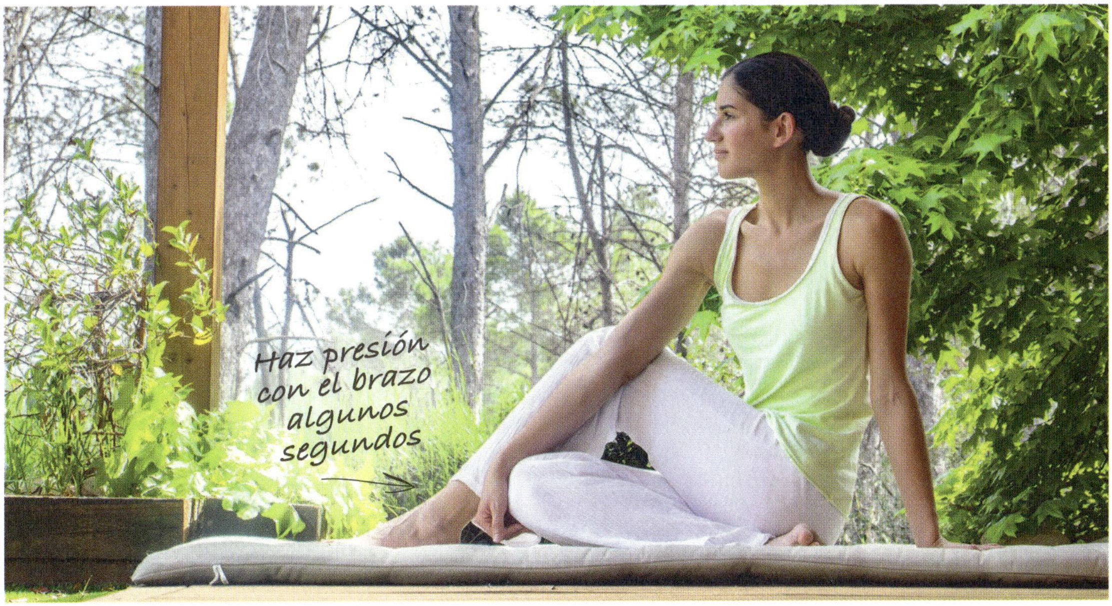

1 **Elonga el tensor de la fascia lata.** Sentado en el suelo, mantén una pierna doblada y cruza la otra por encima. Flexiona esta pierna y, con el brazo contrario, haz cierta presión. La planta del pie debe estar bien apoyada. Nota cómo aumenta la tensión en el lado externo de la pierna. Mantén unos segundos y realiza el otro lado.

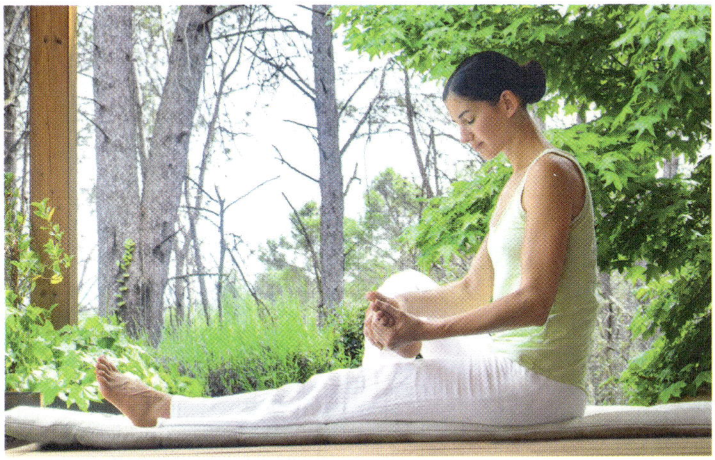

2 **Tensiona los peroneos.** Acerca el pie al tronco, gíralo hacia el pecho y siente cómo los peroneos, músculos que estabilizan la pisada, se tensionan. En este caso, la distancia entre tensión y dolor es pequeña.

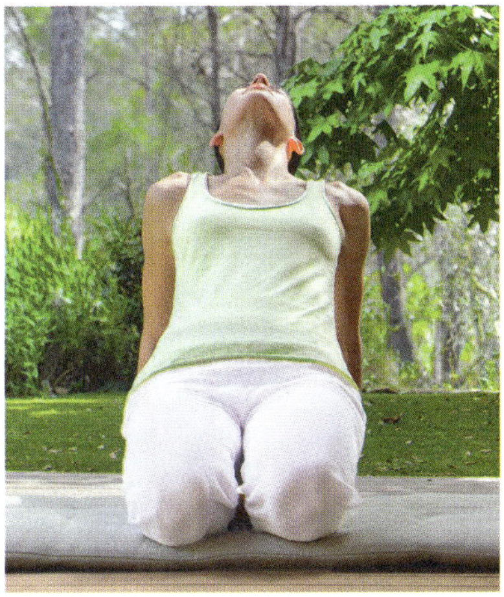

3 **Estira el tibial anterior.** Ponte de rodillas y acércate al suelo con la espalda dejando caer el cuerpo hacia atrás.

ESTIRAMIENTOS PARA CADA DÍA

Estirarse es la forma más sencilla de liberar tensiones y de cuidar la musculatura, devolviéndole su movilidad natural. Pero si además lo hacemos en un bosque o una zona verde, el sistema inmunitario se ve reforzado, ya que se ha comprobado científicamente que la emoción que despierta la naturaleza actúa como un potente antiinflamatorio.

● A lo largo de la vida vamos acumulando tensiones físicas y psíquicas que se graban en el cuerpo. Este hecho hace que los músculos se sobrecarguen, se acorten y contraigan poco a poco, volviéndose cada vez más rígidos, y las articulaciones pierdan flexibilidad. Con ello, el cuerpo envejece, ya que esas tensiones reducen su capacidad de expresión y movilidad natural. Para comprobarlo basta con observar la diferencia que existe entre el cuerpo de un niño, que es completamente flexible, y el de un anciano, al que cada movimiento le supone un gran esfuerzo.

Por otro lado, la vida cotidiana ha reducido al mínimo la necesidad de realizar actividades físicas, por lo que muchas personas caen en el sedentarismo, lo que puede favorecer la aparición de diversas molestias en la espalda y otras zonas del organismo. Y practicar algún deporte no siempre es la solución, ya que la actividad física intensa ejercita los músculos, pero también los somete a tensiones que, si no se está habituado, pueden provocar lesiones de mayor o menor consideración.

■ CÓMO ESTIRARSE CORRECTAMENTE

La tensión debe ser relajada y mantenida, y cada movimiento, más fácil que el anterior. Estas indicaciones pueden ser útiles.

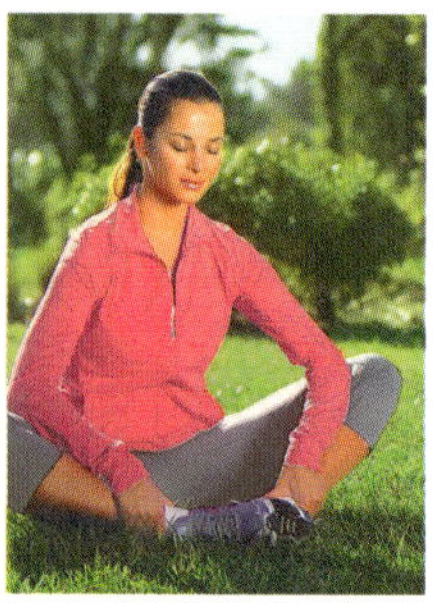

Durante todo el ejercicio la respiración es lenta, rítmica y controlada.

Al principio, cuenta los segundos del estiramiento para asegurarte de que lo mantienes el tiempo apropiado.

Suéltate, vacíate de «aire viejo» (prejuicios y tensiones) y respira con naturalidad. No retengas la respiración.

Concéntrate en la zona que vas a estirar.

No realices movimientos de vaivén.

Un estiramiento no debe producir dolor. Es suave y cómodo.

EN LA NATURALEZA

Para prevenir estos problemas es fundamental dedicar cada día un tiempo a relajarse y a descargar las tensiones corporales. Y una de las formas más sencillas de conseguirlo es practicar algunos estiramientos, que permiten devolver a los músculos y articulaciones su movilidad natural y ganar flexibilidad. Si además podemos hacerlo en un entorno natural, nos sentiremos mucho más relajados de entrada, disfrutando de un aire más puro y del contacto con la tierra.

Las emociones que se sienten ante la belleza del entorno natural son poderosos antiinflamatorios, tan potentes como los medicamentos farmacéuticos, según demostró una investigación de la Universidad de California en Berkeley. La inflamación se asocia normalmente con enfermedades del corazón, con la diabetes tipo 2, el cáncer, el alzhéimer o la depresión, pero también con algunas patologías tan dolorosas como la artritis. Según este estudio, las emociones positivas al contemplar la naturaleza estimulan el sistema inmunitario y disminuyen los niveles de citoquinas, proteínas que causan inflamación en el organismo.

Podemos aprovechar el marco de una excursión para estirarnos, pero cualquier parque que disponga de zonas verdes y tierra puede ser también un buen lugar. Los estiramientos, además de reducir las tensiones y relajar el cuerpo, mejoran y agilizan la circulación sanguínea, aumentan la posibilidad de movimientos corporales y la coordinación de estos –que serán más libres y más fáciles–, reducen la ansiedad y la fatiga, mejoran el conocimiento del propio cuerpo y previenen las lesiones y la tirantez muscular. Por ello, aunque estos ejercicios pueden realizarse en cualquier momento del día, se recomiendan especialmente antes y después de realizar alguna actividad deportiva o una excursión que comporte una larga caminata.

Los estiramientos son el complemento ideal del ejercicio (sirven para calentar y enfriar el cuerpo, porque preparan y relajan los músculos al mismo tiempo) y pueden plantearse como un premio para el organismo. Además, si se estiran con regularidad, se disfruta más del movimiento.

CARGARSE DE ENERGÍA

Quien esté todo el día encerrado entre cuatro paredes puede intuir las bondades de estirarse en plena naturaleza. El estiramiento al aire libre combinado con la respiración pausada y consciente, al compás del movimiento, nos conecta con nuestra naturaleza más íntima porque con cada inspiración no solo entra aire más puro, también se recarga el organismo de energía. Este hecho, unido al acto de estirarse, es lo que devuelve al cuerpo su elasticidad y lo libera de los bloqueos que crean las tensiones (no en vano se dice que los estiramientos son el «yoga occidental»).

CÓMO ESTIRARSE

Sin duda, hacer estiramientos es una buena solución a muchos de los problemas derivados de la vida sedentaria (dolor de espalda, rigidez muscular, articulaciones entumecidas, mala circulación, lesiones por tensiones reiteradas, estrés...). Es una actividad muy simple, que puede ayudar a sentirse mejor.

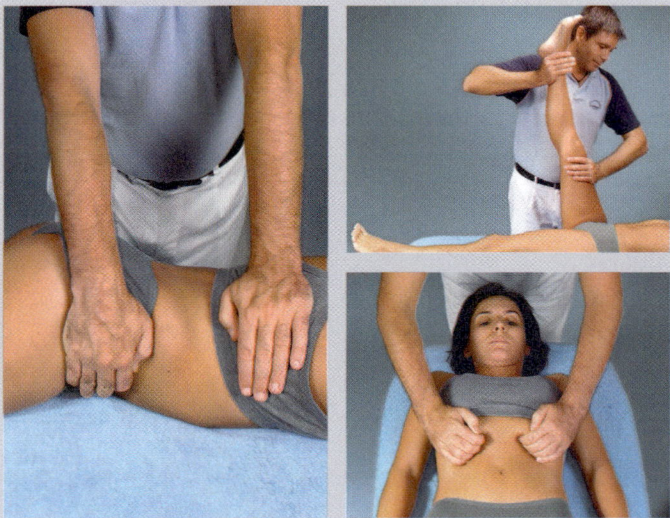

ESTIRAMIENTOS PASIVOS

El objetivo es alargar la estructura, tanto de las fibras musculares como de la vaina conectiva (fascia) que las protege mediante una fuerza externa.

No todos los músculos tienen la misma capacidad para estirarse, depende del músculo en particular, el sexo, la alimentación, etc.

Elasticidad es la capacidad de un músculo para recobrar su posición después de haber sido deformado.

Cualquier estiramiento se efectúa de forma lenta y progresiva, dentro de una respiración tranquila y en el momento de la espiración.

Estirando gradualmente se llega a una sensación de tensión y se mantiene durante un corto espacio de tiempo. Poco a poco desaparece y entonces podemos ganar amplitud en el estiramiento, consiguiendo un aumento en la longitud del músculo.

PIERNAS EN PERFECTO ESTADO

Todos deben realizarse tanto con el lado derecho como con el izquierdo y se pueden repetir las veces que se desee, siempre sin forzar. Hay que evitar permanecer mucho tiempo en la misma posición.

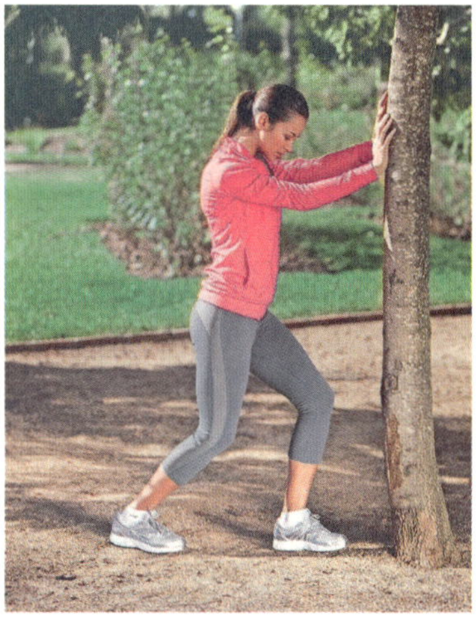

1 **Flexión de soleo.** Apoya las manos en un árbol, flexiona las dos piernas, pero colocando una más adelantada. El estiramiento se produce en el soleo de la pierna retrasada.

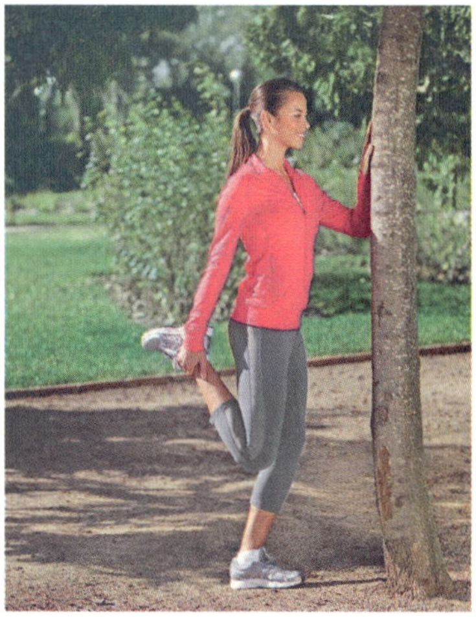

2 **Cuádriceps.** Sujeta el pie por el tobillo. Flexionando la rodilla, lleva el talón al glúteo, mantén recto el cuerpo, pero flexiona la pierna de apoyo: 20 segundos con cada pierna.

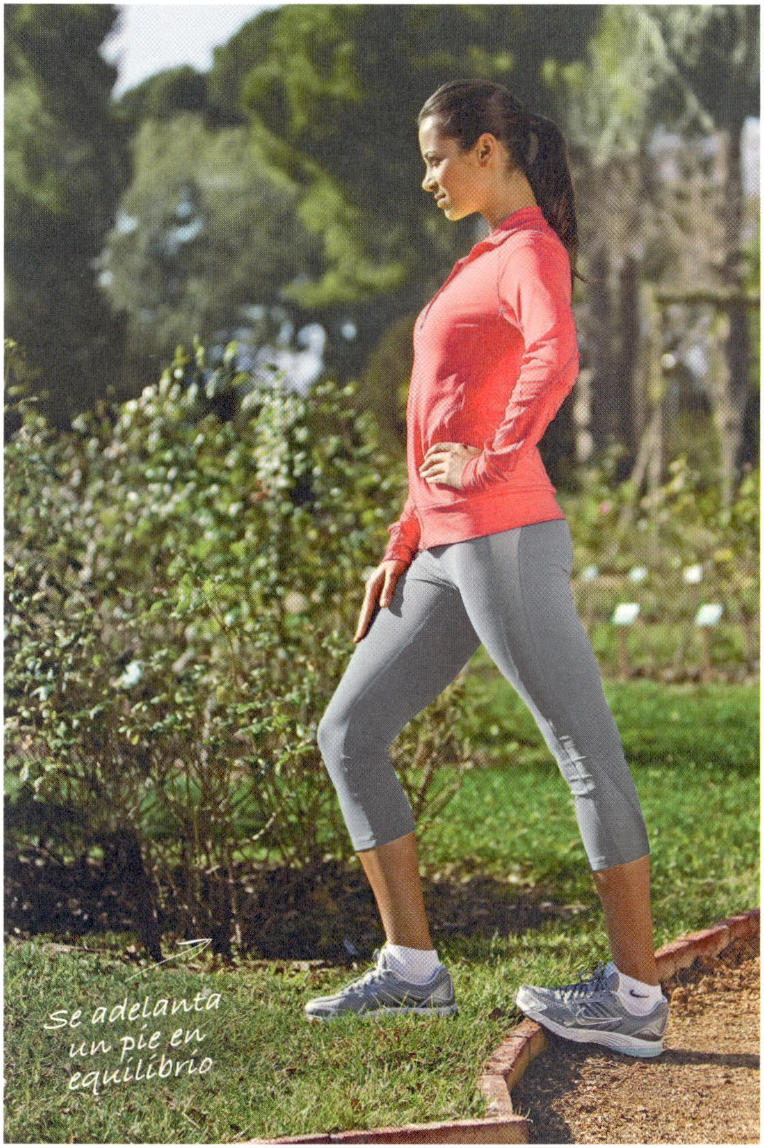

3 **Gemelos.** Una manera muy sencilla y práctica de estirar el músculo gemelo es colocando media planta del pie en una acera o bordillo y dejando caer el talón hacia el suelo, como pisándolo. La otra pierna se adelanta un poco, buscando un mayor equilibrio. El cuerpo se estira bien y permanece recto, y los brazos se pegan al cuerpo, relajados.

ESTIRAR ESPALDA Y BÍCEPS

Un buen ejercicio para incluir en una rutina de estiramientos antes de lanzarse a hacer una actividad deportiva como correr.

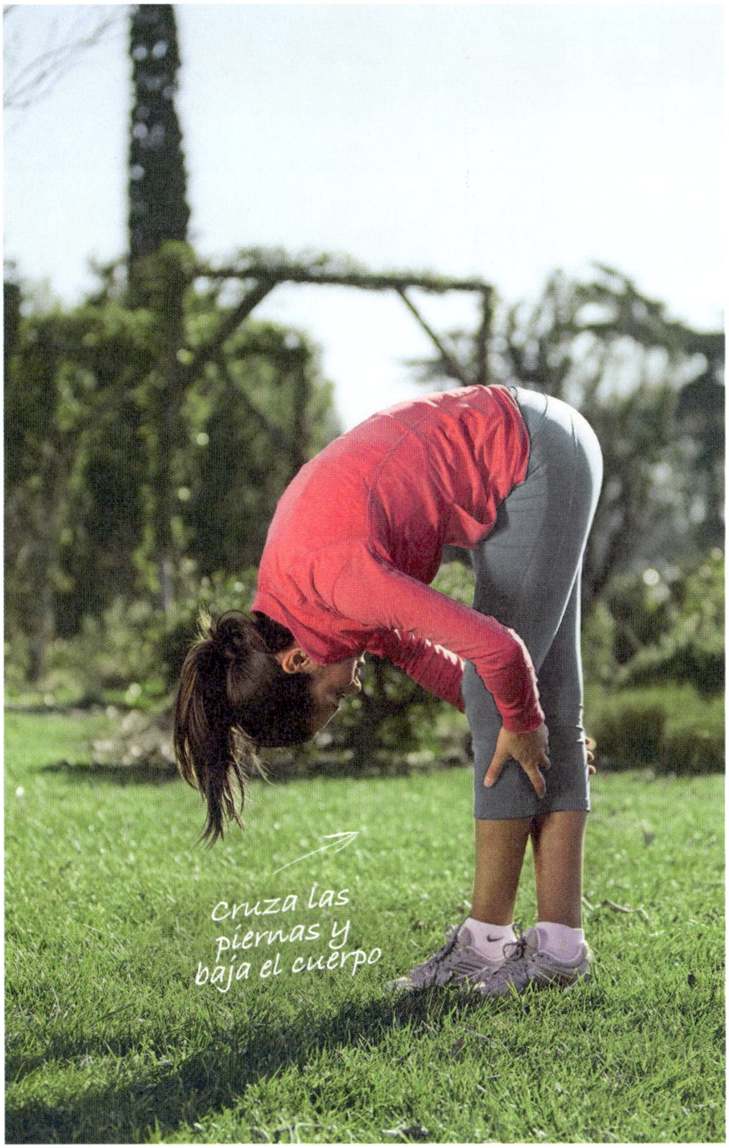

Bíceps femoral. Es otro de los músculos que tiende a soportar una gran carga en las piernas, sobre todo a la hora de practicar cualquier deporte. Se cruza una pierna delante de la otra, se mantienen muy juntas las dos y se baja todo el cuerpo manteniendo la pierna de atrás recta. La cabeza debe mirar hacia las piernas, sin arquear las cervicales hacia arriba.

Además, y como puede verse en las propuestas de estas páginas, los ejercicios son sencillos, suaves, tranquilos y relajantes.

Estirarse es tan fácil y placentero como desperezarse al levantarse de la cama por la mañana. Al haber perdido el instinto de hacerlo, hay quien cree que un buen estiramiento consiste en sufrir durante un largo rato para devolver al cuerpo su elasticidad original. Pero no es así. El estiramiento no debe producir dolor. Al contrario, el dolor sostenido es un síntoma de que se está sobreestirando el músculo, lo que puede ser perjudicial e incluso provocar una lesión.

EJERCICIOS PREVIOS

Antes de los estiramientos puede hacerse un ejercicio para tomar conciencia de la nueva actividad que se va a realizar. Por ejemplo, «soltar el cuerpo» de tensiones (mover piernas y brazos, girar la cabeza a un lado y al otro, balancear la cintura, hacer giros a ambos lados con las muñecas, con los dedos de las manos y los tobillos, movilizar los dedos de los pies...) y, seguidamente, inspirar y espirar de forma lenta y profunda, llenando los pulmones de aire y vaciándolos poco a poco a continuación.

Esta actividad de limpieza resulta muy efectiva al aire libre porque todo lo que se libera parece «como si se esfumara en el ambiente». Tras este ejercicio, se está más relajado y en sintonía con el cuerpo, lo que facilita la concentración en el músculo y en la articulación que se va a estirar, y redunda en el buen hacer del estiramiento y en sentirlo plenamente. Con este breve preámbulo, ya se tiene la sensación de que el cuerpo crece y se mueve mejor.

MANTENER A RAYA LA CIÁTICA

La marcha continuada, a menudo por terrenos irregulares, exige un gran esfuerzo a los muslos. Los isquiotibiales, conectados al nervio ciático, son esenciales para correr, saltar y flexionar el tronco.

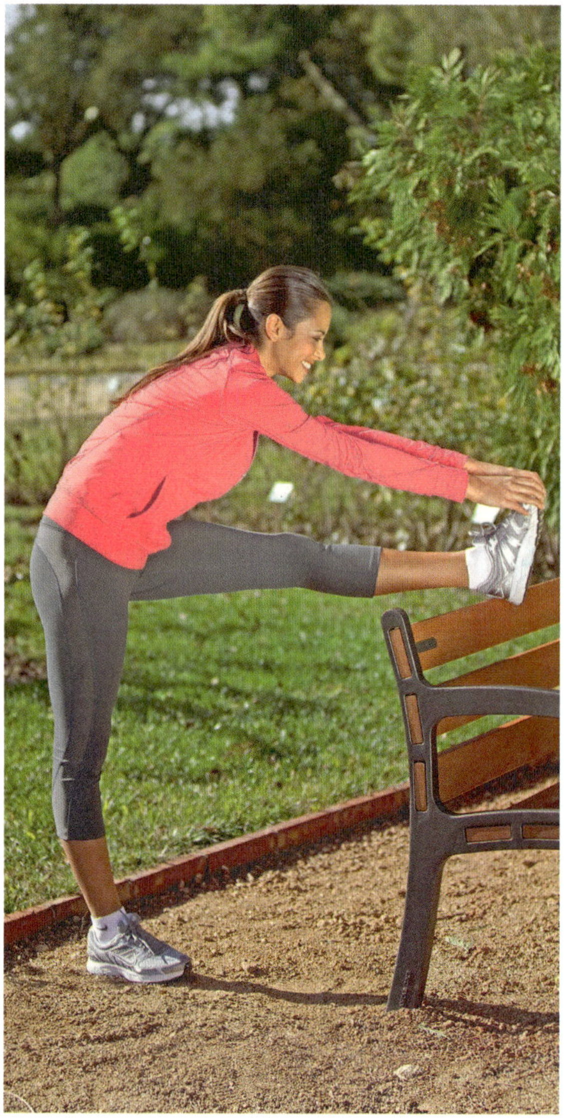

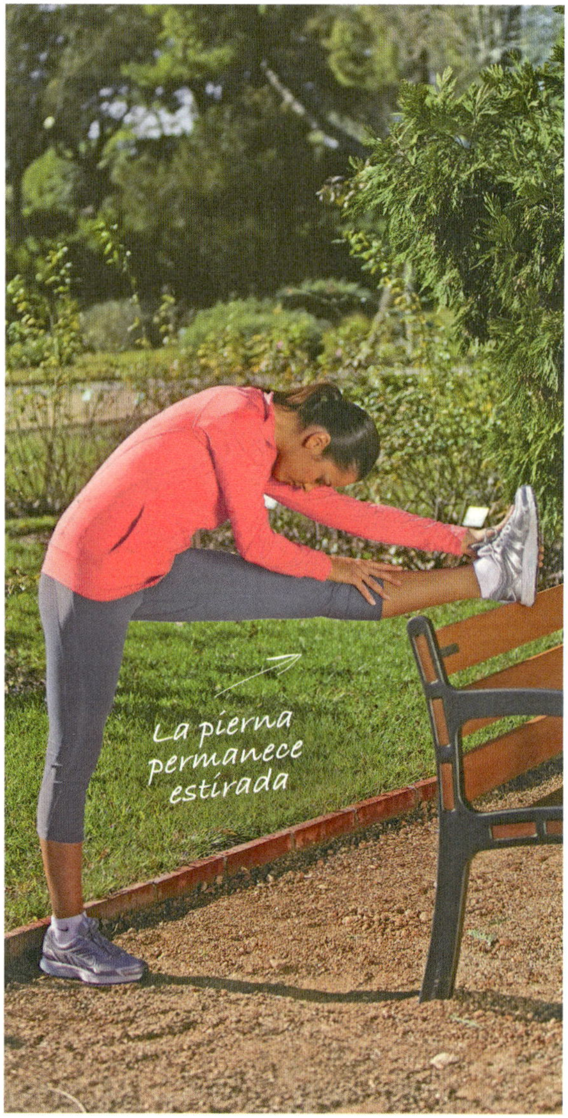

1 **Isquiotibiales.** En posición de pie, frente a un obstáculo que tenga la altura aproximada de tu cadera (nunca más, aunque también es válida si es menor). Apoya el talón en el soporte manteniendo la pierna estirada. Trata de mantener la pierna de apoyo estirada también, con el pie mirando hacia fuera para un mejor equilibrio.

2 **Con flexión de tronco.** Partiendo de la posición anterior, flexiona ahora el tronco hacia adelante llevando las manos hacia el pie de la pierna estirada. Agárrate con las manos en el punto de estiramiento y mantén la posición. Si tienes problemas de flexibilidad no es necesario que flexiones el tronco.

ESTIRAMIENTOS FINALES

Es aconsejable acabar la serie con los estiramientos de suelo. Después podemos aprovechar para relajarnos en la hierba. Si además nos da el calor del sol, los beneficios se notan de inmediato.

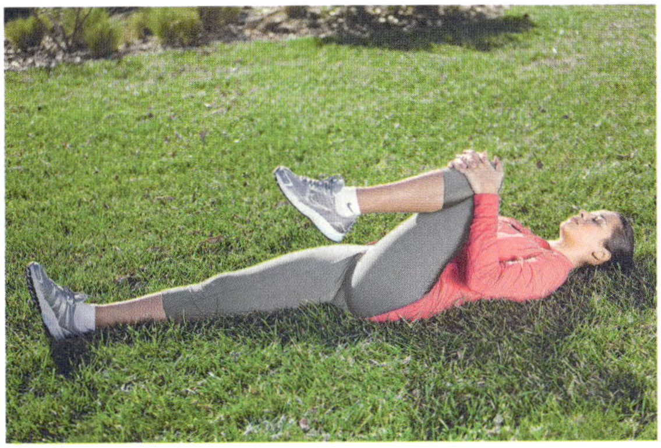

1 **Femoral tonificado.** Túmbate boca arriba sobre la hierba. Flexiona una pierna y, cogiéndola con las dos manos, llévala hacia el pecho. La espalda se mantiene pegada al suelo y la cabeza se eleva levemente.

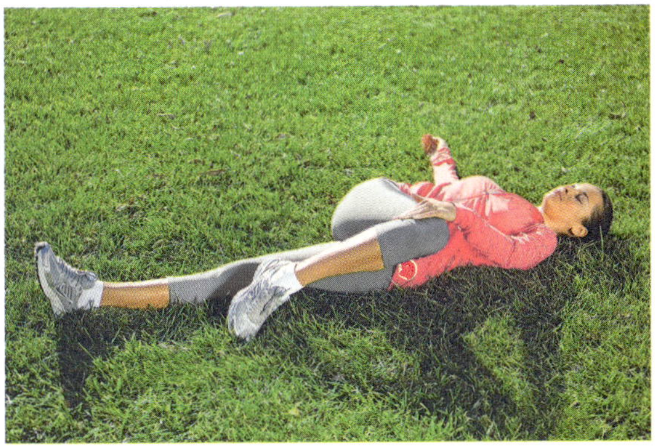

2 **Piramidal.** Flexiona la rodilla en ángulo recto y pásala por encima de la otra pierna. Coloca la mano opuesta en la rodilla flexionada y haz fuerza hacia el suelo, girando la cabeza en sentido opuesto.

Los ejercicios de estiramiento constan de dos fases: el estiramiento fácil y el evolucionado. Se realizan uno después del otro. En la primera fase, hay que estirar hasta sentir una ligera tensión y mantener la posición de veinte a treinta segundos. Se coge aire al estirar el músculo y se suelta mientras se mantiene en tensión. Si el aire se agota pronto, se vuelve a inhalar de forma natural. Nunca hay que aguantar la respiración por creer que al coger aire se desvía la atención del estiramiento (mucha gente lo hace sin darse cuenta). Este descuido crea tensión y facilita la desconcentración. Seguidamente hay que relajar la parte del cuerpo que se trabaja. Mientras se mantiene el estiramiento, la sensación de tensión debe disminuir. Si no, debe pasarse a un ejercicio más cómodo. El estiramiento fácil mantiene la flexibilidad, afloja los músculos y reduce la tensión. Tampoco hay que hacer movimientos de vaivén, porque provocan en los músculos una contracción inconsciente que los tensará violentamente.

ESTIRAMIENTO EVOLUCIONADO

El otro tipo, el evolucionado, consiste en llevar un poco más lejos el estiramiento anterior hasta sentir de nuevo una ligera tensión. Hay que mantener la posición unos 30 segundos e, igualmente, la tensión debe disminuir o permanecer igual. Si aumenta o produce dolor, significa que se está sobreestirando y se debe regresar a uno más cómodo. El estiramiento evolucionado reduce más la tensión y aumenta la flexibilidad. En suma: se trata de que cada persona adapte la práctica de estos ejercicios a su vida cotidiana de forma cómoda.

Si después de los estiramientos se desea hacer ejercicio, no olvidemos que los entornos verdes producen más beneficios que ir al gimnasio. Los investigadores afirman que «el ejercicio verde» aumenta el estado de ánimo, la autoestima, la motivación y el disfrute. Se siente menos fatiga y mejor estado de ánimo cuando los estiramientos o la actividad deportiva se llevan a cabo en entornos verdes. Hay que aprovechar sobre todo el buen tiempo. Se puede organizar una excursión y hacer un alto en un lugar fresco, a la sombra de los árboles, para hacer estiramientos. Quien se lo tome en serio conseguirá que sus compañeros se sientan más relajados y quieran incorporarlos en sus salidas y en su vida cotidiana. Al final, los estiramientos pueden servir para estrechar el vínculo con los amigos y con la naturaleza.

CURARSE CON FRÍO Y CALOR

Estos elementos han sido utilizados en la medicina desde la noche de los tiempos. Aunque esas técnicas de curación utilizando las propias energías cósmicas son muy antiguas, siguen siendo igual de efectivas si se aplican con inteligencia y conocimiento, permitiendo a la persona que recurre a ellas ahorrarle a su cuerpo calmantes y antiinflamatorios.

● Para los médicos tradicionales el elemento fuego estaba en la estructura tanto del cuerpo físico como de la mente y, por tanto, observaron que las alteraciones del fuego afectaban a ambos. Como ocurre cuando hay un incendio en el bosque, en la ciudad, en casa... siempre es una situación de urgencia. Ante un incendio todo el mundo corre a apagarlo o a salvarse, y en el microcosmos humano ocurre algo similar: cuando hay un incendio por exceso de fuego o de calor, es siempre una situación de urgencia. Las manifestaciones del exceso de fuego a nivel mental se traducen en situaciones de ansiedad, inquietud mental y verbal, irritabilidad e ira, insomnio inquieto, megalomanía, paranoia, síndromes de hiperactividad en los niños... Todas estas situaciones tienen como raíz el egocentrismo exagerado que trae consigo un desequilibrio por exceso del elemento fuego a nivel psíquico. Actualmente todas esas situaciones de urgencia son atajadas por la farmacología moderna con un arsenal de sedantes, hipnóticos, ansiolíticos... con todos sus efectos secundarios. Pero ¿cómo las curaban los antiguos? Pues mediante el frío.

Los médicos tradicionales utilizaban baños fríos y prolongados a los que añadían flores o esencias de lavanda, limón, azahar, menta... que son aromáticas y de olor refrescante. Al mismo tiempo, la iluminación de la habitación debía ser tenue y de color azulado o verdoso.

■ MASAJES Y BAÑOS FRÍOS

Tienen múltiples utilidades, tanto para la debilidad y el cansancio de las extremidades como para el dolor de articulaciones.

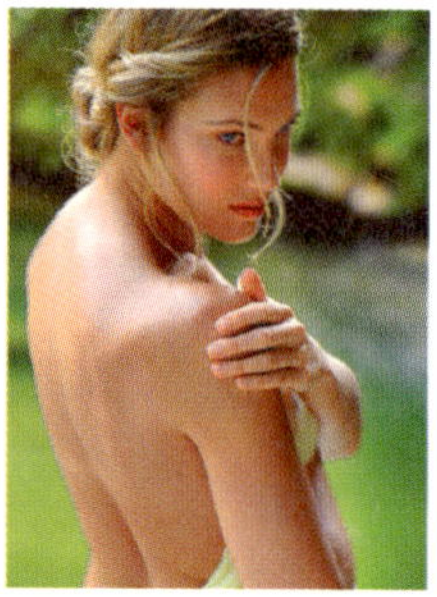

Existe una técnica de masaje fisioterapéutico localizado con hielo que dura entre 10 y 15 minutos y que está indicado para la recuperación de los músculos de piernas, espalda y articulaciones en general. Los baños fríos de brazos, por su parte, activan la irrigación sanguínea local y ejercen un efecto sedante general sobre el organismo. Los de pies están indicados en congestiones de la cabeza, cansancio de las extremidades inferiores y estreñimiento.

CÓMO APLICAR FRÍO

El fuego también puede atacar los órganos y las articulaciones. Son las conocidas gastritis, gastroenteritis, cistitis de verano, cefaleas, amigdalitis, neuralgias... y en general cualquier cuadro inflamatorio y doloroso que se caracterice por dolor agudo y caliente, enrojecimiento e hinchazón de la parte lesionada, fiebre... Ante estas situaciones hay que enfriar y observar si el frío cal-

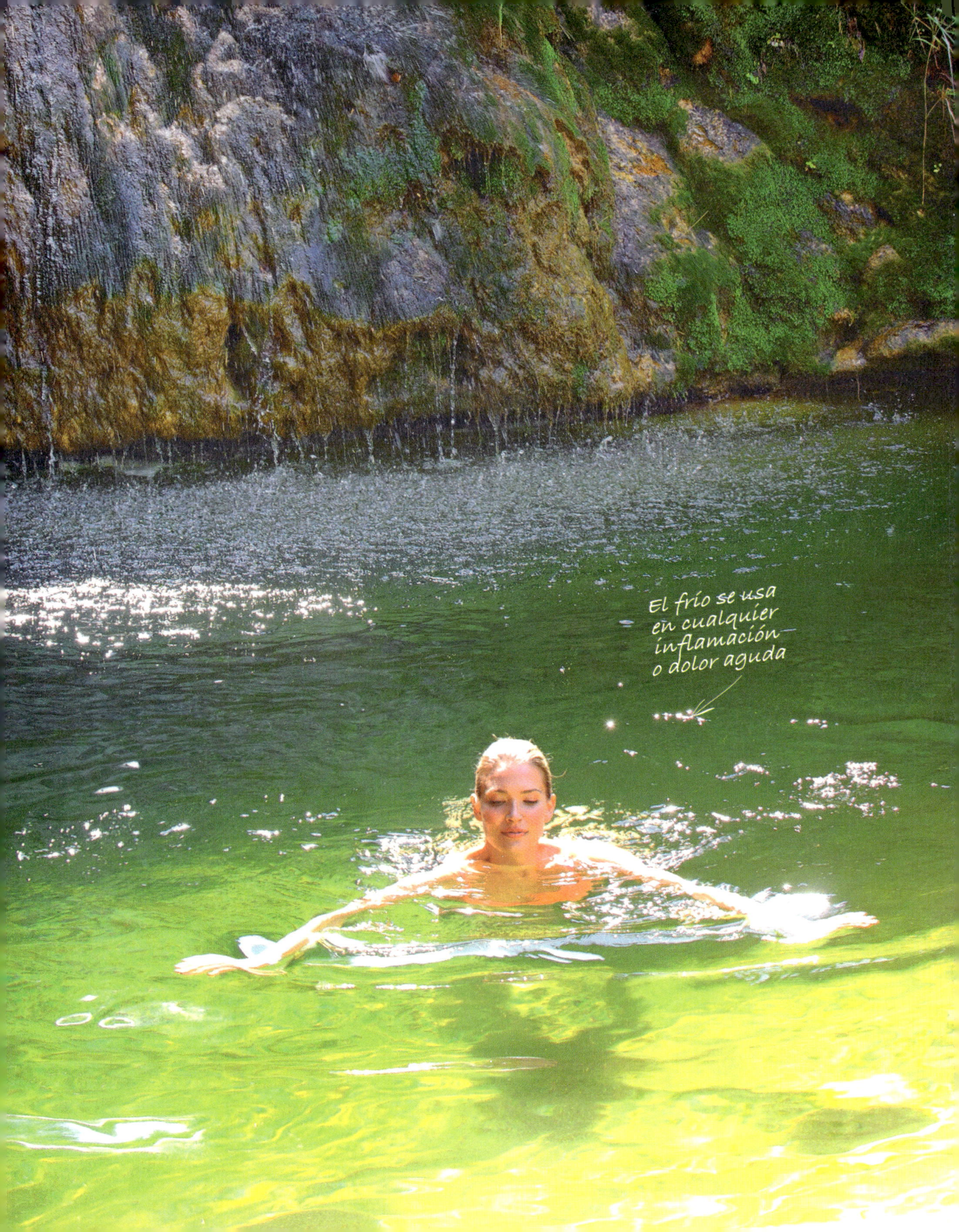
El frío se usa
en cualquier
inflamación
o dolor agudo

Según un estudio médico, la aplicación terapéutica de frío en la piel puede estimular el sistema nervioso y aliviar algunas molestias crónicas intensas

ma el dolor y la inflamación. ¿Cómo aplicar frío en los órganos y en las articulaciones? Puede hacerse directamente mojando con agua las articulaciones que acaban de recibir algún traumatismo, aplicar hielo o arcilla fría. En casos de fiebre se pueden utilizar toallas mojadas, lo mismo que para refrigerar determinados órganos o áreas del cuerpo. Hay muchas cefaleas que responden a una refrigeración del cráneo con paños fríos o cataplasmas frías de arcilla. Las artritis gotosas, las articulaciones dolorosas, hinchadas y calientes se calman mucho con la aplicación de frío incluso en forma de hielo, lo mismo que las picaduras de insectos, avispas y medusas; en todos estos casos la aplicación de arcilla fría en abundancia y repetidamente logra unos resultados excelentes.

El frío tiene otros efectos que pueden ser utilizados terapéuticamente. Uno de los mejor conocidos es su capacidad para inhibir el dolor. Un estudio llevado a cabo por Susan Fleetwood-Waler y Rory Mitchell, de la Universidad de Edimburgo (Escocia), demostró que la aplicación terapéutica de frío puede estimular el sistema nervioso y aliviar las molestias crónicas intensas. En sus ensayos, estos científicos descubrieron que aplicando frío intenso en pequeñas dosis en la piel se producía un fuerte efecto calmante gracias a la activación de una proteína que se halla en las células nerviosas. Esta terapia podría aplicarse en el futuro a millones de personas que no responden a los fármacos analgésicos comunes o que sufren demasiados efectos secundarios indeseables.

■ TERAPIA GEOTERMAL

Una opción terapéutica apta para todas las sensibilidades y que no necesita de gran osadía es la terapia geotermal.

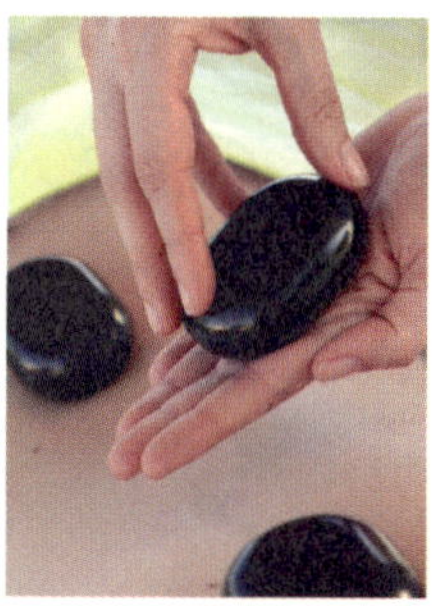

Se llama así a un masaje realizado con piedras frías y calientes, a menudo acompañadas de aceites esenciales, cuyo principal objetivo es reducir el estrés. También resulta útil para aliviar los dolores de espalda. Las piedras frías (a unos 4 °C), que se aplican después de las calientes, producen una vasoconstricción y una inhibición de las señales de dolor. Además, el entorno calmado y estimulante en el que se aplica el masaje favorece la relajación.

SAUNAS CALIENTES

Como con los otros elementos, los médicos tradicionales tenían la certeza de que el exceso del elemento agua y de su energía propia, el frío producía alteraciones y dolores en el cuerpo y se veía afectado el ánimo o la mente. El frío en la mente del humano produce efectos contrarios a los que produce el calor: miedo a todo, tristeza y melancolía, atonía muscular, agotamiento profundo, somnolencia, hipotensión arterial, insuficiencia renal y estancamiento de líquidos... ¿Como los trataban en la tradición médica? Con calor.

Utilizaban saunas calientes y secas, donde los enfermos pasaban largos ratos, seguidos de baños fríos y cortos, para después volver al calor seco de la sauna. Los sitios en las termas donde se trataba a los melancólicos eran calientes y coloridos. Los baños calientes iban aderezados por flores y plantas aromáticas calientes y tónicas como el romero, el orégano, el tomillo... Los masajes con aceites calientes y los ejercicios respiratorios y de resistencia también estaban indicados. Las comidas deben ser calientes y energéticas. La miel y el vino son recomendables en cantidades prudentes, así como también abundantes caldos con predominio de sabores picantes, ácidos y amargos, que son energía caliente.

El frío también puede atacar el cuerpo, sus articulaciones y sus órganos. Las afecciones por frío, a

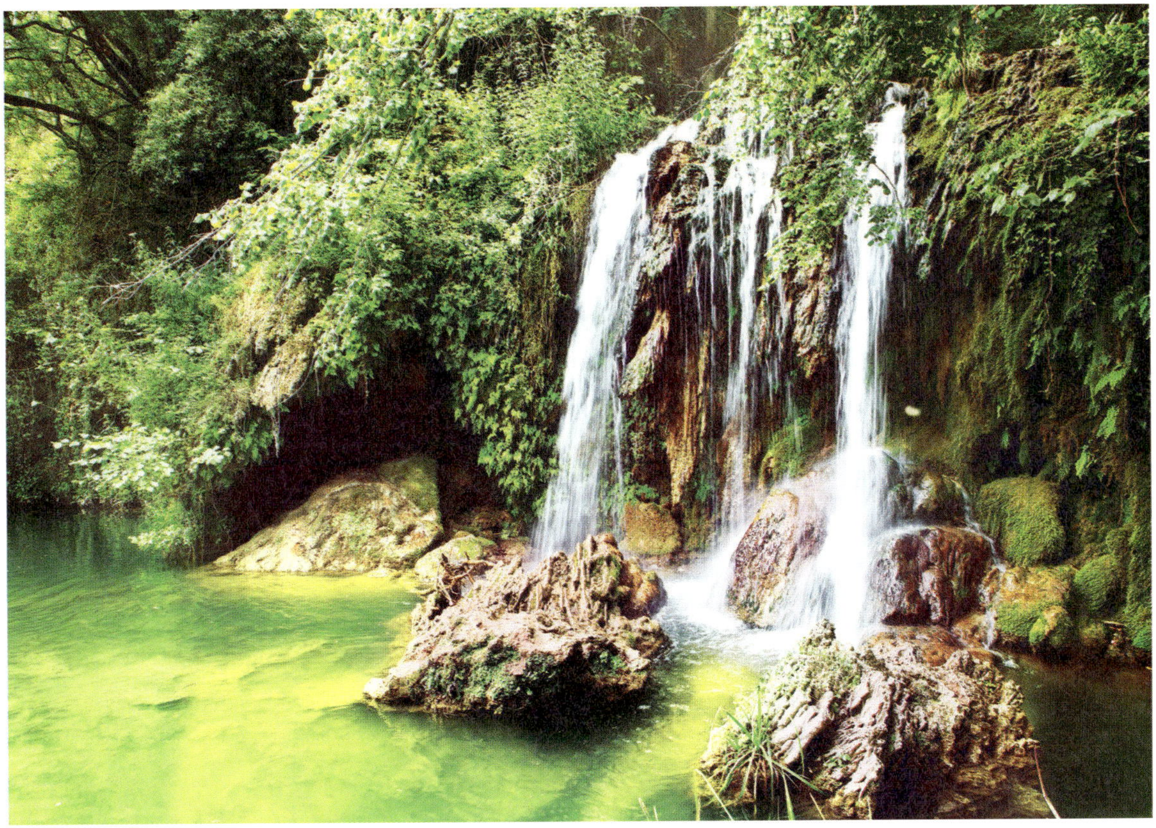

diferencia de las producidas por el calor, no suelen ser agudas ni bruscas, si exceptuamos los enfriamientos bruscos e intensos por frío externo. Sus dolores no suelen ser agudos, intensos, y perfectamente delimitados, sino crónicos, de mediana intensidad, solapados, móviles y mal localizados y, sobre todo, aumentan en una situación de bajada de temperatura: al entrar en un local refrigerado, al pasar por delante de una estantería de congelados en un supermercado, al estar en reposo, al mojarse con agua fría, etcétera.

En todas las situaciones donde se pasa de calor a frío en poco tiempo, se notará empeoramiento del dolor o la enfermedad.

CUÁNDO USAR EL CALOR

Por ejemplo, en una dolencia muy frecuente como es las cefaleas o dolores de cabeza se puede utilizar la clásica bolsa de agua caliente; también pañuelos calentados en la plancha o en la estufa, o con baños de agua caliente. Hay otra dolencia muy común como son los dolores crónicos de espalda, dolores dorsales, lumbares y sacros, que desaparecen o mejoran simplemente sentándose de espaldas delante de la estufa o del fuego de la lumbre. Hay que mantenerse así hasta sentir que el calor te penetra en la espalda y te conmina a levantarte rápidamente. Se repite esta sencilla operación varias veces hasta que el dolor desaparezca del todo.

Para calentar los órganos se puede utilizar la bolsa de agua caliente o la almohadilla eléctrica: muchos dolores intestinales, diarreas y flatulencias se calman con unos ratos de aplicación de calor suave y local sobre el vientre, como muchos dolores de regla y de ovulación. En la medicina tradicional china el calentamiento de órganos y entrañas a través de los puntos de acupuntura es una técnica llamada moxibustión. Y en los balnearios se ha vuelto a recuperar con buenos resultados el antiguo uso de arcillas calientes en las articulaciones y los baños calientes para el tratamiento de los reumatismos fríos. El calor y el frío son energías que podemos utilizar para curarnos y aliviarnos.

MASAJES CON AROMATERAPIA

A los múltiples beneficios de un masaje se puede sumar el potencial terapéutico de los aceites esenciales. Son una buena alternativa a muchos analgésicos farmacéuticos, sobre todo en problemas de salud crónicos. Se ha comprobado que algunas de estas potentes esencias vegetales actúan directamente sobre el cerebro y consiguen mitigar el dolor en poco tiempo.

• Para un mayor beneficio o con fines terapéuticos concretos, los masajistas suelen utilizar aceites vegetales y aceites esenciales. Los vegetales generalmente se usan para facilitar el deslizamiento de las manos por el cuerpo, pero en el caso de los masajes con aromaterapia resultan indispensables para diluir los aceites esenciales, ya que algunos de estos últimos, en estado puro, resultan agresivos para la piel.

Los aceites esenciales permiten un sinfín de posibilidades y conviene elegirlos cuidadosamente para obtener resultados óptimos. Son extractos volátiles muy concentrados de plantas o árboles aromáticos. Estas esencias destiladas ofrecen lo mejor y lo más potente que puede dar el reino vegetal. La gran cantidad de moléculas que contienen ayuda a resolver muchas dolencias comunes y, en masajes, se pueden utilizar para aliviar o eliminar el dolor, las tensiones musculares, las rigideces articulares, la retención de líquidos, la celulitis, el estrés y sus repercusiones, etc.

ALGUNAS PRECAUCIONES BÁSICAS

Una fórmula básica usa un aceite vegetal y una concentración de aceites esenciales máxima del 5%, ya que son muy potentes.

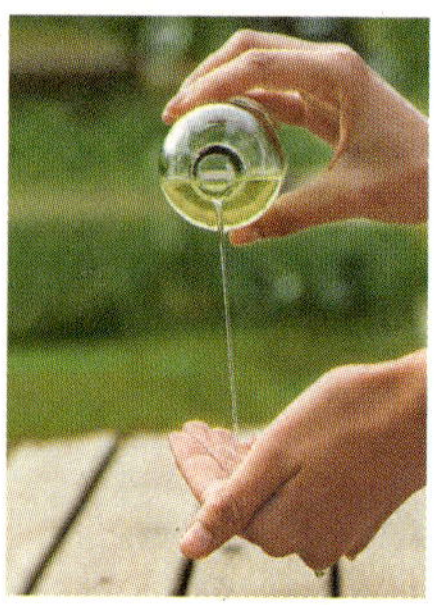

Es preferible elegir aceites esenciales (AE) 100% puros, naturales y quimiotipados. No emplear los ricos en fenoles (orégano, clavo, ajowan, tomillo, ajedrea).

• Se aconseja limitar el uso de AE con un contenido en cetonas elevado (menta piperita, romero alcanfor, eucalipto mentolado), las esencias de cítricos o AE ricos en cumarinas (angélica, visnaga, apio, levístico).

• Al acabar el masaje con AE, hay que lavarse siempre las manos.

ALTERNATIVA A LOS FÁRMACOS

Un masaje con aceites esenciales ofrece una maravillosa oportunidad para conectar con el cuerpo a través del tacto y el olfato. Por otro lado, son una alternativa válida a medicamentos nada inofensivos. Analgésicos de uso tan común como el ibuprofeno y el paracetamol pueden provocar trastornos graves, según estudios médicos. El ibuprofeno en dosis altas se relaciona con problemas cardiovasculares, y el paracetamol o acetaminofén pueden dañar el hígado.

Los aceites esenciales son una excelente opción sin efectos secundarios si se guardan algunas precauciones. Se ha comprobado que algunos actúan sobre la percepción del dolor con tan solo olerlos: por ejemplo, al inspirar los aromas de lavanda o albahaca exótica el dolor disminuye e incluso desaparece.

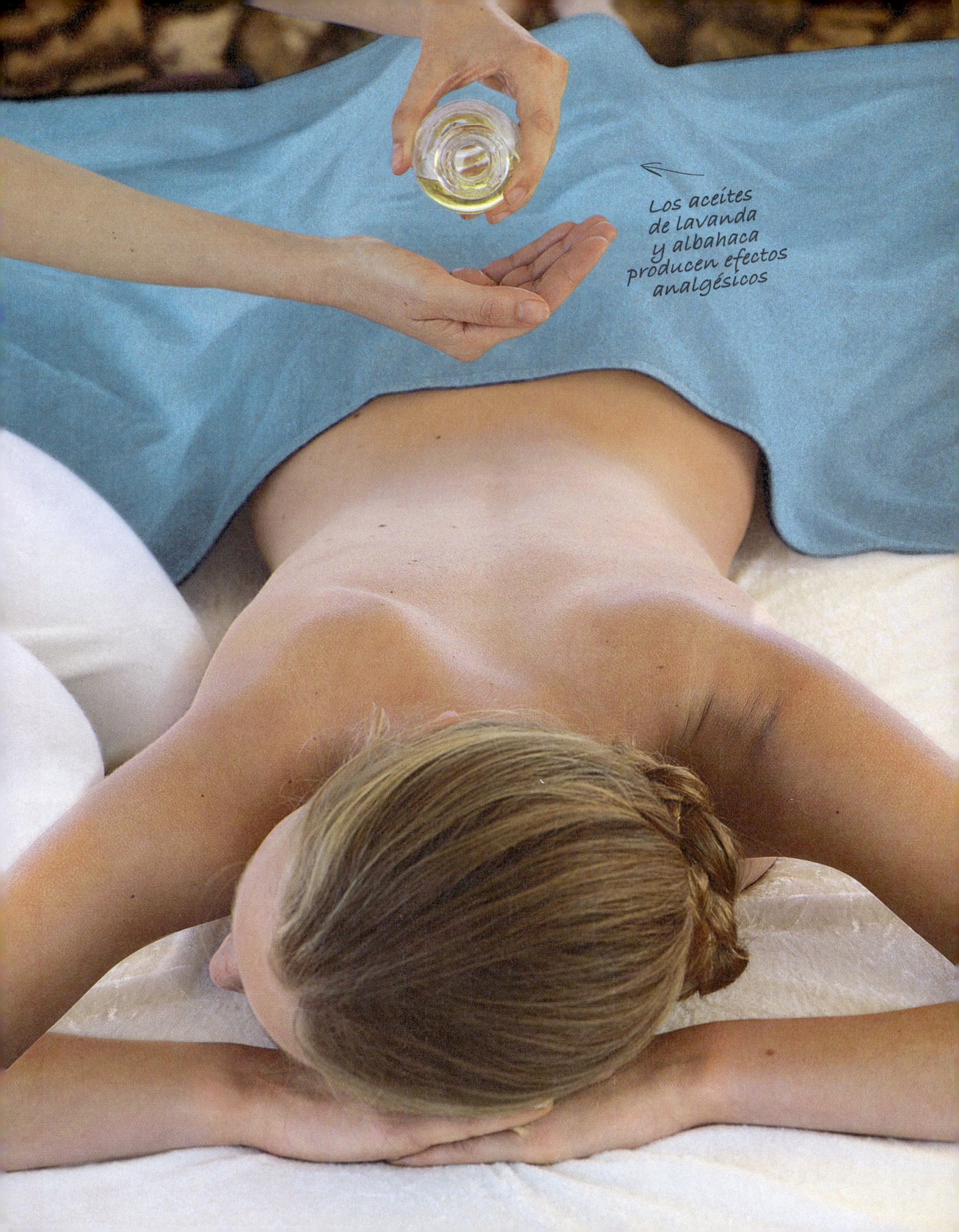
Los aceites
de lavanda
y albahaca
producen efectos
analgésicos

Algunos aceites esenciales actúan sobre la percepción del dolor con tan solo olerlos: por ejemplo, al inspirar los aromas de lavanda o albahaca exótica el dolor disminuye e incluso desaparece

CALMANTES NATURALES

Los aceites esenciales imprescindibles en cualquier botiquín básico para hacer frente al dolor son:

Lavanda. El aroma reconfortante de la *Lavandula officinalis* tiene muchos adeptos. Desprovista de toxicidad, se indica en cefaleas, contracturas musculares, dolor menstrual y abdominal. En difusión u olfacción directa es un complemento para calmar el dolor, sobre todo, crónico.

Albahaca exótica. El valor terapéutico del *Ocimum basilicum ssp basilicum* es inestimable. Se usa en contracturas musculares, cefaleas, dolor digestivo y espasmos intestinales. En la poliartritis reumatoide da muy buenos resultados. De aroma anisado, aporta alivio inmediato.

Katafray. El aceite esencial de *Cedrelopsis grevei,* antiinflamatorio y antálgico, se considera ideal para el dolor de espalda y columna, pero se le dan muchos otros usos, como el dolor de cabeza o de garganta. Su aroma amaderado con un toque de pimienta es suave y agradable.

Eucalipto azul. El *Eucalipto citriodora* es un antiinflamatorio polivalente y un gran analgésico. Se indica en tendinitis, ciáticas, epicondilitis, reúma muscular y articular, poliartritis reumatoide y cualquier dolor en general. Su aroma recuerda a la citronela, pero es más liviano.

Menta piperita. La *Mentha piperita* se usa para el dolor de cabeza por ser en la mayoría de casos efectiva y rápida. Pero también puede completar otras fórmulas por su efecto «cubito de hielo». Se indica en golpes, ciática, lumbalgia y neuralgias, también dentales. Está contraindicada en el embarazo, la lactancia y en bebés y niños menores de 6 años. Hay que utilizarla siempre en pequeñas cantidades, respetando la dosis dada. Su aroma, intenso y refrescante, alivia de inmediato.

Siempreviva. Las propiedades antiinflamatorias, antiespasmódicas y analgésicas del *Helichrysum italicum* son excepcionales, pero lo más espectacular es su acción anticoagulante y antihematomas. Por ello, debe evitarse si se toman medicamentos anticoagulantes.

UNA FÓRMULA PARA CADA DOLOR

Para dolencias muy comunes, en las que no se desee tomar medicamentos, una solución efectiva puede ser una combinación de aceites esenciales, diluidos en un aceite vegetal que hace de base para el masaje.

Para el dolor de cabeza: 1 gota de aceite esencial (AE) de menta piperita en la frente y otra en las sienes. Repetir según necesidad.

Para el dolor muscular:

- 1,5 ml de AE de katrafay
- 1,5 ml de AE de albahaca exótica
- 1,5 ml de AE de eucalipto azul
- 1,5 ml de AE de lavanda
- 24 ml de aceite vegetal de avellana

Se aplican unas gotas en la zona dolorida unas 3 o 4 veces por día. Para un efecto «frío», se puede añadir 1 ml de menta piperita y reducir el aceite vegetal a 23 ml.

Para el dolor menstrual:

- 2 gotas de AE de lavanda
- 2 gotas de AE de albahaca exótica

Aplicar en el bajo vientre de 3 a 4 veces al día mientras haya dolor.

EL DOLOR EMOCIONAL

Los masajes con aromaterapia ayudan al bienestar y la salud no solo de la parte física de la persona, sino también de la psíquica.

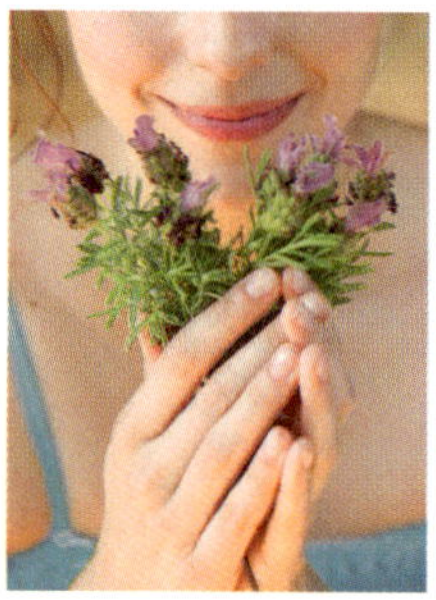

El sentido del olfato está estrechamente conectado con nuestro cerebro emocional (sistema límbico). De alguna manera, oler y sentir es casi lo mismo. Es conocido el poder de los aromas para mejorar el estado de ánimo y equilibrar las emociones. Por ello, cuando estas son dolorosas se puede acudir a rescatadores aromáticos como los aceites esenciales de rosa, azahar, jazmín, mirra o incienso. Oler una gota en la muñeca ayuda a recuperarse.

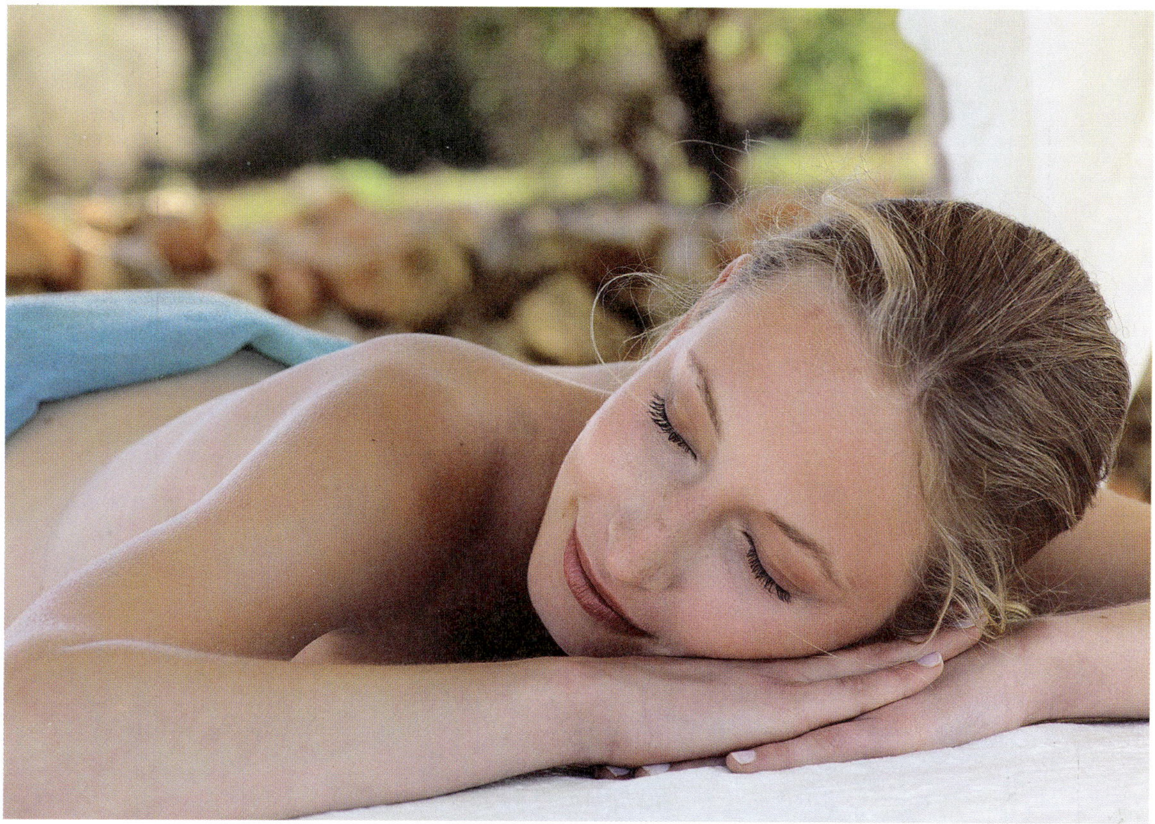

Para los espasmos digestivos:
Se añaden 5 gotas de aceite vegetal a la fórmula anterior y se aplica en un suave masaje.

Para golpes y esguinces:
- 2 ml de AE de eucalipto azul
- 2 ml de AE de siempreviva
- 1 ml de menta piperita
- 25 ml de aceite vegetal de árnica

Aplicar unas gotas en la zona dolorida y realizar un masaje ligero de 3 a 5 veces por día.

Para la artrosis:
- 2 ml de AE de katrafay
- 2 ml de AE de eucalipto azul
- 1 ml de AE de siempreviva
- 1 ml de AE de lavanda
- 24 ml de aceite vegetal de avellana

Aplicar unas gotas en la zona dolorida de 3 a 4 veces por día.

Para la poliartritis reumatoide:
- 3 ml de AE de katrafay
- 3 ml de AE de eucalipto azul
- 2 ml de AE de albahaca exótica
- 1 ml de AE de siempreviva
- 21 ml de aceite vegetal de avellana

Aplicar como en la artrosis.

Para contracturas musculares:
- 3 gotas de aceite vegetal de árnica
- 1 gota de aceite esencial de mejorana (*Origanum majorana*)
- 1 gota de aceite esencial de albahaca exótica (*Ocimum basilicum ssp basilicum*)
- 1 gota de aceite esencial de lavandín (*Lavandula hybrida clone super*)

Se mezcla bien y se calienta ligeramente el aceite resultante en las manos antes de aplicarla en la zona dañada y contracturada.

Para piernas pesadas:
En un pequeño frasco cuentagotas de 30 ml se vierten:
- 50 gotas de AE de ciprés (*Cupressus sempervirens*)
- 50 gotas de AE de niaulí (*Melaleuca quinquenervia*)
- 50 gotas de AE de enebro de Virginia (*Juniperus virginiana*)
- 30 gotas de AE de menta de campo (*Mentha arvensis*)
- Se completa con aceite vegetal de nuez de albaricoque hasta rellenar el frasco. Se mezcla bien y se calienta la mezcla en las manos antes de aplicarla. Este aceite aromático ejerce una acción circulatoria y refrescante sobre las piernas. Se aplica con un masaje suave subiendo desde los tobillos hasta las rodillas.

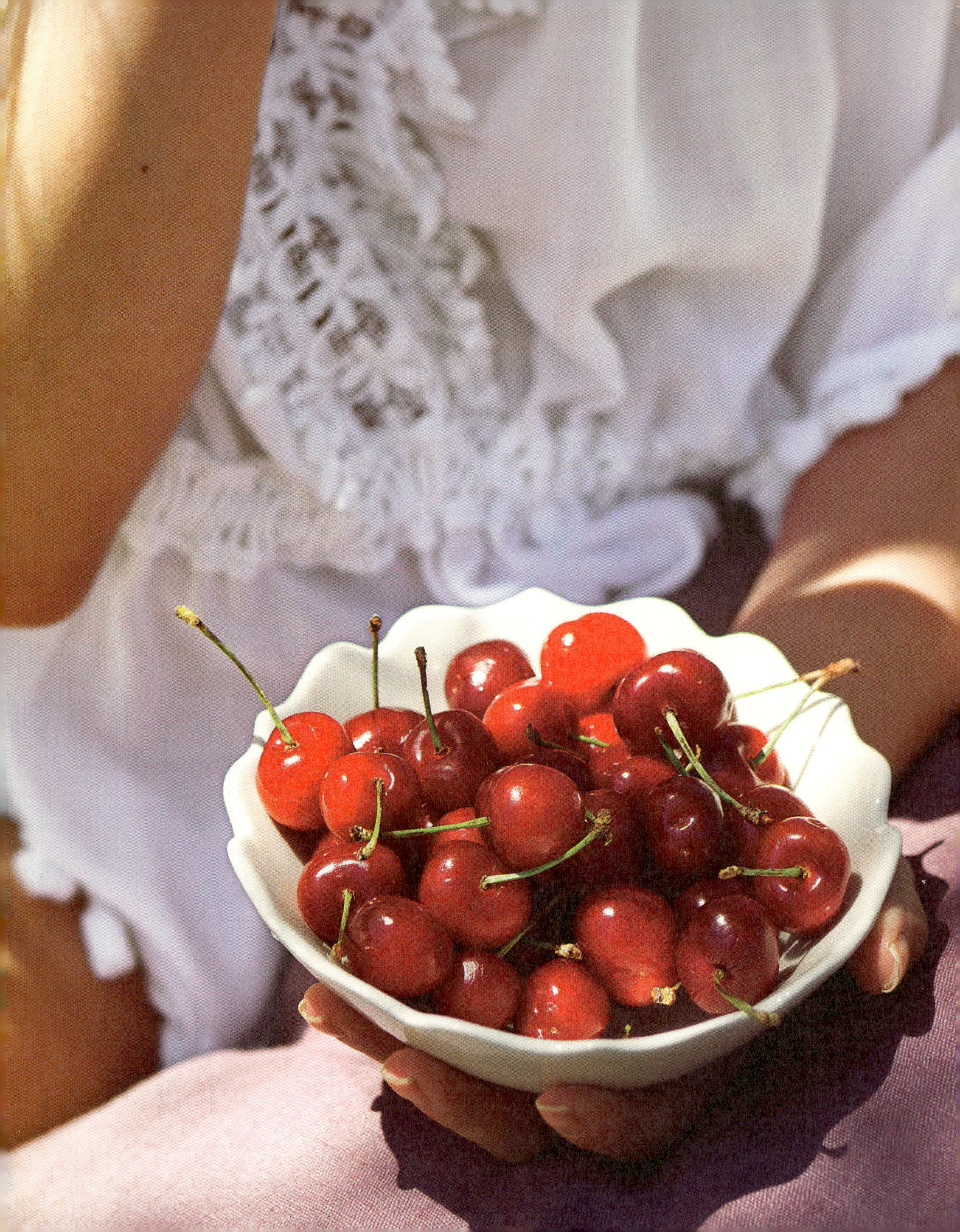

3. ALIMENTACIÓN CONTRA EL DOLOR

LA DIETA ANTIINFLAMATORIA

La inflamación crónica de tejidos y órganos es la causa de muchos dolores y enfermedades. Evitar determinados alimentos acidificantes y carentes de nutrientes, adoptar unos hábitos más saludables como incluir raciones abundantes de frutas y verduras crudas, optar por cocciones suaves y grasas saludables serán las mejores estrategias para prevenirla.

● En las sociedades desarrolladas hay muchas personas aparentemente «bien alimentadas», incluso con algunos kilos de más, que están desnutridas. Su dieta se basa en alimentos ricos en calorías, pero pobres en nutrientes vitales. Comen carne en abundancia, así como pan, pastas, comida rápida muy salada, azúcar, productos lácteos y grasas de pobre calidad. El consumo habitual de estos alimentos se traduce en un aumento de sustancias tóxicas en el organismo, que acaban depositándose en los tejidos y en las paredes de las arterias. El metabolismo se ralentiza, surgen disfunciones biológicas, aumentan los radicales libres, se acidifica el pH... Todas estas perturbaciones homeostáticas provocan procesos inflamatorios crónicos, que merman la calidad de vida y provocan un envejecimiento precoz.

■ EQUILIBRAR OMEGA 3 Y OMEGA 6

Una dieta saludable debe mantener una proporción adecuada de omega 3 y omega 6. Hay que incluir, pues, algunos alimentos.

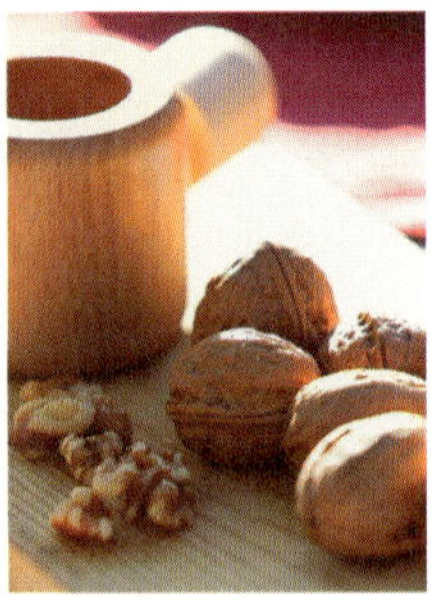

La dieta mediterránea presenta un buen equilibrio entre los ácidos grasos omega 3 y omega 6. Privilegia los alimentos ricos en omega 3, como el pescado, y emplea aceite de oliva en vez de aceite de girasol (muy rico en omega 6). La relación ideal debe oscilar alrededor de 6 a 1 a favor de los omega 6.

La proporción de omega 3 es muy alta en el pescado azul, y muy buena en la nuez y en el aceite de semillas de lino. Otros aceites son los de colza, soja y oliva.

El Dr. Jorge D. Pamplona resume así la importancia de una alimentación adecuada para mantener la salud: «En los alimentos vegetales se encuentran auténticos medicamentos naturales, capaces de neutralizar y eliminar toxinas, regular las funciones vitales, frenar la arteriosclerosis, evitar el cáncer y, en suma, conservar nuestra salud».

NUEVOS HÁBITOS, MÁS SALUD

Los hidratos de carbono, las grasas y las proteínas resultan imprescindibles, pero existen también sustancias (oligoelementos, vitaminas, pigmentos vegetales, fitoesteroles, betaglucanos, alkilgliceroles...) que están en los alimentos frescos y naturales en cantidades mínimas y que son indispensables para la vida. Son precisamente estas sustancias las que escasean hoy en la dieta. Unas reglas básicas en los hábitos alimentarios son de gran ayuda para mantener los órganos y tejidos en plena forma:

Comer crudos. Las comidas deberían empezar con vegetales crudos siempre que lo permita la época del

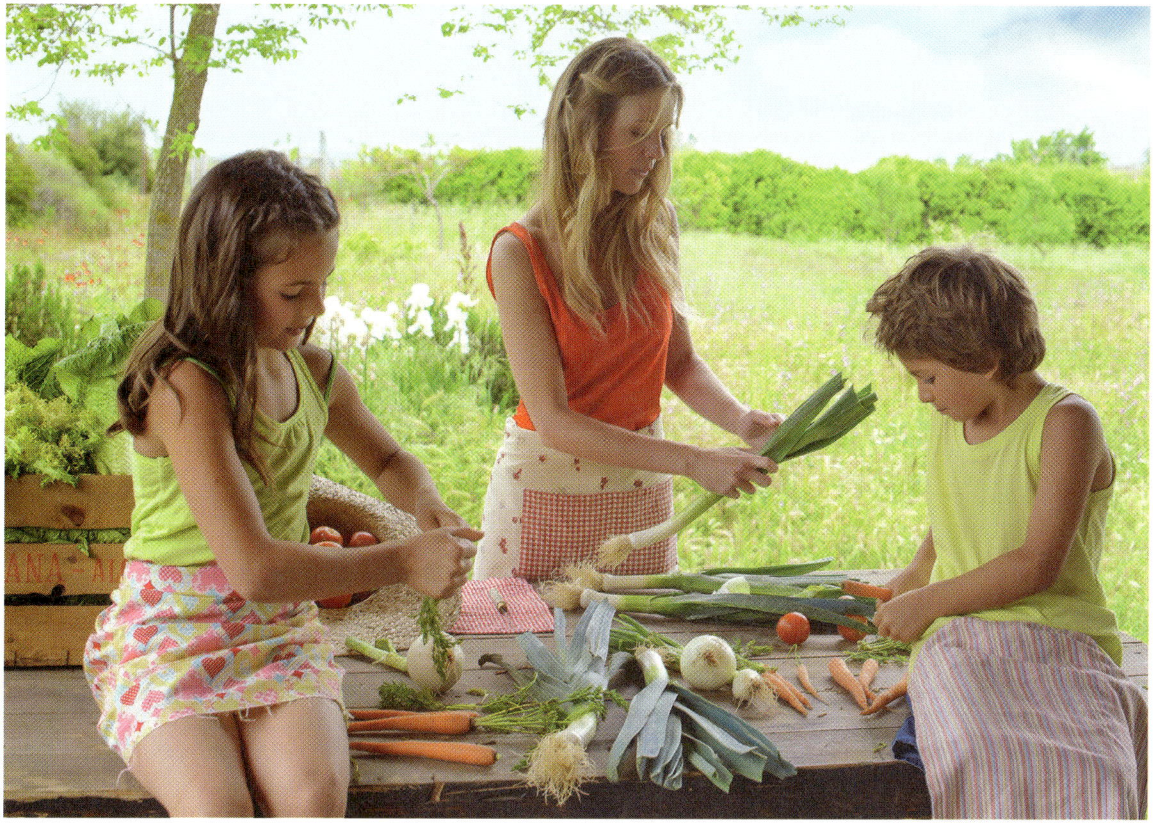

año. Idealmente, estos alimentos han de constituir, como mínimo, la quinta parte de la dieta. Este hábito evita la reacción inflamatoria transitoria (leucocitosis defensiva) que se favorece al ingerir una comida ordinaria compuesta tan solo de alimentos cocinados.

Moderar las proteínas. Una alimentación en la que predominen la fruta y la verdura frescas, los cereales, los frutos secos, el aceite de oliva y otros aceites vegetales prensados en frío, los fermentos lácteos, en la que además no se abuse de las legumbres secas y en la que, de forma ocasional, se incluyan el pescado, los huevos y la carne, conserva la salud del organismo y aumenta su capacidad de rendimiento.

Masticar bien. Comer sano implica dedicar un tiempo a la masticación, sobre todo de los alimentos crudos.

Cocciones suaves. Hay que evitar las temperaturas altas y las cocciones prolongadas, ya que generan moléculas tóxicas. Son especialmente nocivas las frituras y los asados a altas temperaturas, ya que forman hidrocarburos aromáticos policíclicos (sustancias carcinógenas). Lo mejor es cocinar al vapor o al horno a baja temperatura (por debajo de 110 °C), en cocción suave, y en plancha ligera, sin quemar.

Lo que hay que evitar. Una dieta abundante en alimentos cocidos, grasas animales, patatas fritas, conservas, pastas, harina blanca, azúcar refinado, sal común y café es acidificante, genera toxinas, inflama las mucosas gástricas y a la larga conduce a múltiples enfermedades.

Minimizar la sal. Los productos naturales ya contienen cantidades suficientes de cloro y sodio, los dos constituyentes de la sal común.

Cura depurativa. Cuando aparecen alteraciones como cansancio, dolores dispersos, edemas, etc., puede ser el momento de realizar una cura depurativa que se prolongue varios días y cuyo objeto sea eliminar toxinas del organismo, y reducir la inflamación y la acidosis. El ayuno se ha demostrado muy efectivo ante un proceso inflamatorio. En ocasiones, de forma espontánea, desaparece el apetito y no vuelve hasta que se ha resuelto el proceso.

SELECCIONA LOS INGREDIENTES

La alimentación es un pilar de la salud y el bienestar. Una buena elección de productos ayuda a combatir todo tipo de molestias y es una garantía para prevenir trastornos graves a medio y largo plazo. Además, la dieta sana no es sosa: los alimentos más sanos y recomendables frente a los procesos dolorosos están también muy ricos.

• Una mala selección de alimentos puede estar en el origen del dolor. Por ejemplo, pocas personas saben que muchas molestias lumbares se deben en realidad a una mala digestión o a una mala circulación sanguínea debida a una dieta desequilibrada. Sea cual sea el origen del dolor, es imprescindible revisar los hábitos alimentarios. Las reglas generales de una dieta sana son: abundancia de alimentos vegetales, en especial, frutas, verduras, legumbres y cereales integrales; y moderación con los azúcares, las carnes y las grasas.

También es importante que las raciones sean moderadas, de manera que nunca nos levantemos de la mesa con la sensación de estar muy llenos.

Por otra parte, ciertos alimentos poseen en su composición química sustancias con efectos analgésicos o que previenen distintos trastornos causantes de dolor. Son sobre todo alimentos ricos en compuestos antioxidantes y antiinflamatorios. Para obtener una buena dosis conviene incluir en las comidas, además de muchas frutas y verduras, pequeñas cantidades de frutos secos, algas, germinados, setas y alimentos fermentados, como el yogur y la chucrut.

PRINCIPIOS ACTIVOS ANALGÉSICOS

En los alimentos existen diferentes tipos de sustancias con capacidad para mitigar el dolor.

Antocianinas: estos bioflavonoides que se hallan en los frutos rojos, púrpuras o azules neutralizan los agentes inflamatorios.

Enzimas: son compuestos antiinflamatorios y antiedematosos (evitan la retención de líquidos). Son muy útiles para mejorar las digestiones y combatir los procesos de tipo reumático.

Sales minerales: como el magnesio y el calcio, que modulan la transmisión nerviosa.

■ CUIDA EL SISTEMA CIRCULATORIO

La sangre lleva oxígeno y nutrientes a los tejidos, lo que los mantiene sanos. Elige alimentos que favorecen la circulación.

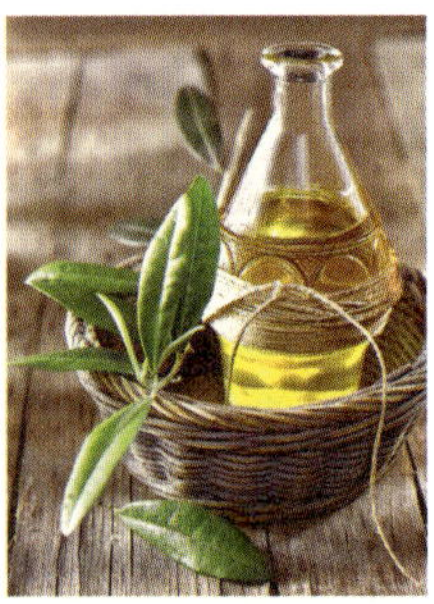

Las grasas no deben aportar más del 30% de las calorías diarias. Un aporte mayor puede causar problemas cardiovasculares.

Los ácidos grasos monoinsaturados como los que se encuentran en el aceite de oliva son recomendables. No lo son, en exceso, los saturados de la carne y los productos lácteos.

La fibra de frutas, verduras y legumbres reduce la absorción del colesterol. Estos alimentos también aportan antioxidantes.

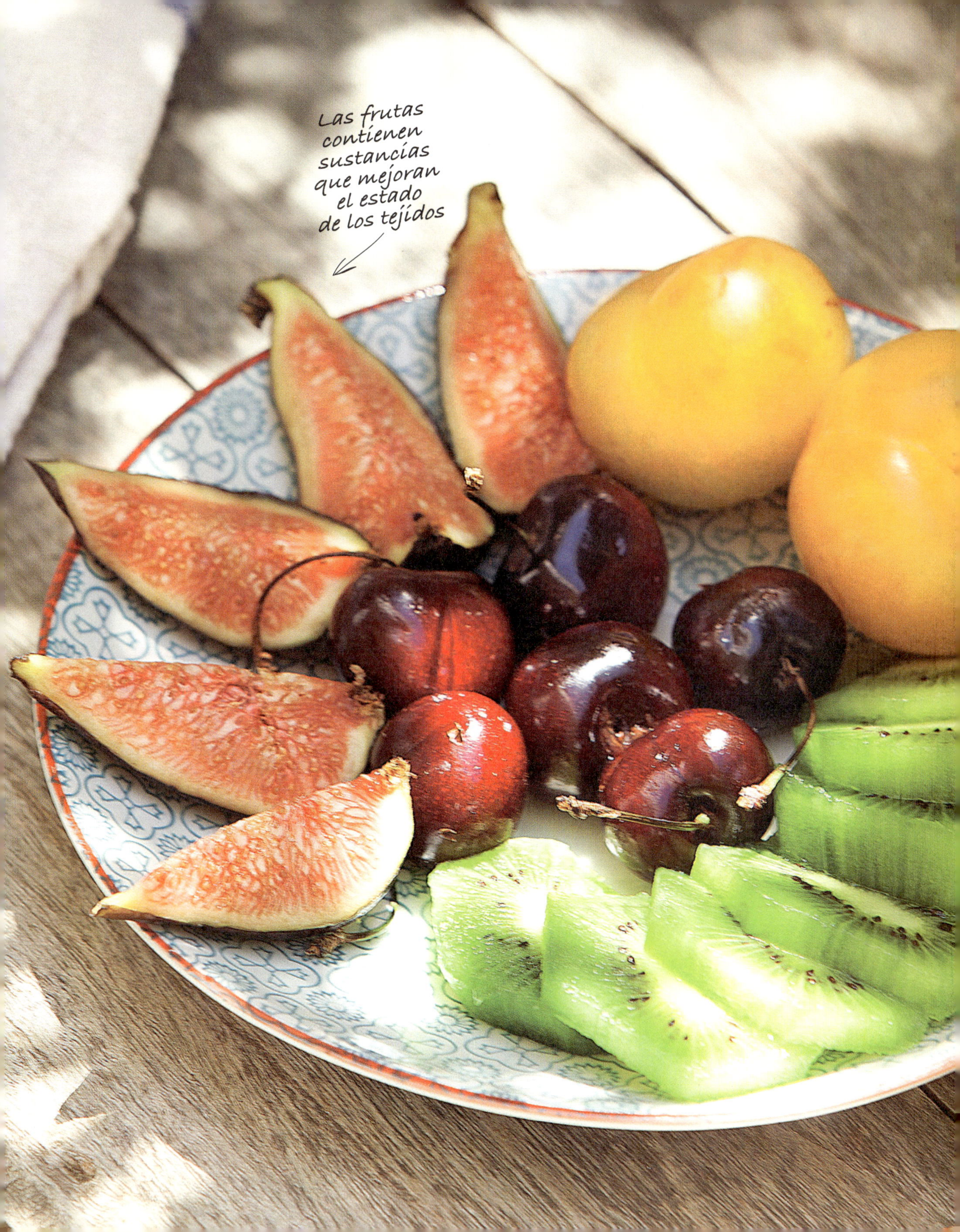
Las frutas
contienen
sustancias
que mejoran
el estado
de los tejidos

LA CÚRCUMA, ESPECIA MEDICINAL

Esta sabrosa especia de Oriente no solo proporciona un color entre amarillo y anaranjado a los platos: sus poderosas propiedades antiinflamatorias y antioxidantes la convierten en una gran aliada de la salud digestiva, articular e inmunitaria. Los estudios científicos han descubierto su gran potencial para prevenir y tratar el cáncer.

● Se obtiene del rizoma de la planta *Curcuma longa,* perteneciente a la misma familia que el jengibre, y para las medicinas tradicionales de India y China se trata de un medicamento básico con múltiples indicaciones. Con ella se tratan, entre otros problemas, la mala digestión, los trastornos del hígado, el dolor articular, la tos, las alteraciones menstruales o, en aplicación tópica, los eccemas y patologías de la piel.

La ciencia atribuye sus propiedades antiinflamatorias, antioxidantes y anticancerígenas a unos compuestos que incluyen la curcumina. Su poder antiinflamatorio incluso se ha comparado con el de medicamentos tan potentes como la hidrocortisona y la fenilbutazona, pero a diferencia de los fármacos, con efectos secundarios como úlceras y hemorragias digestivas, carece prácticamente de toxicidad.

MEJORA LA ARTRITIS

Para aprovechar sus propiedades antioxidantes y antiinflamatorias es necesario tomar cada día una determinada cantidad.

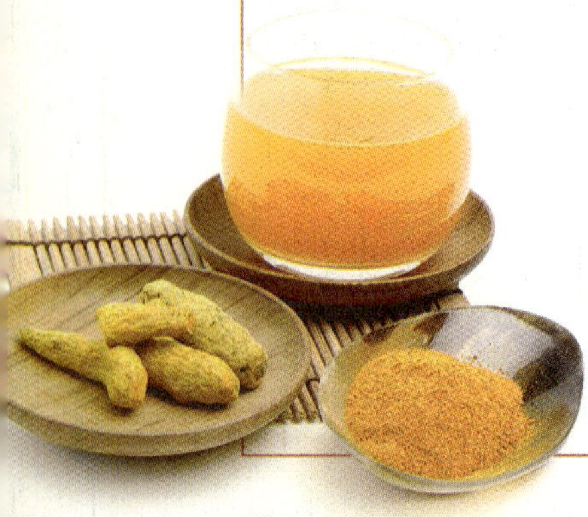

Mejoría evidente. Un estudio realizado con pacientes de artritis reumatoide mostró que mejoraban tras dos semanas de tratamiento con 120 mg diarios de curcumina.

Cantidad. Lo ideal es consumir 5 gramos al día (una cucharadita de café) tanto para la artritis como para prevenir el cáncer.

Absorción. Se toma combinada con pimienta negra o Cayena porque aumenta su absorción. El té verde incrementa su eficacia.

DIGESTIVA Y ANTICÁNCER

Sus propiedades antiinflamatorias la indican para una variedad de problemas de salud que a veces no tienen un tratamiento farmacológico satisfactorio, como la enfermedad de Crohn y la colitis ulcerosa. También es una ayuda ante gases o hinchazón abdominal.

Algunos tipos de cáncer se desarrollan tras un tiempo en que los tejidos han estado sometidos al estrés de la inflamación. Como la curcumina es muy antiinflamatoria y además antioxidante, es lógico deducir que posee también un efecto anticancerígeno preventivo y terapéutico. Se ha comprobado que la curcumina es capaz de inhibir la multiplicación de células cancerígenas e inducir su apóptosis (suicidio celular) en el cáncer de pulmón.

Resulta asimismo ventajosa para el sistema cardiovascular. Sube el colesterol bueno y baja el malo. También tiene algo que aportar frente a las enfermedades neurodegenerativas y el alzhéimer en especial. En general, se considera un alimento muy seguro.

BENEFICIOSO Y SANO JENGIBRE

Muy común en la cocina asiática, cuenta con una historia de más de dos mil años en su uso medicinal. Sus efectos en la salud son objeto de un número creciente de investigaciones: se ha demostrado que es un alimento anticáncer de primer orden, un aliado de la digestión y un gran antiinflamatorio. Su sabor picante es una de sus señas de identidad.

● Un antiguo proverbio indio sostiene que «todo lo bueno se encuentra en el jengibre». No solo aromatiza y añade un inconfundible sabor picante a la sabrosa cocina asiática, sino que está considerado un remedio muy eficaz para el alivio de síntomas gastrointestinales, náuseas y vómitos, además de que se le atribuyen propiedades antiinflamatorias, febrífugas, antisépticas y analgésicas, entre otras virtudes.

PARA TEMPLAR EL CUERPO

Al jengibre (*Zingiber officinale Roscoe*) se le han atribuido desde tiempos remotos poderes afrodisíacos por su capacidad para activar la energía en el cuerpo y la circulación periférica. La medicina china y la ayurvédica de la India confían en él por sus propiedades y lo han empleado como planta «portadora», es decir, que permite que otras plantas sean eficaces en el organismo.

Por su naturaleza caliente, tal como lo clasifica la dietoterapia china, es normal consumirlo para templar el cuerpo en las estaciones o lugares de clima desapacible. Y, por la misma razón, convenientemente equilibrado con otros alimentos de naturaleza fría, puede también disfrutarse en verano, por ejemplo, como aderezo del melón en toda Asia, o de cualquier otra fruta o verdura cruda.

Combina muy bien con la salsa de soja, el vinagre, el limón, el sésamo, el aceite y el miso para elaborar salsas, vinagretas y condimentos. Añadido solo, enriquece cualquier alimento de sabor no muy fuerte o dulce, como el pescado, el arroz, las verduras o las frutas.

El rizoma fresco se utiliza en guisos de larga cocción: se añade un trozo entero, de unos tres centímetros, que irá liberando sus bondades a la olla poco a poco. En arroces, verduras salteadas y pastas rápidas, puede añadirse después de pelarlo, cortado en láminas muy finas o rallado. Una rodaja de medio centímetro por comensal es suficiente.

■ CHAI AYURVÉDICO ENERGIZANTE

Además de los efectos del jengibre, se suman los del cardamomo (mitiga los resfriados) y la canela (favorece la circulación).

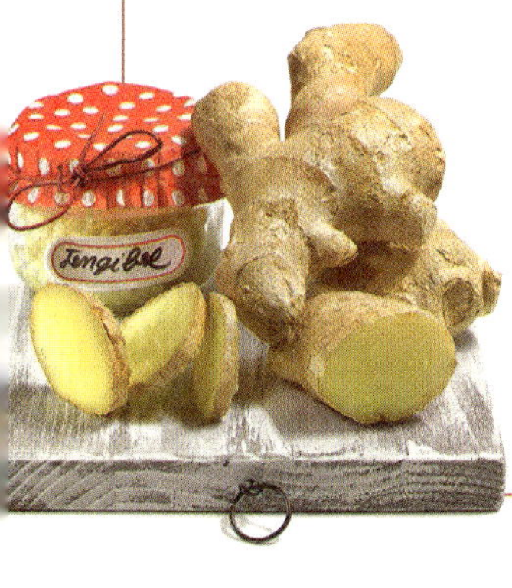

Receta clásica. Una cucharadita de té negro, 250 ml de agua caliente, la misma cantidad de leche, una rodaja de jengibre, 3-4 semillas de cardamomo, 1 anís estrellado, un trocito de canela y endulzante. Se tuestan las especias secas un par de segundos hasta que desprendan olor. Se añade el agua caliente y el jengibre, y se deja hervir 5 minutos. Se agrega el té y la leche, se espera a que hierva y se apaga el fuego. Tiempo de reposo: entre 10 y 15 minutos.

EL LINO ES RICO EN OMEGA 3

Es un alimento vegetal clave para regular la ingesta de los ácidos grasos omega 3, que se consideran los mejores protectores cardiovasculares. Supone también una inestimable ayuda en las enfermedades digestivas y en otras de tipo autoinmune, como la artritis. Comer una pequeña ración de semillas cada día enriquece la dieta con nutrientes valiosos y con fibra.

● Los ácidos grasos omega 3 son unos nutrientes absolutamente necesarios para una óptima salud. Por ello las semillas de lino –una de sus fuentes vegetales más abundantes– han despertado gran interés nutricional. Añadir una pequeña cantidad de estas semillas o de su aceite a los platos no solo les da un agradable sabor a nuez, sino que representa un gran beneficio para el buen funcionamiento del organismo.

Las semillas de lino poseen tres propiedades nutricionales que las destacan de entre el resto de los alimentos: su contenido en ácido alfalinolénico, el padre de la familia omega 3; la presencia de lignanos, compuestos similares a la fibra –con todos sus beneficios para la digestión–, que además son antioxidantes; y sus mucílagos, fibras que al disolverse en agua forman un gel beneficioso para el intestino.

■ DESCUBRE CÓMO CONSUMIRLO

Se debería incluir en la dieta diaria en la proporción adecuada para conseguir una buena dosis de sus nutrientes beneficiosos.

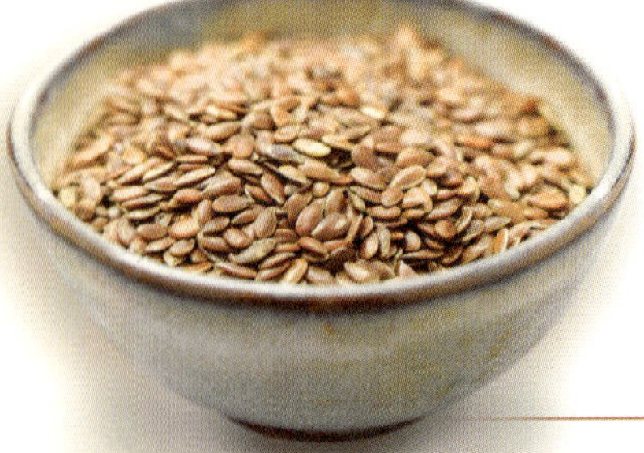

Semillas. Se aconseja consumir de 40 a 50 gramos diarios de frutos secos y semillas. De esta cantidad, entre 10 y 15 gramos pueden ser de semillas de lino.

Aceite. Es una fuente concentrada de omega 3, pero no proporciona lignanos ni mucílagos, que solo se hallan en las semillas.

Horneados. Se utilizan como ingredientes de magdalenas, galletas y panes. Una cocción de hasta tres horas a 150 ºC máxima deja intactos estos ácidos grasos.

ENFERMEDADES AUTOINMUNES

Sus ácidos grasos mantienen en buen estado los vasos sanguíneos, evitan que se acumule en ellos colesterol y triglicéridos, y contribuyen a prevenir la arteriosclerosis. Tomar de 30 a 50 gramos de linaza al día reduce el colesterol total entre el 6 y el 13%, y el colesterol LDL, del 9 al 18%. Por ello, son un excelente protector cardiovascular. También se recomiendan en el tratamiento sintomático de las enfermedades autoinmunes (artritis, psoriasis y lupus).

Si los ácidos grasos esenciales omega 3 forman parte de la composición de las membranas neuronales, podrían utilizarse para combatir diferentes alteraciones neurológicas o para conservar y potenciar las facultades intelectuales.

Los lignanos del lino influyen sobre el equilibrio hormonal, con un efecto preventivo ante los cánceres de mama y próstata. Además de estas virtudes, las semillas en remojo por la noche y tomadas por la mañana son un antiguo remedio tradicional para el estreñimiento.

ALMENDRAS CON CALCIO Y VITAMINA E

El contenido en salicilatos de las almendras ayuda a aliviar enfermedades dolorosas. Además son un tesoro por su gran riqueza en proteínas y para la salud por ser fuente natural de grasas monoinsaturadas y vitamina E. También son campeonas en minerales como el calcio, que fortalece los huesos. Las podemos saborear a cualquier hora. Son muy versátiles.

• Con casi 20 gramos de proteínas por cada 100 gramos, es una buena fuente de aminoácidos esenciales. Pero la característica más destacable de este alimento es su riqueza en grasas saludables: el 65% son monoinsaturadas, como las del aceite de oliva, que constituyen un verdadero bálsamo para el corazón. Por otro lado, aporta bastantes flavonoides, que contribuyen al buen estado del sistema circulatorio.

SALUD PARA LOS HUESOS

La almendra es una de las principales fuentes de calcio entre los alimentos vegetales. Eso la hace un fruto seco muy recomendable para mantener la salud del sistema músculo-esquelético, puesto que también es rica en magnesio y en fósforo. Una ración de 30 gramos cubre el 9% de las necesidades diarias de calcio (el doble que la leche en el mismo peso). La tríada formada por calcio, magnesio y fósforo es una fórmula eficaz para fortalecer el sistema óseo. Esta misma composición mineral actúa como un auténtico escudo protector frente a la osteoporosis. Como este trastorno puede estar provocado por una excesiva acidificación de la sangre –relacionada con una dieta muy rica en carnes y productos refinados–, la almendra aporta además su efecto alcalinizante.

Otra de sus virtudes es su poder antioxidante, propiciado por un alto contenido en vitamina E: 30 gramos cubren el 63% de las necesidades diarias. Esta fuerza antioxidante se ve favorecida por los flavonoides como la quercetina, un antiinflamatorio efectivo y natural.

La deliciosa almendra también refuerza el sistema inmunitario gracias al manganeso y el cinc, y es notorio su contenido de vitaminas del grupo B, especialmente de riboflavina o vitamina B2, esencial para la integridad de la piel y las mucosas. Este poder nutricional se completa con el hierro, del que posee casi 5 mg por 100 gramos.

TAMBIÉN MITIGA LAS MOLESTIAS

Entre sus virtudes menos conocidas se hallan sus propiedades calmantes ante dolores o molestias musculares y óseas.

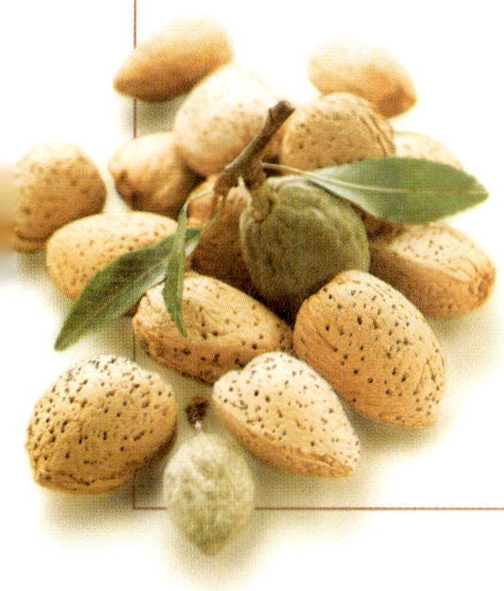

Analgésica. Su efecto antiinflamatorio y analgésico, gracias a su contenido en salicilatos, alivian los síntomas de artritis y dolores reumáticos o musculares.

Alcalinizante. Favorece la remineralización y la desintoxicación, virtud que se ve reforzada por su abundancia en fibra.

Protectora. La leche y el aceite de almendras son aliados de la piel. Se usan en dermatitis.

Mineralizadora. Su aporte en calcio ayuda a prevenir la fragilidad ósea y la osteoporosis.

DEPURARSE GRACIAS A LAS UVAS

Madurado al calor de nuestro sol mediterráneo, cada grano de uva alberga poderosos antioxidantes que nos ayudan a prevenir los trastornos cardiovasculares y el cáncer, pero también cuenta con otras sustancias que, al actuar en conjunto, depuran y revitalizan el organismo. Estamos ante uno de los alimentos medicinales más completos y deliciosos.

- Es muy energética, pues contiene abundantes hidratos de carbono que se asimilan con facilidad y proporcionan energía sin fatigar al organismo. Pero contra lo que suele creerse, su índice glucémico (IG) no es alto, sino medio (45). Por otra parte, los estudios demuestran que gracias a sus fitoquímicos ayuda al equilibrio glucémico de la sangre, pues estimula el páncreas y la producción de insulina.

UN EFICAZ DEPURATIVO

El aporte calórico de la uva queda compensado por su naturaleza altamente depurativa. Contiene más de un 80% de agua, que ayuda a aligerar el organismo. El calcio (15 mg/100 g) y otros elementos alcalinos estimulan la acción del hígado, órgano que equilibra la acidez de la sangre, la limpia y la hace más fluida. Del mismo modo, el potasio y los ácidos orgánicos estimulan los riñones facilitando su acción diurética. Este efecto depurativo revitaliza y regenera, por lo que se ha usado desde antiguo para realizar curas de otoño. Es adecuada también en trastornos renales, de piel, retención de líquidos, artritis o gota.

RESVERATROL... Y MUCHO MÁS

Ahora bien, lo que hace de la uva una fruta tan singular es que se trata de una baya y, como tal, posee una gran riqueza en fitonutrientes. La mayoría se concentra en la piel con el propósito de proteger la uva de la intemperie, las altas temperaturas y los hongos. Y del mismo modo que la protegen, sirven para prevenir enfermedades en quienes la consumen. Por eso es recomendable tomar la uva entera, sin pelar.

Las uvas negras son ricas en antocianinas y resveratrol, mientras que en las blancas destaca la quercitina. Son antioxidantes que protegen de los efectos de los radicales libres y de la oxidación. Además, estos compuestos se caracterizan por ser antiinflamatorios, antimicrobianos y anticancerígenos.

EL PODER DE SUS ANTIOXIDANTES

Resveratrol, flavonoides y otras sustancias permiten prevenir y afrontar muchos problemas de salud asociados a la edad.

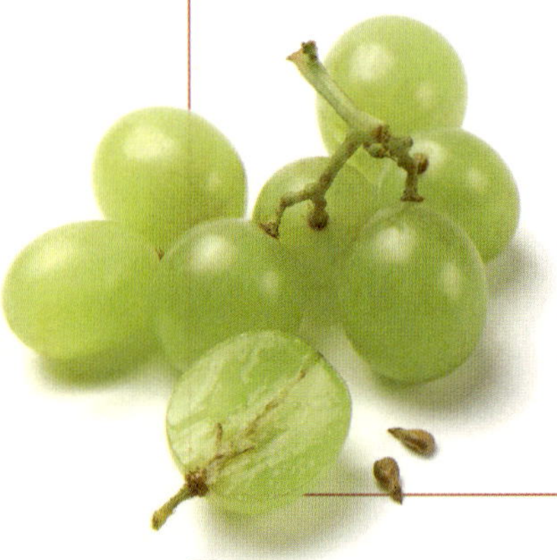

Corazón. Sus antioxidantes reducen el colesterol y los triglicéridos. Facilitan la elasticidad arterial y la vasodilatación, que mejora el flujo sanguíneo y el intercambio celular.

Anticáncer. La uva se indica para prevenir tumores, sobre todo de colon, mama y próstata.

Longevidad. Potencian hasta tres genes que previenen el envejecimiento prematuro.

Alzhéimer. Reduce las proteínas que favorecen las enfermedades neurodegenerativas.

KIWI DIGESTIVO Y VITAMÍNICO

Solo hay que probar un pequeño kiwi para apreciar su sabor agridulce y lo bien que sienta. Todas las variedades son ricas en vitamina C y E, fibra y muchos otros nutrientes indispensables. Gracias a su potencial antiinflamatorio y antioxidante reduce los síntomas de patologías como la artritis y el asma, y ayuda a prevenir la arteriosclerosis y el cáncer.

● Existen más de 400 variedades de kiwi (*Actinidia chinensis*), que es una enredadera como la parra. La mayoría son pequeñas y ovaladas, con la piel marrón y vellosa, y el interior verde y brillante. Una de las más conocidas es la Hayward (*Actinidia deliciosa*), de textura cremosa y sabor agridulce. La variedad *gold* es muy apreciada y se diferencia por su piel lisa y color bronce, pulpa dorada y sabor más dulce.

BOMBA DE VITAMINA C

La riqueza de vitamina C es el gran aval del kiwi. Con 98 mg por cada 100 gramos de peso, dobla a la naranja (48 mg). La variedad dorada es aún más rica, pues contiene una media del 13% más. Este antioxidante es necesario para el buen estado de las defensas y de las mucosas, entre otras propiedades. Estudios científicos han demostrado que, cuantos más kiwis o frutas cítricas coman los niños, menos riesgo tienen de sufrir infecciones respiratorias y síntomas como tos nocturna, mucosidad o sibilancias. Gracias a su efecto antiinflamatorio y antioxidante reduce la gravedad de la artritis y el asma, y previene la arteriosclerosis y el cáncer.

Otra buena razón para tomar kiwis es el efecto de la fibra sobre la digestión. Los casi 3 gramos de una pieza ayudan a que los alimentos circulen a la velocidad adecuada por el intestino. En el desayuno, resulta interesante mezclar yogur o kéfir con kiwi. El yogur restaura la flora intestinal y la fibra del kiwi favorece la evacuación.

Además, según un estudio del Instituto Noruego de Salud Pública, tomar un kiwi al día reduce los triglicéridos y la agregación de plaquetas, lo que aminora el riesgo de accidente cardiaco o cerebral.

Si lo comemos con piel, no desperdiciamos nutrientes –en mayor proporción en la parte más externa–, como la abundante vitamina E que contiene. Hay que lavarlo bien con un cepillo y eliminar la pelusa.

■ UNA FRUTA IMPRESCINDIBLE

Con pocas calorías, ofrece una cantidad y variedad sorprendente de nutrientes que la convierten en una fruta muy especial.

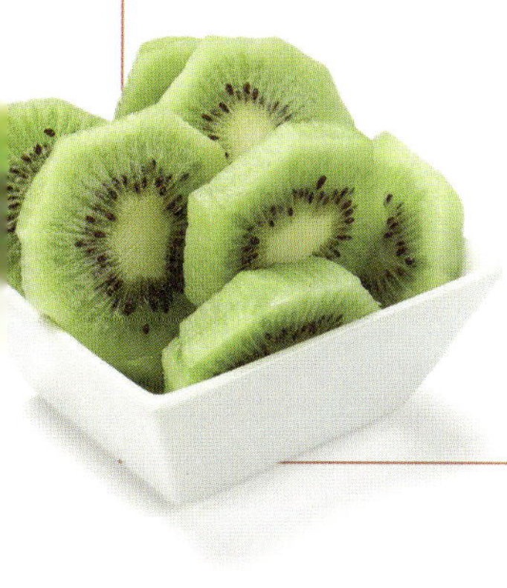

Vitamina C. Una pieza aporta incluso más de la que se necesita al día: 69 mg de 60.

Fibra. Integra tanto fibra soluble (0,59 g) como insoluble (1,53 g).

Potasio. Es rico en este mineral, que favorece la eliminación de líquidos.

Vitamina E. 100 g de kiwi cubren casi el 10% de las necesidades diarias.

Magnesio. Contribuye al equilibrio nervioso y a la relajación muscular.

Omega 3. Se halla en sus semillas: 100 g de fruta aportan 48 mg de ácido alfalinolénico.

SOJA PARA GANAR SALUD

Esta legumbre asiática, que aporta proteínas vegetales de máxima calidad e isoflavonas protectoras, constituye una saludable alternativa a algunos alimentos de origen animal, ayuda a bajar el colesterol perjudicial y estimula el sistema inmunitario. La soja se puede disfrutar y cocinar de tantas maneras diferentes que resulta muy fácil incluirla en la dieta cotidiana.

● La planta de soja (*Clycine max*) tiene su origen en las regiones centrales de China, donde se inició su cultivo hace unos seis mil años. En Asia, se consumen las habas enteras y los productos obtenidos de manera artesanal, como el tofu y los fermentados tempe, natto y miso. En cambio, en Occidente se toman la leche, los texturizados y concentrados de proteínas. No debería hablarse de las propiedades de la soja, sino de cada derivado. Todo indica que tal como se consume en Asia desde hace milenios es un alimento sano que contribuye a prevenir enfermedades como el cáncer, la diabetes y los trastornos cardiovasculares, y así lo muestran los estudios epidemiológicos. Desde el punto de vista nutritivo, destaca la proporción de proteínas: 16% en el grano cocido y 37% en el seco. Esto la convierte en una alternativa a la carne.

EXCELENTES PROTEÍNAS

La calidad biológica de las proteínas en general es mayor cuando la proporción en que se hallan los ocho aminoácidos esenciales favorece su asimilación. La clara de huevo y la proteína de leche poseen la máxima calidad biológica, que se expresa con una tasa de 1. La calidad biológica de las habas de soja es de 0,91, casi igual a la de la ternera (0,92).

Se ha descubierto que ciertos péptidos (moléculas compuestas por unos pocos aminoácidos) peculiares de la soja pueden inhibir la formación de tejido adiposo. Además, tienen efectos antioxidantes, anticancerígenos, antiinflamatorios, bajan el colesterol perjudicial, regulan los niveles de azúcar en la sangre y estimulan las defensas.

Otra virtud que se destaca a menudo en esta legumbre es su efecto anticancerígeno debido a las isoflavonas, compuestos químicamente similares a las hormonas femeninas. Sin embargo, al no existir consenso científico, las mujeres con cáncer o predisposición hereditaria deberían consultar con su médico.

■ UNA LEGUMBRE MUY COMPLETA

Además de isoflavonas, incluye proteínas y nutrientes muy beneficiosos para la salud cardiovascular, nerviosa y ósea.

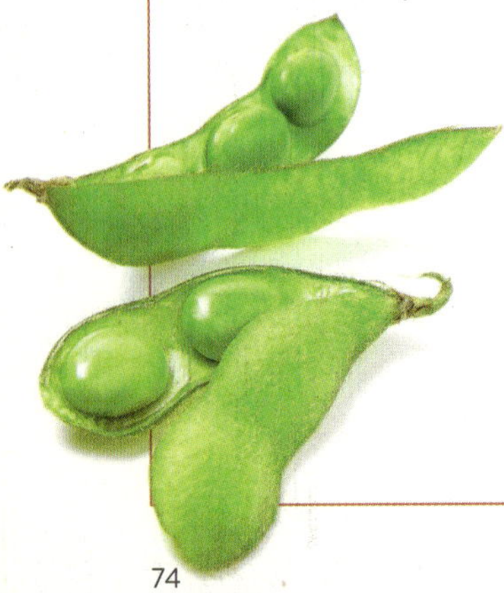

Proteínas. Contienen la proporción de aminoácidos más equilibrada y no se acompañan de las grasas saturadas.

Vitaminas. Destacan el ácido fólico y las vitaminas B1 y B2.

Minerales. Aporta hierro, fósforo y magnesio. También, calcio, manganeso y cobre.

Fibra y energía sana. Muy rica en fibras, sus carbohidratos son de absorción lenta.

Grasas. Contiene lecitina y fitoesteroles, la versión vegetal y beneficiosa del colesterol animal.

CUIDARSE CON CEREZAS

Ricas en vitaminas, son depurativas, diuréticas y saciantes, revitalizan el organismo y refuerzan las defensas. Una peculiaridad de esta fruta es su contenido en ácido salicílico –el precursor natural de la aspirina–, de acción analgésica, antiinflamatoria y antirreumática, suficiente para hacer notar sus efectos. Todo ello, servido con un dulce y exquisito sabor.

● Aunque en la composición de la cereza no destaca ningún nutriente en especial, los contiene casi todos en pequeña cantidad. Aportan pocas calorías (solo 58 por 100 g), pero contienen buenas dosis de vitaminas C y B, varios minerales y oligoelementos. Una ración de 200 gramos proporciona la mitad de vitamina C que se requiere al día, el 14% del ácido fólico y pequeñas cantidades de betacaroteno y vitaminas B1 y B6. En cuanto a los minerales, las cerezas negras aportan más hierro y potasio, pero todas contienen magnesio y silicio.

ASPIRINA NATURAL

Las cerezas aportan también ácidos orgánicos, fibra vegetal y antocianinas, unos flavonoides de alto poder antioxidante que se encuentran en mayor concentración que en muchas otras frutas (25 mg por cada 100 g). Otra peculiaridad es su contenido en ácido salicílico (unos 2 mg por kilo), de acción analgésica, antiinflamatoria y antirreumática, así como en melatonina, una hormona que regula los ritmos del sueño y la temperatura corporal.

Las propiedades diuréticas y depurativas de las cerezas, así como su escasez en sodio y grasas, las hace muy recomendables en caso de hiperuricemia, hipertensión arterial, celulitis y otros problemas derivados de la retención de líquidos y toxinas. Parece demostrado que comer entre 15 y 25 cerezas al día contribuye a normalizar el nivel de ácido úrico en la sangre y a reducir la frecuencia y aparición de los ataques de gota. Por otra parte, contribuyen a reducir el colesterol sanguíneo y a controlar la glucemia.

Las cerezas se indican en caso de anemia, hepatopatía, insuficiencia cardiaca y convalecencia de procesos infecciosos. Tienen igualmente un efecto vigorizante que ayuda a personas con tendencia al cansancio, la depresión o la fatiga crónica, y destaca su gran efecto saciante.

CURA PRIMAVERAL DE CEREZAS

Además de potasio, hierro, vitamina C y ácido fólico, aportan sustancias depurativas y antioxidantes muy beneficiosas.

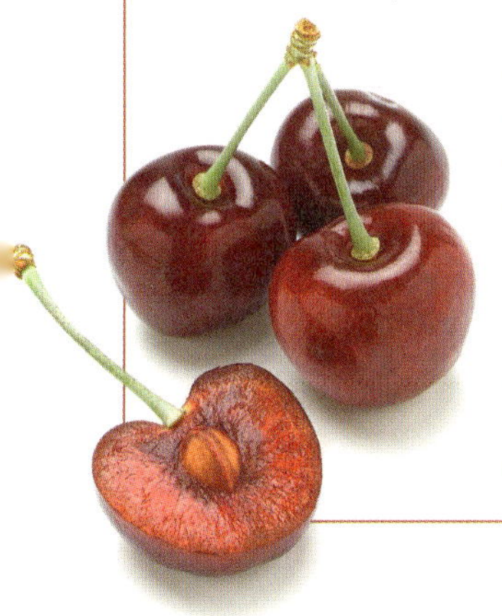

Cura desintoxicante. Es la equivalente a la conocida cura de uvas en otoño. Se realiza consumiendo como único alimento medio kilo de cerezas maduras tres o cuatro veces al día, durante uno o, como mucho, dos días.

Depurativa. Sus ácidos orgánicos (málico, succínico y cítrico) actúan como estimulantes de las glándulas digestivas y como depurativos.

Diurética. Los flavonoides las hacen diuréticas, antioxidantes y anticancerígenas.

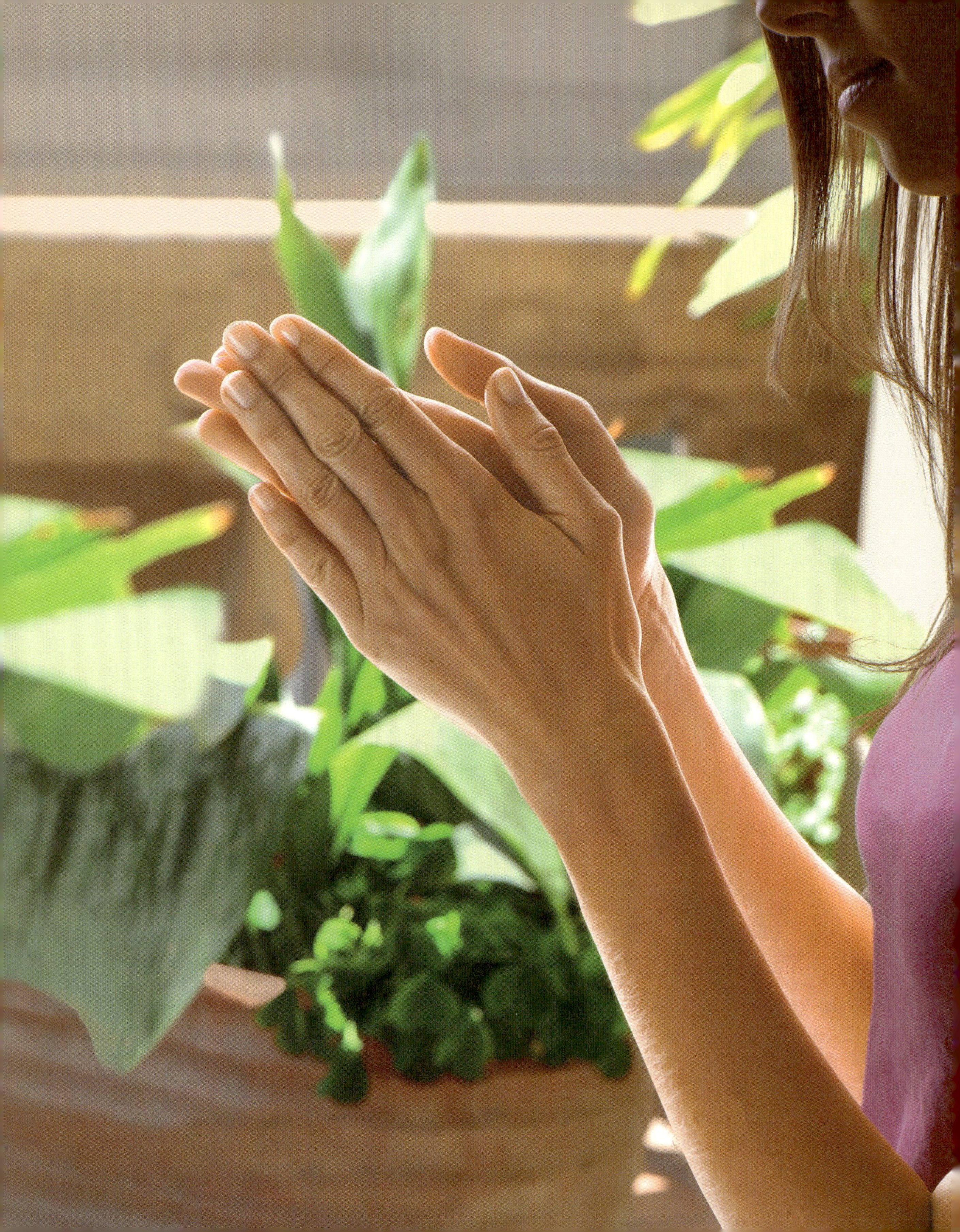

4. LAS TERAPIAS NATURALES MÁS EFICACES

TRATAMIENTOS COMPLEMENTARIOS

El dolor es la causa más frecuente de visita médica y uno de los grandes retos de la medicina. La convencional ofrece potentes soluciones químicas, pero sus efectos secundarios son un problema en el tratamiento de las enfermedades crónicas. En estos casos, varias terapias naturales, sin efectos indeseables, se han mostrado científicamente eficaces.

● «Casi no me creo que el sufrimiento haya terminado por fin. A veces el dolor me provocaba espasmos en todo el cuerpo, como si estuviera sometida a electroshocks».

Es el testimonio de Carmen, una mujer de 46 años que sufrió durante doce años dolor neurológico crónico y que ahora disfruta de una vida casi libre de sufrimiento. En España, una de cada diez personas sufre un dolor crónico y pasan entre una y dos décadas hasta que descubre un tratamiento adecuado, si es que consigue encontrarlo.

El dolor es una señal de alarma. Indica que algo no funciona bien en el organismo. Igual que cuando vemos humo lo importante es averiguar dónde está el fuego, para eliminar el dolor es necesario descubrir sus causas y tratarlas. Carmen no solo encontró un paliativo, sino que eliminó el dolor gracias a un tratamiento que combinaba analgésicos, acupuntura, biofeedback y entrenamiento de la percepción del dolor. La experiencia muestra que en nueve de cada diez casos seguir varios tratamientos a la vez –bajo supervisión médica– es más eficaz que confiar solo en uno de ellos.

■ EL PAPEL DE LA MENTE

Las molestias se incrementan a la par que la ansiedad. Por tanto, los métodos que la disminuyen también reducen el dolor.

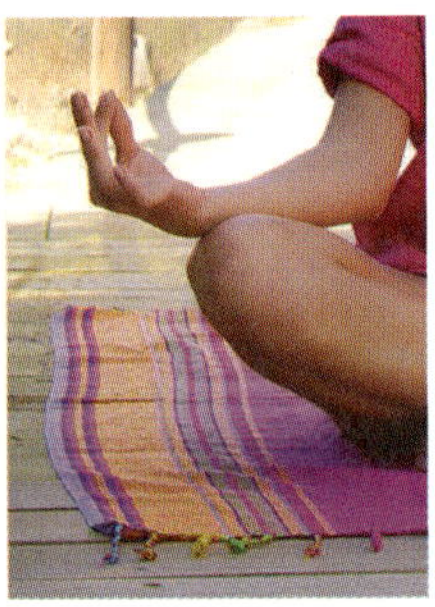

Relajación y autosugestión son técnicas de autocontrol del dolor que se aprenden en pocas sesiones. El objetivo es que el paciente comprenda que no es una víctima pasiva, que puede hacer mucho para reducir su sufrimiento: conocerlo, perderle el miedo y dominarlo.

La musicoterapia provoca una respuesta del cerebro a través del subconsciente. Los musicoterapeutas aseguran que en tres meses se reduce a la mitad la dosis de analgésicos.

MEDICINA CONVENCIONAL

Cualquiera que sea el tipo de dolor, los medicamentos convencionales interfieren en la llegada de la señal del dolor a las células nerviosas en la médula espinal y el cerebro. Pero antes de prescribir un tratamiento es necesario determinar la intensidad. Para ello en las unidades del dolor hospitalarias siguen el protocolo de los cuatro escalones de la Organización Mundial de la Salud.

El primer escalón se corresponde con los dolores continuos de ligeros a moderados. En este caso se recomiendan analgésicos suaves que se venden sin receta (aspirina, paracetamol...). Sin embargo, que la venta sea libre no quiere decir que estos medicamentos sean inocuos: los tratamientos prolongados o en

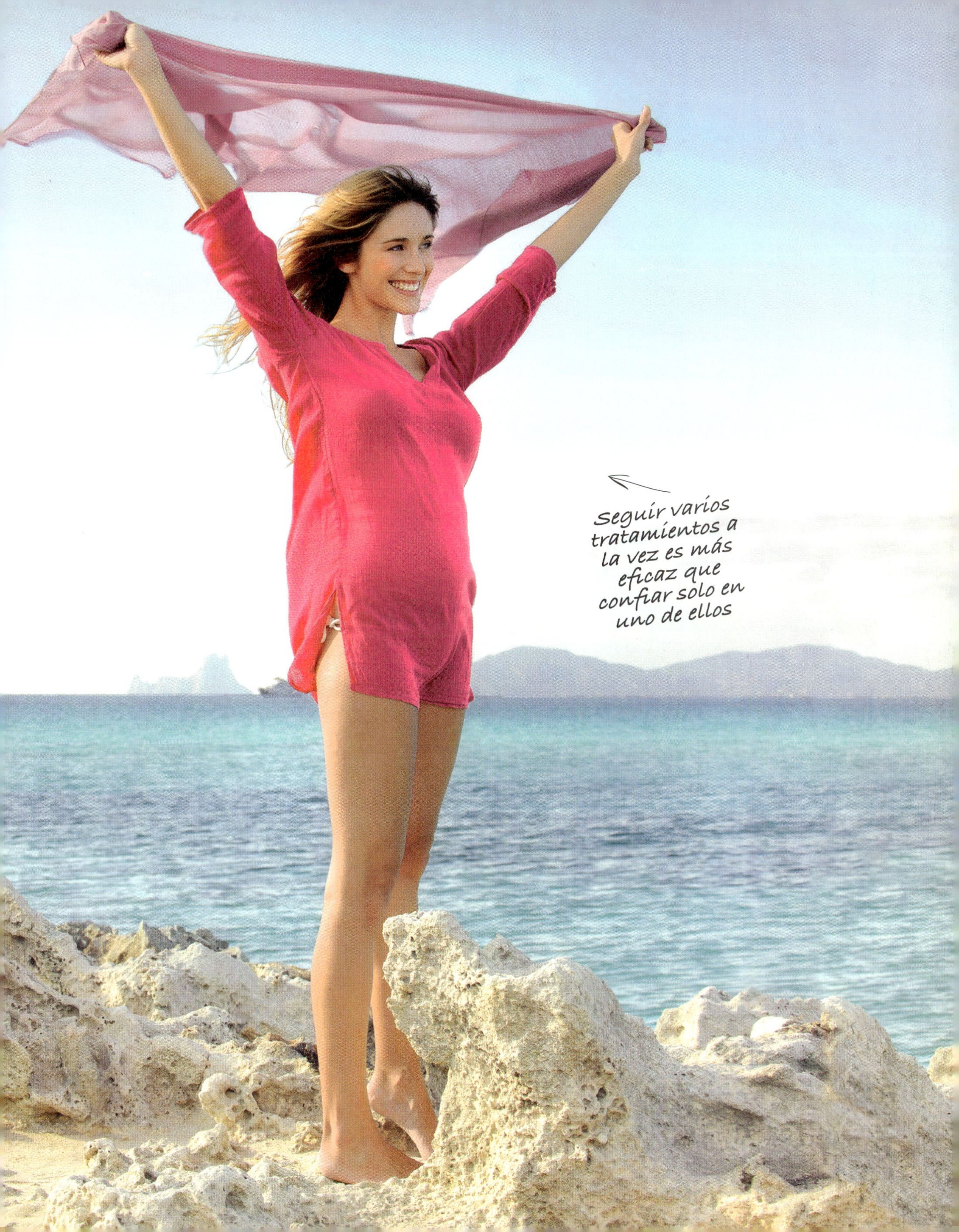

Seguir varios tratamientos a la vez es más eficaz que confiar solo en uno de ellos

En un hospital de Granada se emplea la acupuntura para tratar a pacientes con lumbalgia crónica, dolores de espalda y cervicales, así como con lesiones nerviosas

dosis altas pueden provocar hemorragias intestinales o perjudicar a los riñones y al hígado.

Para los dolores de medios a fuertes se prescriben habitualmente principios activos similares a los de la adormidera (*Papaver somniferum*), como la hidromorfona.

Los dolores más intensos –escalones tres y cuatro– se tratan con morfina y otros principios activos casi igual de potentes.

En los casos extremos se cortan los nervios que transmiten la señal del dolor aunque la técnica tenga efectos secundarios importantes. Por otra parte, se cuenta con una potentísima sustancia analgésica, la ziconotida, que se obtiene del veneno de un caracol marino. Es hasta mil veces más efectiva que la morfina y no resulta adictiva ni demasiado tóxica. Su inconveniente es que la administración es complicada: debe implantarse una pequeña bomba en el paciente para que libere el medicamento en el fluido que rodea la médula espinal.

EL PODER DE LA ACUPUNTURA

Además de los medicamentos existen terapias naturales que complementan su acción o que incluso pueden hacerlos innecesarios. La acupuntura es una terapia complementaria para tratar en el nivel energético todo tipo de problemas. Una de las aplicaciones más demostrada científicamente es el tratamiento del dolor, especialmente de cabeza, espalda, rodillas y hombros, aunque puede tratarse cualquiera: el de parto, el posquirúrgico, de artritis, el menstrual... Entre 12 y 15 sesiones pueden ayudar a vivir con una dosis mucho menor de dolor.

El gobierno de Estados Unidos, después de analizar muchos estudios rigurosos, considera la acupuntura útil para tratar el dolor generalizado y los dolores musculares y esqueléticos. Pese a ello, en los últimos años se ha producido una polémica sobre la eficacia de la acupuntura. Algunos científicos han afirmado que su efecto no es distinto del placebo y que, de hecho, no importa si las agujas se insertan en los puntos correctos o en cualquier otro lugar. Sin embargo, en la Universidad de Southampton (Reino Unido) se han realizado pruebas que despejan todas las dudas: han sometido a pacientes a tratamientos falsos y verdaderos de acupuntura y han demostrado que solo los auténticos son capaces de aliviar el dolor y de activar una región del cerebro específica, la ínsula, que interviene en la modulación de la percepción del dolor.

Ante las evidencias científicas, la acupuntura se utiliza desde 2005 en la unidad del dolor de un hospital español, el Virgen de las Nieves, de Granada. La médica responsable, Dolores Caballero, trata con esta terapia lumbalgias, dolores de espalda y cervicales, migrañas, así como las lesiones nerviosas.

En otros hospitales españoles también se ha utilizado la acupuntura, pero nunca dentro de un protocolo reconocido oficialmente. No obstante, esta terapia es una «técnica específica» reconocida por la Sociedad Española del Dolor.

CONTROL DEL CUERPO

Las técnicas de *biofeedback* permiten al paciente sentir que puede relajarse e influir sobre su propio dolor para mitigarlo.

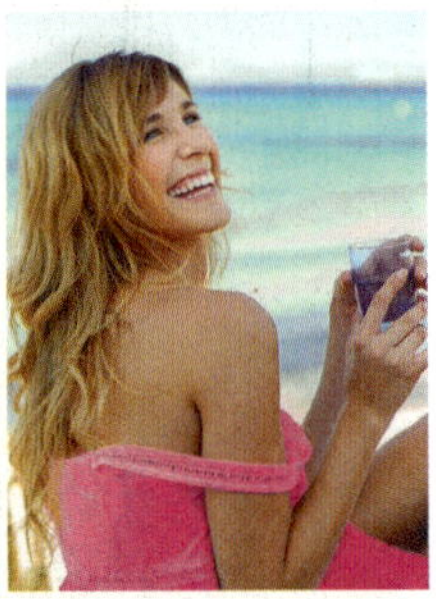

Con los aparatos de biofeedback –o de bioautorregulación– se visualizan o escuchan a través de monitores la marcha de procesos corporales involuntarios (ritmos respiratorio y cardiaco, presión arterial, contracción muscular, etc.). Gracias a estas técnicas, el paciente siente que puede influir en cierta medida sobre ellos.

Las sesiones resultan útiles contra el dolor en la articulación temporomandibular, hombros, espalda, migraña y fibromialgia.

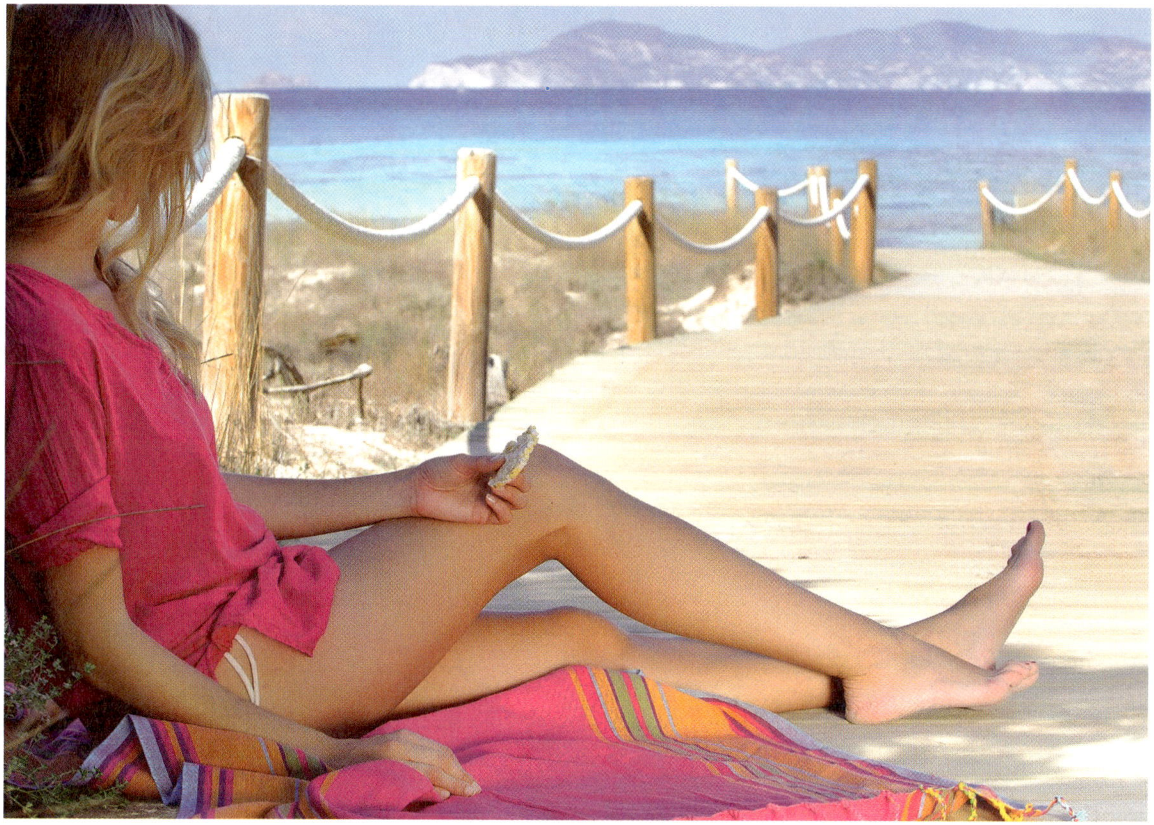

La medicina tradicional china explica la acción de la acupuntura sobre los canales energéticos, pero para la ciencia occidental su mecanismo sigue siendo un misterio. Una teoría afirma que la sensación producida por las agujas estimula el flujo de endorfinas, unas sustancias generadas por el propio cuerpo y similares a las hormonas que reducen el dolor. Otra hipótesis sostiene que afecta al comportamiento del agua en las fibras de colágeno y a la transmisión de información entre células a través de señales químicas y eléctricas.

Sean cuales sean los mecanismos de acción, los acupuntores restauran cierto nivel de armonía y el malestar disminuye o desaparece.

DOS TERAPIAS EFICACES

Hay terapias que tratan de modificar el umbral del dolor, es decir, el punto en que una molestia pasa a ser una sensación insoportable.

La estimulación eléctrica transcutánea (TENS) actúa mediante unas corrientes eléctricas débiles sobre los nervios que están debajo de la piel en la zona dolorida. Los impulsos eléctricos se sienten como un ligero cosquilleo que llama la atención del cerebro y este de alguna manera se acostumbra a aceptar las sensaciones que proceden de aquel lugar del cuerpo. Cuando la sesión de TENS termina, el paciente no siente tanto dolor. Se utiliza principalmente contra los dolores de espalda y articulares (artrosis).

La terapia neural (TN) consiste en inyectar lidocaína o procaína –anestésicos locales– en el punto donde se genera el desequilibrio. Con esta técnica descansan las células afectadas por procesos patológicos, favoreciendo así la recuperación de la salud. La TN está indicada en los dolores crónicos (problemas de columna vertebral, articulaciones y reumáticos, etc.).

En conclusión, el dolor exige un tratamiento individualizado que combine varios abordajes. Es fundamental que se enfoque el reto de manera positiva. Si Carmen, el testimonio del principio, consiguió vencer su dolor fue porque ella se preocupó de buscar tratamientos y ayudas profesionales adecuados.

GANA SALUD CON ACUPUNTURA

Según la medicina china, el cuerpo humano está recorrido por un sistema de meridianos a través de los cuales circulan las dos sustancias vitales esenciales: el *chi* y el *xue* (la energía vital y la sangre). Las finas agujas ayudan a que esa energía fluya y, para el dolor, su eficacia es muy elevada. A la medicina occidental no le queda más remedio que reconocer su valía.

• No importa la edad ni tampoco la condición física: cualquier persona es susceptible de experimentar algún tipo de dolor en el transcurso de su vida. Desde un dolor de cabeza o lumbar, hasta el que provoca una contusión o una simple torcedura. Cada vez son más las personas que, cansadas de depender de los fármacos, recurren a soluciones menos invasivas que reduzcan el dolor e incluso que acaben con la causa que lo provoca. Entre las medicinas complementarias o alternativas una de las más eficaces para el dolor es la acupuntura.

En realidad, la medicina tradicional china constituye un sólido sistema médico. Resulta un poco desconcertante que en Occidente se niegue el carácter científico de esta medicina y se diga que el *chi* (la energía vital que recorre el cuerpo a través de los meridianos) no existe, aunque esté ampliamente demostrada su existencia en la práctica. Tiene una base tan perfecta que hoy por hoy sigue sorprendiendo a la gente, tanto a la que cree en ella como a la que no.

El libro médico probablemente más antiguo del mundo que haya sobrevivido hasta nuestros días es el *Huang Di Nei Jing* (*Libro del Emperador Amarillo*). Surgido en una cultura milenaria, que sigue viva en pleno siglo XXI, está datado en más de 2.500 años y recoge ordenadamente todo el saber sobre Medicina y Cosmología acumulado durante los siglos y milenios anteriores. La medicina china se basa casi en su totalidad en esa obra, aunque se hayan ido introduciendo nuevos conocimientos y perfeccionando los ya existentes, evolución que atestiguan los más de 30.000 volúmenes antiguos sobre medicina china que conocemos.

Su filosofía, basada en una sutil observación de la naturaleza y en el respeto hacia el ser humano y hacia la vida en general, unida a una extraordinaria visión cosmológica.

PINCHAZOS QUE NO DUELEN

La sensación de relajación es la más inmediata y perceptible. Incluso hay quien se duerme con las agujas colocadas.

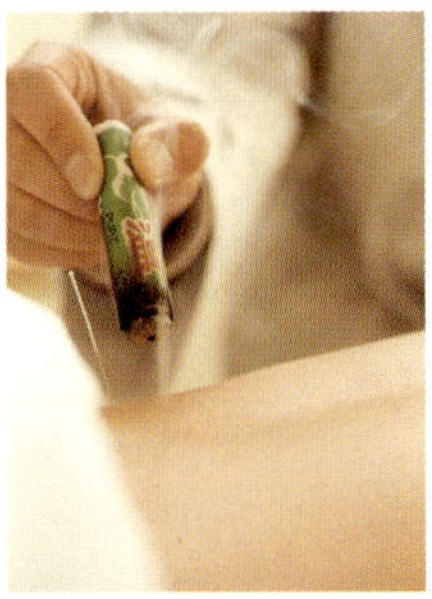

La medicina china trabaja con agujas y quemando *moxas* de artemisa. La tecnología actual permite fabricar unas agujas muy finas, de manera que el tratamiento es prácticamente indoloro. La aprensión que mucha gente puede sentir a priori desaparece al comprobar los efectos de la primera sesión. **Una vez colocadas las agujas,** el paciente permanecerá con ellas entre 20 y 30 minutos, aunque ese tiempo puede ser mayor.

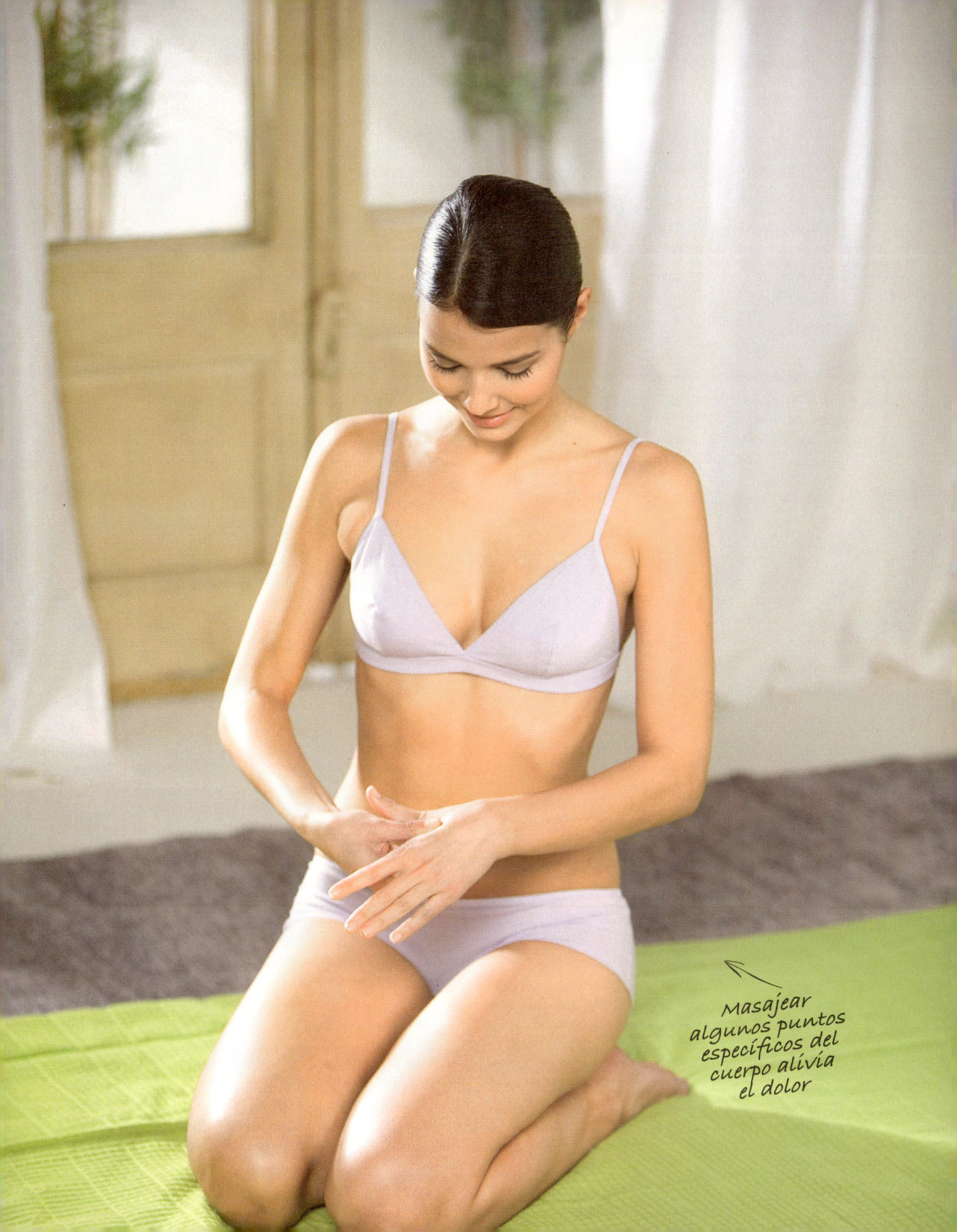

Masajear algunos puntos específicos del cuerpo alivia el dolor

ABANICO DE APLICACIONES

Al tratar globalmente los problemas físicos y anímicos, la acupuntura es eficaz ante dolencias que se resisten a la medicina moderna.

Es muy eficaz en el tratamiento del dolor (migrañas, lumbalgias, cervicalgias, fibromialgia, esguinces, artritis, reumatismo...).
Ginecológicos (dismenorrea, amenorrea, metrorragia, infertilidad, menopausia...).
Digestivos (gastritis, colon irritable, estreñimiento, diarrea, distensión abdominal, etc.).
Mejora la calidad de vida en enfermedades degenerativas (sida, esclerosis múltiple, parkinson...).
Problemas emocionales (depresión, ansiedad, insomnio...).
Respiratorios (rinitis, asma, bronquitis o alergias).
Urinarios (incontinencia, poliuria, disuria, prostatitis, impotencia o eyaculación precoz).
Vasculares (mala circulación, secuelas de embolia, hipertensión arterial, etc.).
No es tan efectiva en esquizofrenia, cáncer o alzhéimer.

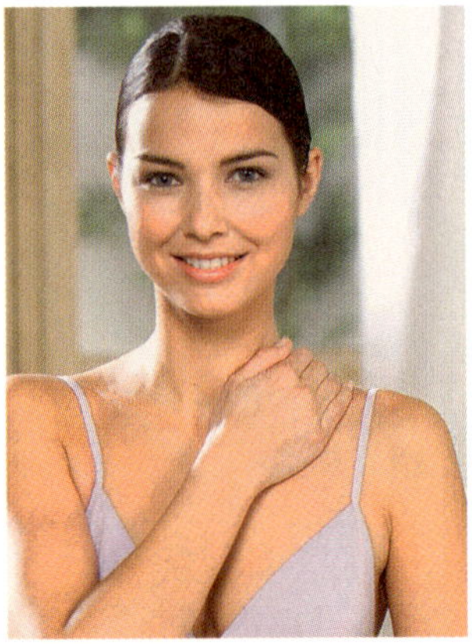

Enseña a mantener o recuperar la armonía tanto interior como con nuestro entorno; pero sobre todo enseña a prevenir los desequilibrios energéticos que, según la medicina china, provocan la enfermedad o el desasosiego emocional.

Desde antiguo se observó que el frío del invierno, el calor del verano, la sequedad del otoño, el viento de primavera y la humedad de la lluvia, pero también la alegría, la ira, la preocupación, la tristeza o el miedo, eran factores que podían causar desarmonías. La medicina china se preocupó desde el inicio por prevenir y restaurar esos desequilibrios energéticos.

QUÉ ES EL *CHI*

Imaginemos el órgano corazón: todo el mundo sabe que el corazón bombea la sangre y que, si se para, uno se muere. Pero ¿cómo puede moverse solo ese trozo de músculo? ¿Quién maneja los nervios que lo controlan? ¿Cómo hace el cerebro para enviar sus órdenes al sistema nervioso? ¿Quién le ha enseñado a saber qué órdenes tiene que dar y cuándo? Así podríamos seguir remontándonos, pregunta a pregunta, hasta los orígenes del Universo. Tiene que existir una fuerza, una energía, algo que mueva y genere todos los fenómenos: nacer, crecer, madurar, envejecer y morir, en todas las cosas del cosmos, y también en el ser humano. Una energía que nos da la vida mientras recorre nuestro cuerpo y que, cuando nos abandona, nos la quita. Para la medicina china, la energía que hace que se mueva el corazón se llama *chi*. No se trata de una fuerza mágica o sobrenatural, sino de un fenómeno que los sabios chinos definieron con exactitud y al que dieron ese nombre, una energía que rige los cambios, lo visible y lo no visible. El *chi* es el que hace que se mueva el corazón. Las mareas suben y bajan bajo la atracción de la luna: esa fuerza de atracción se llama en chino *chi*. Nace un niño y día a día crece aumentando su tamaño, volumen y peso: ese movimiento de cambio se llama *chi*. Ese devenir de las cosas, ese surgir y desaparecer de los fenómenos naturales, en China se denomina *chi* hace miles de años. Ese *chi* somos nosotros y nosotros somos fruto del *chi*.

Hay dos tipos de *chi*: el celeste o congénito, con el que nacemos y que se encuentra almacenado en el riñón, y el terrestre o adquirido, el que producen nuestros órganos a partir del aire y de la comida.

Diariamente nuestra actividad física, mental y emocional consume *chi* terrestre. Con una respiración y una alimentación adecuadas conseguiremos producir todo el *chi* que necesitamos para nuestra vida. Si por el contrario consumimos más *chi* del que producimos, nuestro organismo utilizará el *chi* celeste, y este es muy difícil de reponer. De ahí la importancia de seguir unos hábitos saludables.

EL CUERPO COMO CIUDAD

Según la medicina china, el cuerpo humano está recorrido en su totalidad por un sistema de canales, llamados meridianos, a través de los cuales circulan las dos sustancias vitales esenciales: *chi* y *xue* (energía vital y sangre). Existen 12 meridianos principales y 8 extraordinarios que forman un conjunto denominado *jing*, que quiere decir ejes verticales, e infinidad de canalizaciones colaterales llamadas *luo* (ramificaciones). Juntos, *jing* y *luo* forman

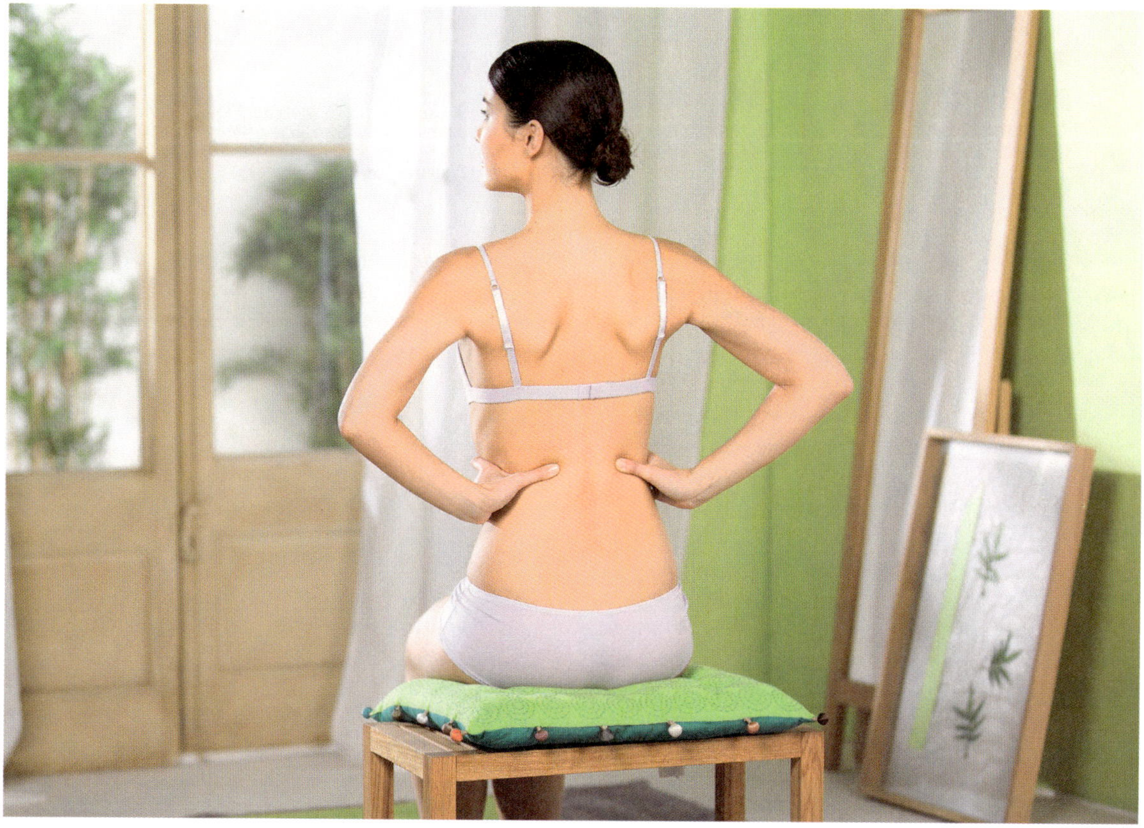

Según la medicina china, cada órgano es especialmente sensible a una emoción concreta. Por ejemplo, el más sensible al miedo es el riñón, y al hígado le afecta más la ira

una red que se extiende por todo el cuerpo y se encarga de transportar *chi* y *xue* a todos los órganos, manteniendo un estado de buena salud, y que a su vez está controlado y nutrido por los órganos vitales.

Imaginemos una red de transporte urbano de una gran ciudad que fuera dirigido por varias empresas. Cada empresa (órgano) tendría sus propios autobuses y controlaría una línea, con su propio itinerario (meridianos) y sus propias paradas (puntos de acupuntura). Cada línea durante su trayecto se cruza con otras en determinadas paradas, y en el centro de la ciudad hay paradas en las que coinciden varias líneas, aunque luego cada una siga su propio camino. Las paradas, donde suben y bajan los pasajeros, son como los puntos de acupuntura y las paradas en que se cruzan varias líneas son como los puntos de unión de varios meridianos, que nos permiten estimular o manipular varios órganos al mismo tiempo. Los autobuses, encargados del transporte de los viajeros, serían *xue* (sangre), mientras que la energía que hace mover estos autobuses sería el *chi*. Sin *chi*, *xue* no puede circular, pero al mismo tiempo si no hay *xue* que mover, el *chi* tampoco tiene con quien circular. *Chi* y *xue* son las dos caras de una misma moneda, pero por su función se divide en dos, como la dualidad de yin y yang.

La acupuntura es natural porque no añade nada artificial a nuestro cuerpo, sino que aprovecha nuestra propia energía para actuar sobre los órganos afectados

A través de los meridianos también se unen los tejidos externos –piel, uñas, cabello– con los correspondientes órganos internos –pulmón, hígado y riñón– y, algo muy importante, también el cuerpo se conecta con el mundo que le rodea. Por tanto, a través de ellos se manifiesta la salud o la enfermedad. La medicina china aprendió a manipular las energías que circulan por ellos mediante técnicas como la acupuntura y la moxibustión.

El sistema de meridianos es independiente de los sistemas sanguíneo, linfático y nervioso, aunque hay tramos en que coincide con uno o varios de ellos, y forma una red muy sólida que nos protege de las agresiones externas.

Las agujas de acupuntura funcionan como un estímulo externo para regular la circulación de *chi* y *xue*. Siguiendo con el ejemplo de la ciudad, las agujas harían a veces de mecánicos, para ir a reparar los autobuses estropeados allí donde se encuentren; otras, de peones, para reparar las carreteras; y, en ocasiones, de expertos asesores para corregir el funcionamiento de empresas con dificultades.

SALUD Y EMOCIONES

La salud para la medicina china es un reflejo del equilibrio relativo entre *chi* y *xue*, yin y yang. Este equilibrio es muy sutil, por eso se necesitan constantes cuidados y atenciones para no enfermar. Si la energía de nuestro cuerpo está fuerte, no deberíamos padecer ningún desequilibrio ante una adversidad del clima, por ejemplo, ya que el *chi* que nos protege a través de los meridianos sabrá afrontarla. Al contrario, con un *chi* débil seremos presa fácil de la enfermedad ante cualquier situación adversa (frío, viento, humedad, calor, sequedad...).

Para mantener un correcto equilibrio es imprescindible que los órganos se relacionen entre sí de manera armónica. Para la medicina china los cinco órganos vitales (hígado, corazón, bazo, pulmón y riñón) mantienen una estrecha y compleja relación entre todos ellos, que se sustenta en la teoría de los cinco elementos que forman el universo: madera, fuego, tierra, metal y agua. Cada elemento se corresponde con un órgano y las relaciones entre los órganos son de la misma naturaleza que las relaciones entre los diversos elementos. Cualquier disfunción en un órgano afecta progresivamente a los demás órganos con los que está relacionado y al equilibrio de todo el organismo.

Pero la medicina china considera al ser humano como un todo y, por tanto, la salud no es un concepto que se limite al aspecto corporal de la persona, sino que incluye también el aspecto emocional. A este respecto cada órgano es especialmente sensible a una emoción concreta. Por ejemplo, el órgano más sensible a la tristeza es el pulmón y, aunque en principio la tristeza pueda parecer que afecta más a nuestro corazón, el órgano que acaba sufriendo sus efectos es el pulmón. Al hígado le afecta más la ira, al corazón la alegría, al bazo la preocupación y al riñón el miedo.

DIGITOPUNTURA, AYUDA EXTRA

Se actúa sobre los puntos simplemente aplicando la presión de los dedos y realizando una especie de micromasaje.

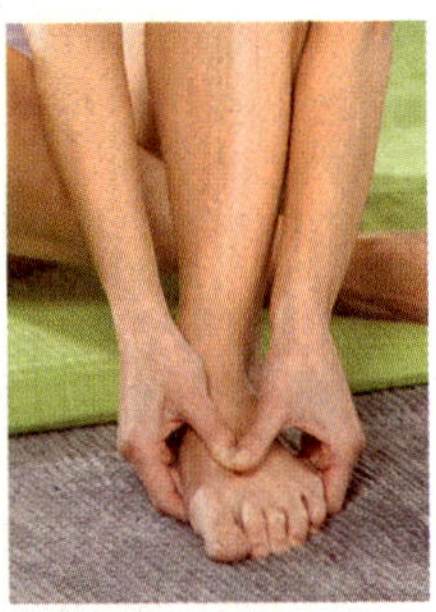

La digitopuntura es una técnica que mitiga los dolores u otros síntomas de enfermedad. Uno mismo se la puede aplicar en forma de terapia repetitiva (se presiona con la yema de los dedos, la uña o dos dedos juntos) y con un alto grado de seguridad, pues no produce efectos secundarios. **Alivia las afecciones** superficiales (un dolor de cabeza o una indigestión). El acupuntor puede recomendarla como complemento a su trabajo con las agujas.

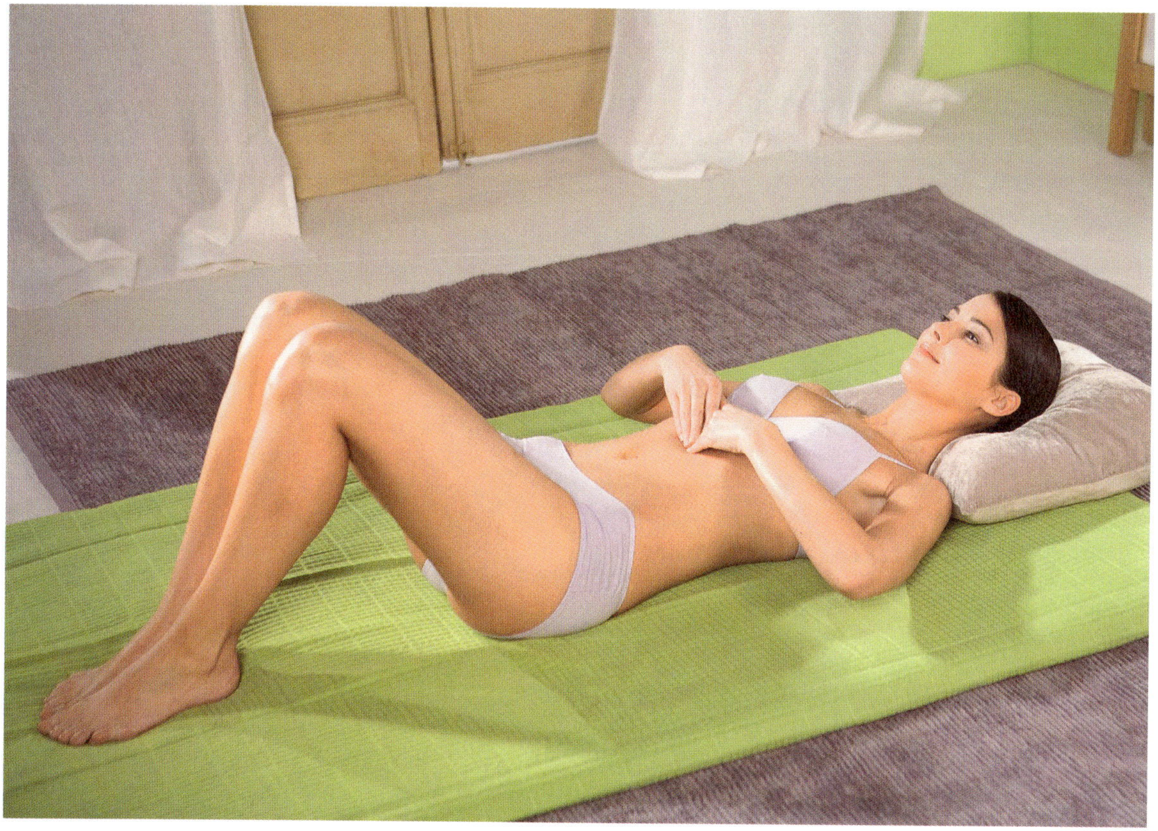

El carácter de las personas está influenciado por su órgano más destacado, ya sea por su exceso de fuerza o, por el contrario, por su debilidad. Por ejemplo, una persona con debilidad en los riñones será de naturaleza miedosa, mientras otra que presente un exceso de fuego en el hígado tendrá un carácter irritable y explosivo.

Por consiguiente, las disfunciones en los órganos y las enfermedades afectan también a los sentimientos y emociones, y a la inversa, nuestro estado emocional repercute en el equilibrio de nuestros órganos. Una persona con insuficiencia de bazo (algo muy común en Occidente) tenderá a preocuparse por todo, no solo por lo que ocurre sino también por lo que aún no ha sucedido, lo que, además de cansancio físico y mental, acaba produciendo estrés y ansiedad. También a la inversa: una persona que esté sometida a un estado de gran preocupación acabará sufriendo problemas de bazo, como indigestión, diarrea, estreñimiento o anemia.

LA SOLUCIÓN NATURAL

La acupuntura es una solución natural a muchos de nuestros males porque, en primer lugar, a través de ella logramos interaccionar con el organismo restituyendo el equilibrio entre *chi* y *xue*, que es la base de la salud, y solucionando las disfunciones de los órganos. Y, en segundo lugar, es natural porque la acupuntura no añade nada artificial a nuestro cuerpo, sino que aprovecha nuestra propia energía para actuar sobre los órganos afectados, haciendo que esta fluya correctamente y consiguiendo que los propios órganos puedan volver a fabricar la energía que necesitan. Además, se basa principalmente en la obtención de un diagnóstico riguroso y preciso, que emplea una técnica que se apoya en una completísima teoría de los meridianos, una clasificación de los puntos de acupuntura perfectamente estudiada y comprobada a lo largo de los siglos, y una técnica desarrollada para lograr la localización exacta y precisa de dichos puntos según la anatomía de cada persona.

EL BIENESTAR EN TUS MANOS

Al igual que los pies, mantienen un vínculo de energía con el resto de los órganos y los sistemas del cuerpo. El masaje reflexológico en las manos libera bloqueos energéticos y consigue tanto una relajación inmediata como aliviar dolores muy comunes. Además, es posible realizarlo en cualquier momento y también puede aplicárselo uno mismo.

● La reflexología es una técnica manual que se aplica mediante presiones en diferentes zonas corporales a fin de mejorar el estado de salud. Cada una de esas zonas (el pie, la oreja, la mano...) es tratada con un método muy específico que llega a adquirir una identidad propia.

El masaje en las manos permite un contacto directo entre el practicante y el receptor, lo que genera un vínculo y un flujo energético inmediatos. A diferencia de otras técnicas reflexológicas, como la podal, el masaje reflexológico de manos puede ser realizado en cualquier momento, ya que no requiere descalzarse, ni tampoco de ningún elemento auxiliar, como camillas, esterillas o aceites. Además, puede aplicárselo uno mismo.

ORIGEN ORIENTAL

El masaje reflexológico de manos se inspira en terapias orientales como la digitopuntura china o el masaje shiatsu japonés. Estas disciplinas buscan armonizar y equilibrar el cuerpo mediante la liberación de los bloqueos energéticos. Se considera que estos bloqueos, tanto si son por saturación como por deficiencia energética, pueden ser el origen de cualquier proceso de desequilibrio del cuerpo físico, y por lo tanto generadores de enfermedad.

El masaje reflexológico de manos y la reflexología podal comparten los mismos principios. Ambas técnicas consideran la enfermedad como un proceso sintomático y estudian la posible relación de órganos, glándulas y vísceras que mantienen una desarmonía funcional. Este desequilibrio se expresa de modo muy concreto a través de los diferentes reflejos localizados en las distintas zonas reflejas.

CONEXIÓN CON EL ORGANISMO

El masaje reflexológico es capaz de activar el potencial de energía que cada ser humano posee en su estructura biológica. Esta energía es la que cabe movilizar para mantener la salud y la que permite hacer frente a los constantes cambios del medio en el que vivimos. También ayuda a desarrollar los aspectos positivos de nuestra personalidad.

■ APRENDER REFLEXOLOGÍA

Quien desee adquirir conocimientos de esta técnica es mejor que acuda a centros de formación especializados. Iniciar una singladura reflexológica basada solo en la lectura de unos cuantos libros es arriesgado si se desea tratar a personas ajenas al entorno familiar. Otra cosa es practicar con uno mismo o la pareja con fines básicamente relajantes.

AUTOMASAJE REFLEXOLÓGICO

Todos podemos disfrutar de sus beneficios. Para ello basta dedicar unos momentos al día y seguir unas sencillas indicaciones.

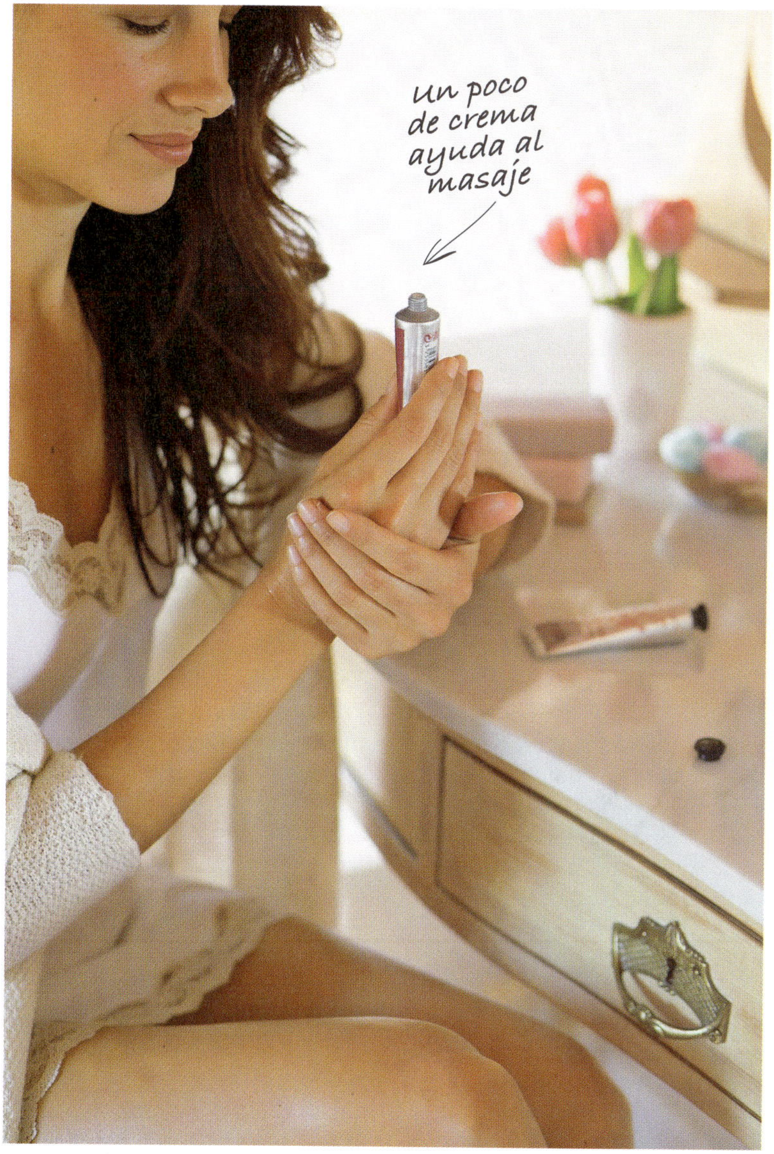

Procuramos estar cómodamente sentados. Aunque no es imprescindible, pueden impregnarse las manos con una crema ligera o un aceite de masaje, pero sin aplicar mucha cantidad, con muy poco es más que suficiente, pues el objetivo solo es suavizar las manos. Se puede añadir algún aroma suave y tranquilizante, como la lavanda o la mandarina.

■ PRIMEROS MOVIMIENTOS

Se empieza frotando las manos para liberar la energía estancada y se sigue con unos pellizcos y amasamientos muy descongestivos.

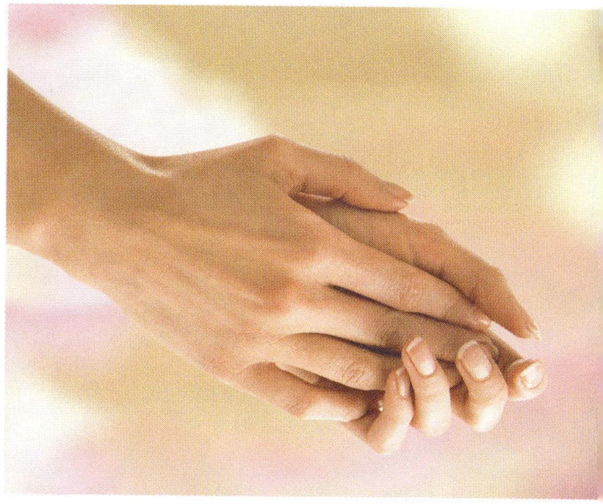

1 **Frotación.** Frota y luego desliza tu pulgar desde la muñeca hasta el extremo de cada dedo. Realiza el mismo movimiento pero en forma de zigzag, recorriendo toda la palma.

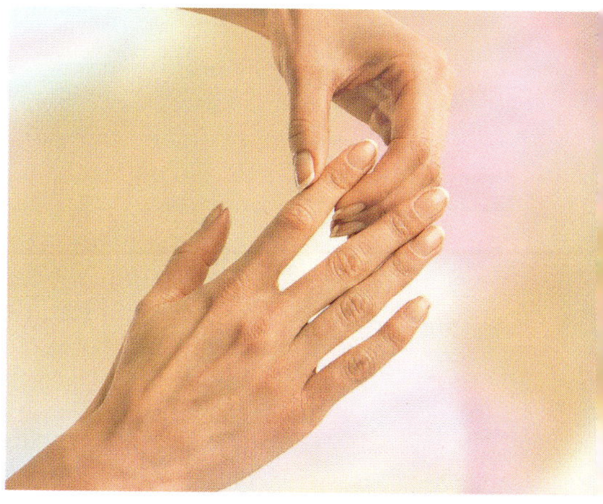

2 **Pellizcos y amasado.** Efectúa unos pellizcos sobre los dedos desde la punta hasta la palma de la mano. Después, realiza un suave amasamiento con los nudillos.

ACTIVACIÓN GENERAL

Se dedican dos o tres minutos a cada mano. Si notamos alguna molestia en una zona, incidiremos con el masaje sobre ella hasta conseguir que desaparezca. Si no se consigue, conviene insistir en una siguiente sesión.

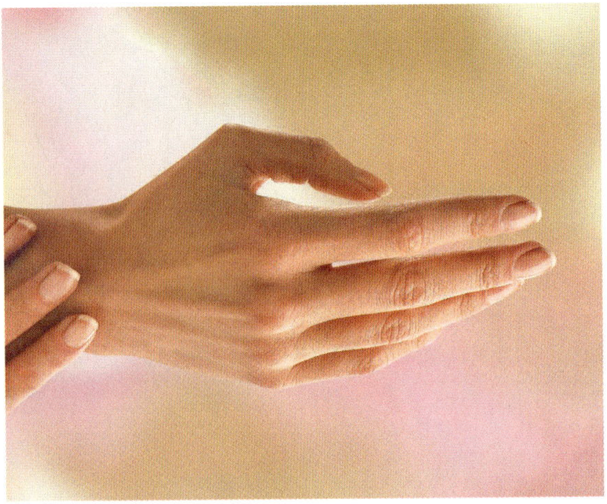

1 **La palma.** Masajeamos con el pulgar desde la muñeca hasta el nacimiento de los dedos, avanzando igual que lo haría una «oruga». Luego se repite el movimiento desde el nacimiento de los dedos hasta la muñeca.

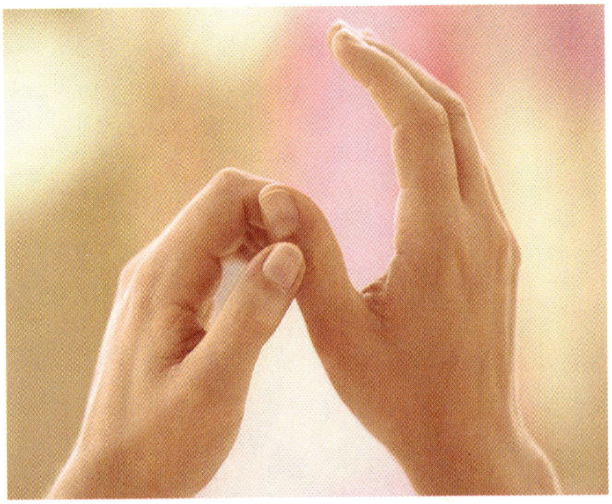

2 **Los dedos.** Se realiza el mismo movimiento de oruga, pero con el índice y desde el extremo de los dedos hacia su nacimiento. Trazamos tres líneas sobre cada dedo: una interna, otra media y una externa.

Tanto en las manos como en los pies existen puntos que mantienen una conexión refleja con los distintos órganos, vísceras y estructuras del cuerpo humano, así como con los sistemas en los que se integran. Ahora bien, debido a la gran cantidad de tareas que realizan diariamente las manos, es fácil que estén algo insensibilizadas o que sus reflejos requieran un poco más de dedicación. Como contrapartida, son vehículos perfectos de dar y recibir energía, lo que las convierte en un medio óptimo para movilizar el flujo energético en los diferentes canales del organismo. A menudo basta con aplicar instintivamente las manos sobre una región dolorosa para obtener un alivio agradable e iniciar el proceso de curación.

El masaje reflexológico en las manos es un instrumento para mejorar la calidad de vida, pero también una forma de autoayuda para prevenir diversas enfermedades o mejorar su curso. Este masaje es un excelente aliado si se sigue un tratamiento médico, puesto que desbloquea los canales por donde circula la energía. En función del problema, se utilizan habitualmente presiones del dedo pulgar o el índice. El profesional suele acompañar este trabajo con un masaje previo, lo que favorece la relajación.

Aparte las técnicas reflexológicas manual y podal, otras menos conocidas son la reflexología facial (cara), la somática (cuerpo), la raquial (columna vertebral), la auricular (oreja), la lingual (lengua) y la endonasal (mucosa interna de la nariz). Todas ellas pueden beneficiar nuestro equilibrio integral, que es físico, psíquico y también sensorial.

REFLEJOS CURATIVOS

Frente a una acción se genera una reacción. Podemos decir, pues, que el masaje reflexológico en las manos recurre al sistema nervioso, y más específicamente al sistema nervioso neurovegetativo, a través de los dermatomas cutáneos (áreas de la piel inervada por una raíz o nervio dorsal de la médula espinal). Estos permiten generar un estímulo provocando un reflejo involuntario, que a su vez desencadenan una serie de reacciones que permitirán mejorar el funcionamiento del organismo.

MAPA REFLEXOLÓGICO DE LAS MANOS

Al masajear con intensidad estas zonas y puntos de presión, se estimulan las áreas reflejas básicas que se muestran con los números. La estimulación refleja ayuda a desbloquear los canales energéticos de esos órganos y glándulas. Los estímulos nerviosos funcionales tienen el poder necesario para llegar a todas esas áreas. Una activación refleja completa de todas las zonas estimula la circulación hacia los sistemas para una renovación de la salud. Si hay dolor específico se incide en un punto concreto. En general, se masajean las zonas sobre las dos manos, excepto la zona del corazón (existe solo en la mano izquierda) y la vesícula biliar (solo en la mano derecha).

MANO IZQUIERDA

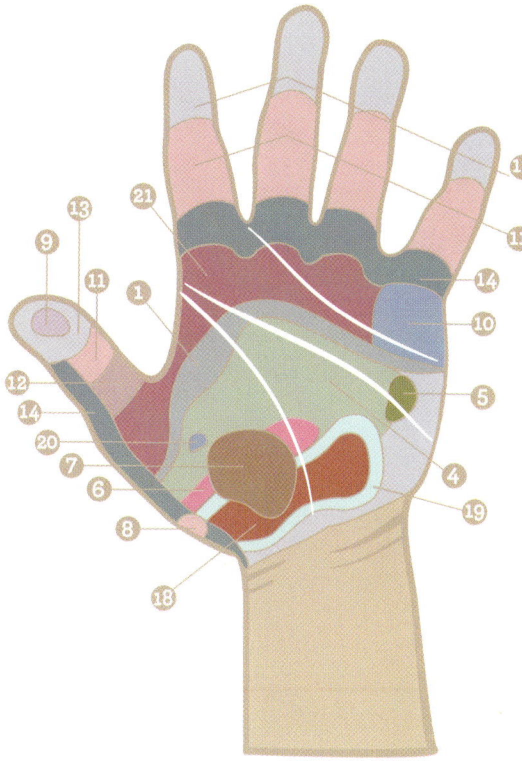

MANO DERECHA

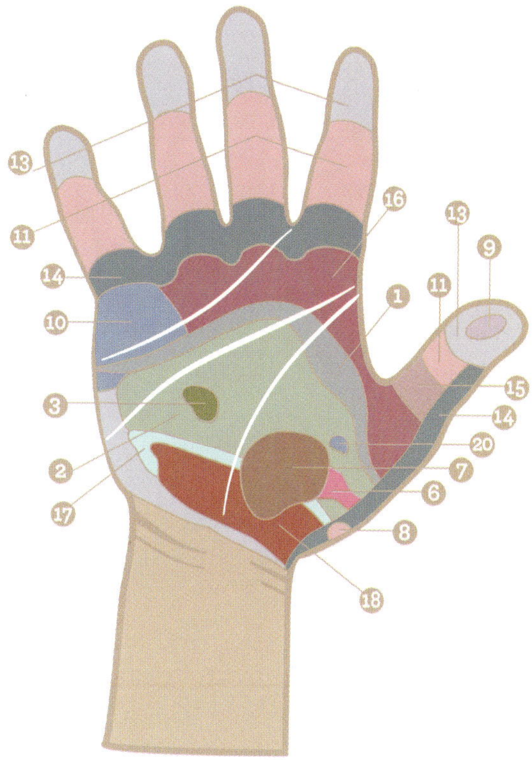

1. Diafragma
2. Hígado
3. Vesícula biliar
4. Estómago
5. Bazo
6. Páncreas
7. Riñón
8. Vejiga
9. Glándula pituitaria
10. Hombros/Brazos
11. Cuello/Músculo auxiliar del ojo/Oído interno
12. Cuello/Tiroides/Amígdalas
13. Cabeza/Cara/Senos
14. Ojo/Oído
15. Tiroides/Paratiroides
16. Pecho/Pulmón/Parte superior de la espalda
17. Colon
18. Intestino delgado
19. Colon sigmoideo
20. Glándula suprarrenal
21. Pulmón/Corazón

CALMAR DOLORES ESPECÍFICOS

Cada zona de la mano tiene relación con un órgano del cuerpo. Con estos tres masajes sobre puntos reflejos se pueden aliviar los problemas digestivos, la ansiedad, la tensión nerviosa y las migrañas.

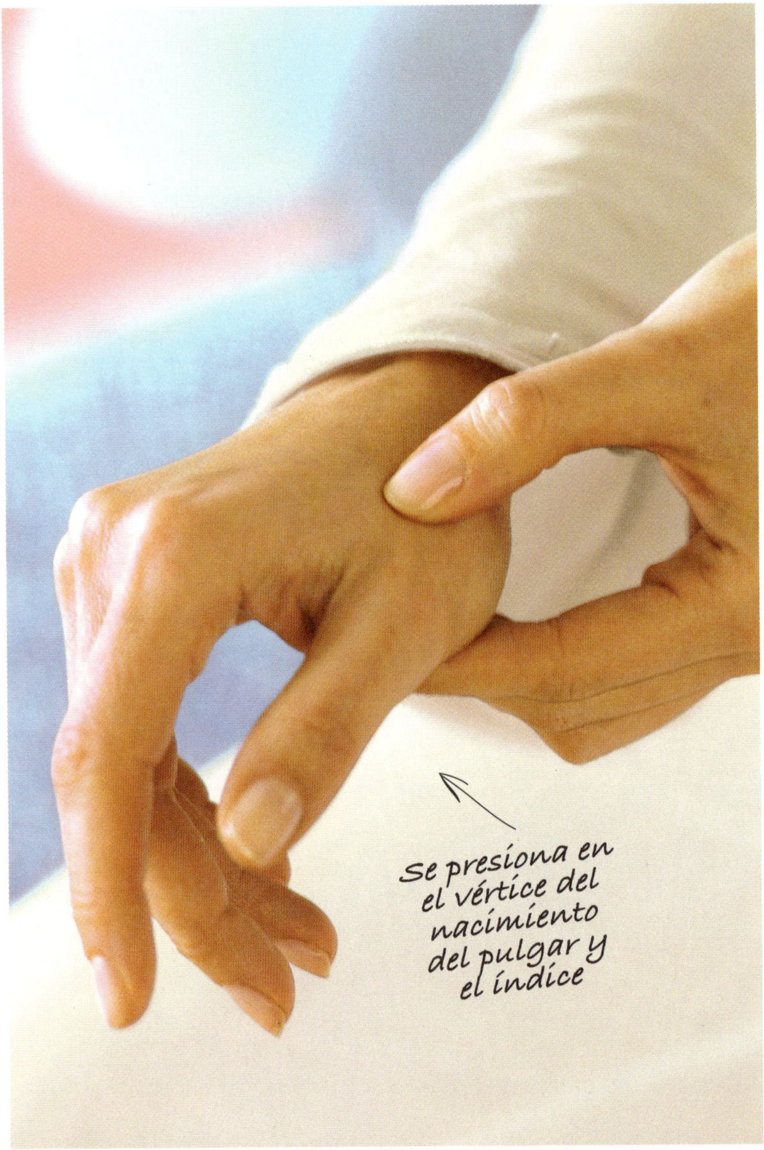

1 **Dolor gástrico.** Ejerciendo una presión constante en el vértice formado por el nacimiento del pulgar y del índice, encontramos los órganos digestivos. Este es un importante punto analgésico para cualquier tipo de dolor visceral. Recuerda que no se trata de frotar la piel, sino de realizar un movimiento de presión y rotación sobre ese punto específico.

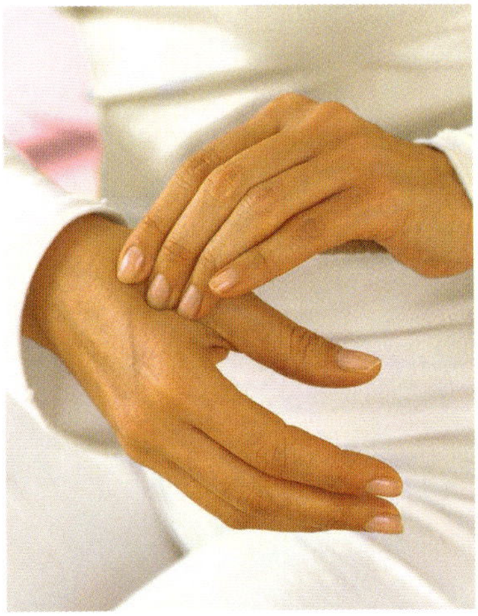

2 **Ansiedad.** Efectúa un movimiento que imite a los de una oruga, colocando tres dedos sobre el primer metacarpiano (dedo pulgar). Se actúa, así, sobre la región del tórax.

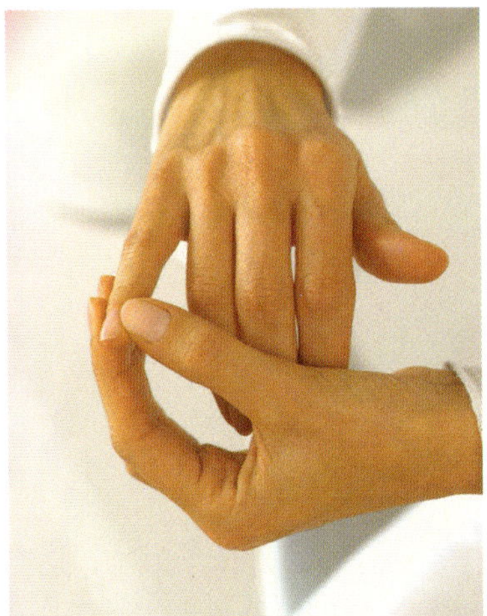

3 **Relajar el cuello.** Realizando una presión en el lateral de las uñas del segundo al quinto dedo, se relaja el cuello, lo que puede reducir las migrañas y la tensión nerviosa.

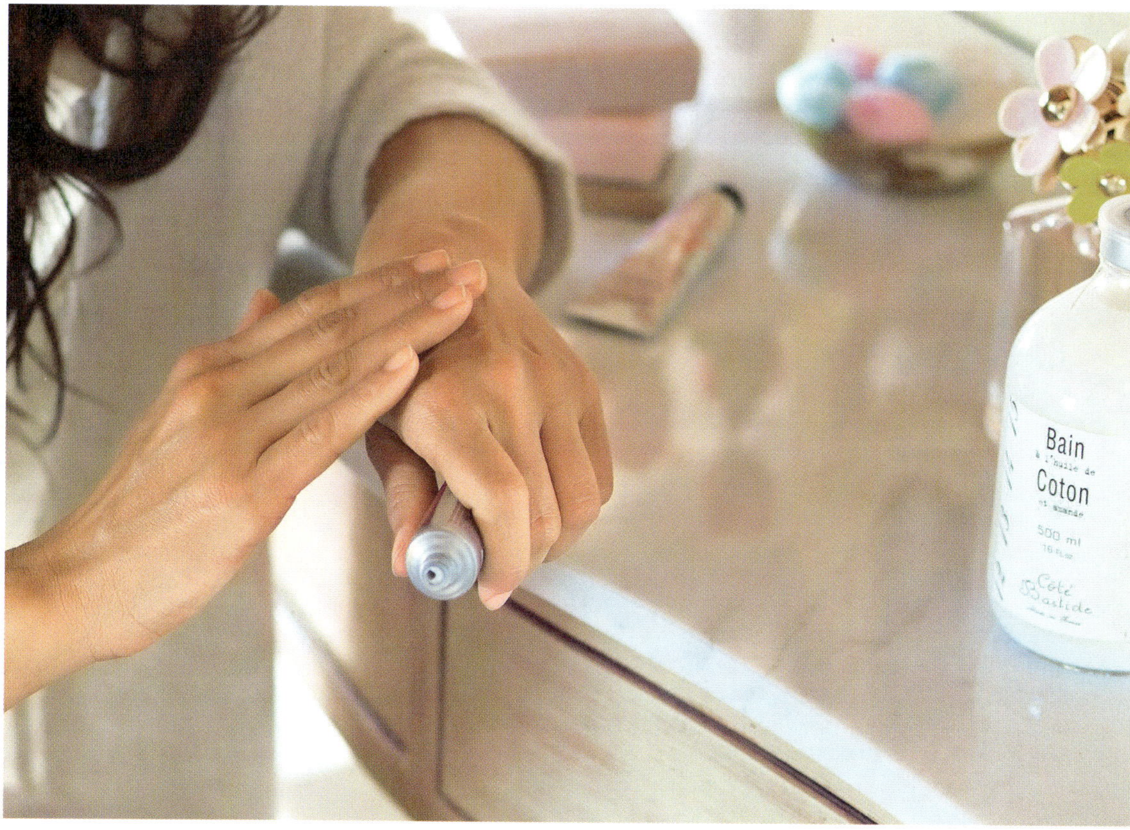

El masaje reflexológico en las manos permite tener acceso a las mismas zonas reflejas que si tratásemos los pies. Esto resulta muy útil en caso de niños hiperactivos –un auténtico reto para el practicante–, o en personas con amputaciones, heridas o escayolas temporales.

La técnica puede ser de gran ayuda en casos como: migraña, dolor de cabeza, dolor tensional, acné, eccemas, insomnio, ansiedad, acidez de estómago, digestiones lentas, estreñimiento, dolor menstrual y otras molestias y dolores habituales.

Una ventaja de este tipo de masaje es que puede realizarse en cualquier circunstancia, tanto a uno mismo como a otra persona, ya que no presenta contraindicaciones y puede aplicarse a cualquier edad. Únicamente se desaconseja si las manos presentan heridas, daños o algún tipo de infección.

INTERCAMBIO DE ENERGÍAS

Este masaje debe realizarse siendo consciente de que se produce un importante intercambio energético entre quien lo da y quien lo recibe, por lo que se aconseja realizar respiraciones profundas.

Si durante el tratamiento se notan las manos tensas o cansadas, es aconsejable realizar suaves sacudidas de las manos a fin de movilizar la energía acumulada. Al finalizar, el masajista debe lavarse las manos con agua fría para reactivar el flujo sanguíneo y liberar la tensión.

El masaje dura treinta minutos, quince en cada mano. Una vez finalizado, se aconseja envolver las manos del receptor durante unos minutos a fin de regular el flujo energético, porque hemos abierto los canales de los dedos por donde perdemos parte de la energía vital.

Se realiza una vez a la semana. De ese modo los desechos en circulación pueden ser eliminados por el organismo y se evita que causen otros bloqueos. En las zonas en las que hayamos notado alguna molestia hay que incidir hasta conseguir que el malestar desaparezca. Como solo suelen dedicarse unos quince minutos a cada mano, podemos volver a masajear esas zonas sensibles en la siguiente sesión.

AUTOMASAJE EN LOS PIES

Nada hay más sencillo y eficaz que relajarse con un masaje de pies. Se puede dejar que las manos actúen instintivamente, pero si sumamos los consejos de la reflexoterapia, los beneficios se multiplican. Según esta terapia, en la planta del pie se manifiestan todas las partes del cuerpo y podemos actuar sobre aquellas zonas que nos causan dolor.

● El médico estadounidense William H. Fitzgerald (1872-1942), creador de la terapia zonal, descubrió los puntos reflejos. Durante las intervenciones, Fitzgerald observó que aquellos pacientes que presionaban con fuerza las yemas de sus dedos contra los cantos de los reposabrazos del sillón operatorio aguantaban mejor el dolor. Así se dio cuenta de que existen ciertos puntos del cuerpo (sobre todo, en las manos y en los pies) que, al estimularlos, relajan o activan otras zonas y sistemas corporales.

Fijémonos en nuestros pies: el color rojo nos habla de calor; el blanco, de frío, que puede acumularse en el área lumbar y producir dolor muscular. Activar las zonas más pálidas puede calentar las lumbares. La piel que se escama habla de sequedad de algún órgano, como el pulmón. Y, si pensamos en emociones, el hígado se quejará con el estrés.

Son ejemplos de lo que podemos «leer» en la planta del pie conjuntamente con un mapa reflexológico. Todos tendemos a recaer en los mismos desequilibrios y problemas de salud. Con la experiencia conseguida con el tiempo que destinemos a conocer nuestros pies, sabremos cuáles son exactamente los puntos que suelen responder con dolor durante el masaje.

Resulta curioso palpar, en los primeros masajes, como pequeños cristalitos, parecidos a azúcar. Diríamos que son la expresión física de bloqueos internos, que gracias al masaje podemos ir disolviendo. Si se realizan automasajes con regularidad, las zonas reflejas dolorosas irán disminuyendo e iremos sintiéndonos más equilibrados.

Para la reflexología podal, en la planta del pie se manifiestan todas las partes del cuerpo. Desde el punto de vista físico, la relación se entiende como una respuesta del sistema nervioso. A nivel energético, propio de la Medicina Tradicional China, se explica con la idea de que cada parte del organismo manifiesta su totalidad: lo que sucede en la planta del pie lo encontramos en la oreja o la palma de la mano. En el mapa reflexológico del pie aparecen dibujados los diferentes

PREPARAR EL MASAJE

A la hora de comenzar, tan importante es lo que hacemos como la manera de hacerlo. Lo primero es darle el tiempo que requiere. Lo segundo es acondicionar el entorno para que estemos cómodos. Por último, intentamos concentrarnos mediante la respiración consciente. Ya podemos frotar las manos entre sí para calentarlas e iniciar los masajes.

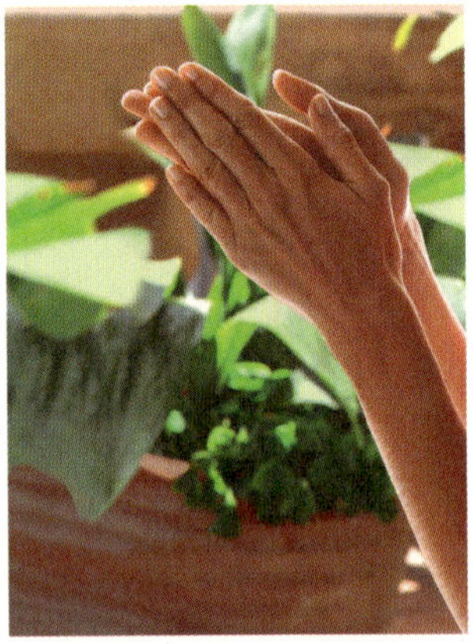

PREÁMBULOS PARA EL MASAJE

Acondicionamos el entorno con una temperatura y una luz agradables. Se puede aplicar aceite de masaje, crema o aromaterapia.

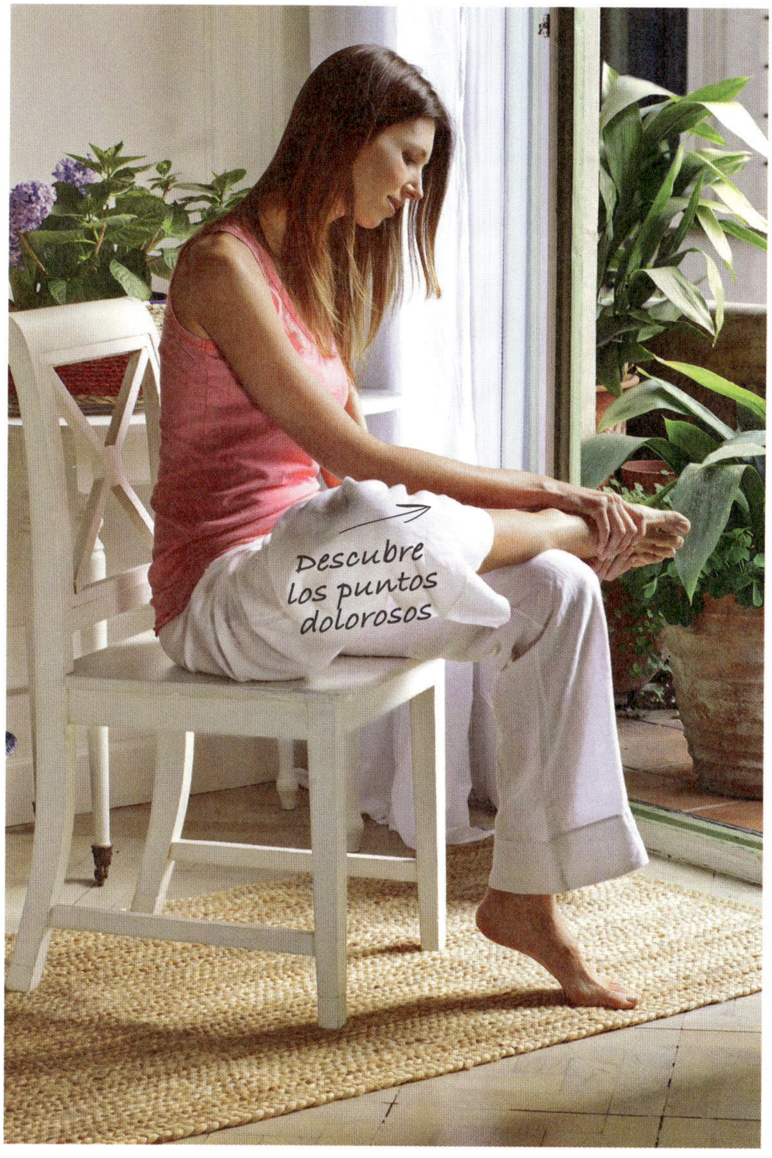

Se realizan dos o tres respiraciones conscientes, lentas y profundas. Se frotan las manos entre sí para calentarlas y se inicia el masaje. Podemos simplemente guiarnos por las señales que nos muestran los pies. Seguir el camino que nos marcan los puntos dolorosos es una buena vía para ir conociéndolos poco a poco. Luego se puede realizar una rutina concreta.

SUPRARRENALES Y COLUMNA

Las superrenales sintetizan la adrenalina, que ayuda ante una situación estresante. El segundo masaje alivia las vértebras.

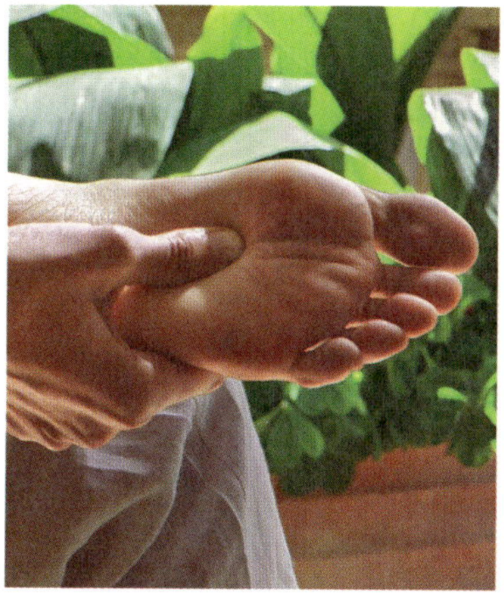

1 **Activar la suprarrenal.** El área de la glándula suprarrenal se sitúa en la parte interna del pie como observamos en la imagen, cerca de donde termina el arco plantar.

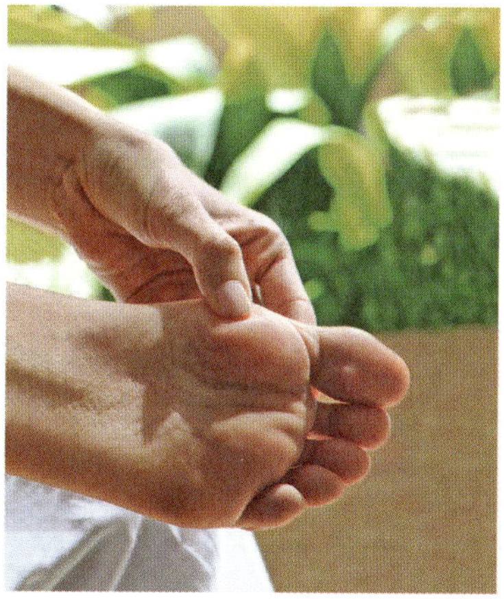

2 **Zona refleja de la columna vertebral .** Va por el lado interno desde el talón (donde se sitúa el cóccix) hasta el dedo gordo (donde se encuentran virtualmente las cervicales).

PASO A PASO PARA LOS PIES CANSADOS

Se emplea habitualmente en el masaje shiatsu. La forma más cómoda de realizarlo es sentado en una silla. Puede ocurrir que el cuerpo nos exija descanso después y nos entre algo de somnolencia.

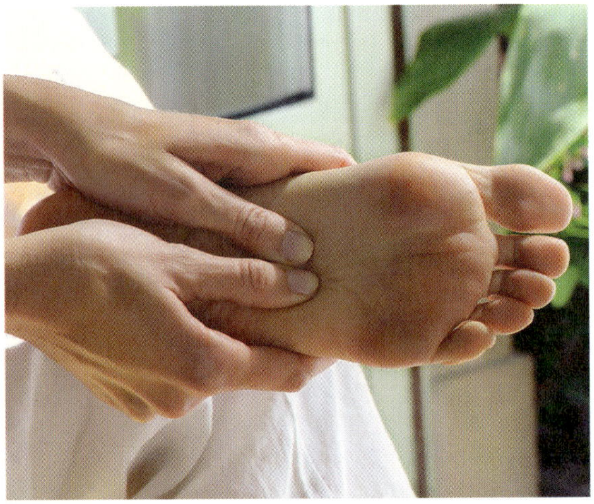

1 **Se sitúan los dos pulgares** juntos en la planta, justo donde empieza el talón. Se presiona con ambos pulgares sobre una línea imaginaria que va desde el talón hacia los dedos. Si algún punto de la planta causa dolor se insiste en él hasta que cede la molestia.

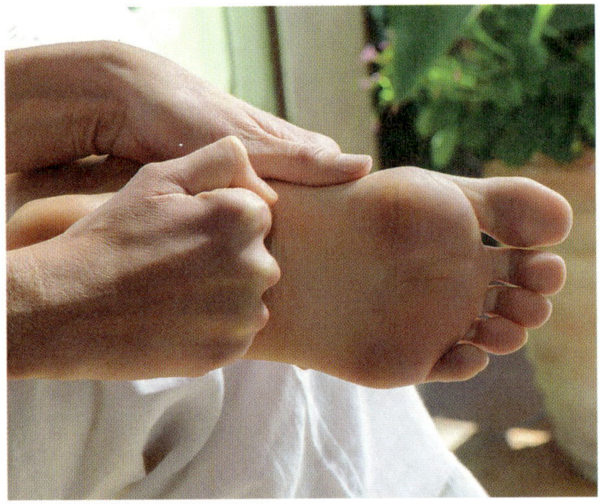

2 **Cerramos la mano** formando un puño y pasamos los nudillos tres o cuatro veces por toda la planta del pie, ejerciendo cierta presión, pero sin hacernos daño. Estamos con ello masajeando y activando todos los órganos y sistemas del cuerpo.

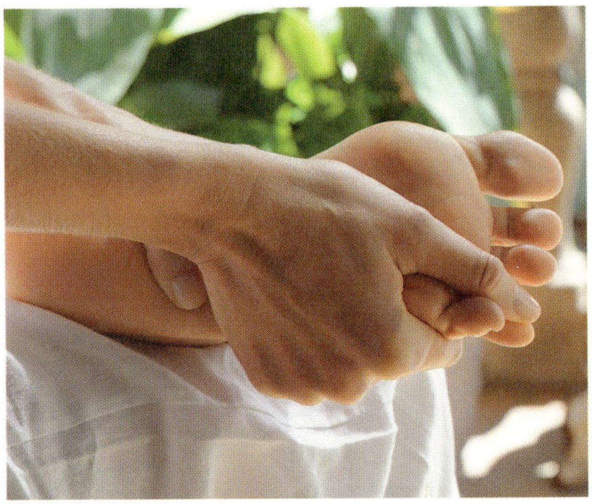

3 **Trabajamos dedo por dedo** con intensidad, apretando y movilizando especialmente cada una de las pequeñas articulaciones. Además de aliviar los pies cansados y contrarrestar el efecto constrictor de los zapatos, se actúa sobre la cabeza.

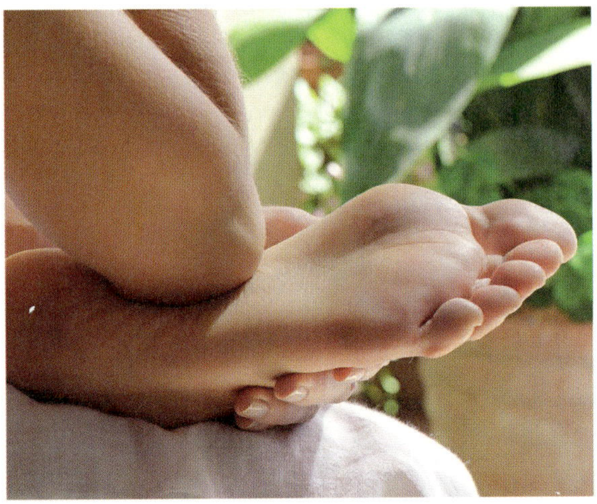

4 **Flexionamos el brazo** y trabajamos con el codo sobre toda la planta. Empezamos dibujando círculos, dejando caer el peso del tronco para aumentar la presión. Para finalizar, apretujamos la planta de los pies con ambas manos y la masajeamos un poco.

MASAJE CON PELOTA

Este ejercicio puede ser el colofón ideal a la rutina anterior. En este caso, se masajea toda la planta usando una pequeña pelota.

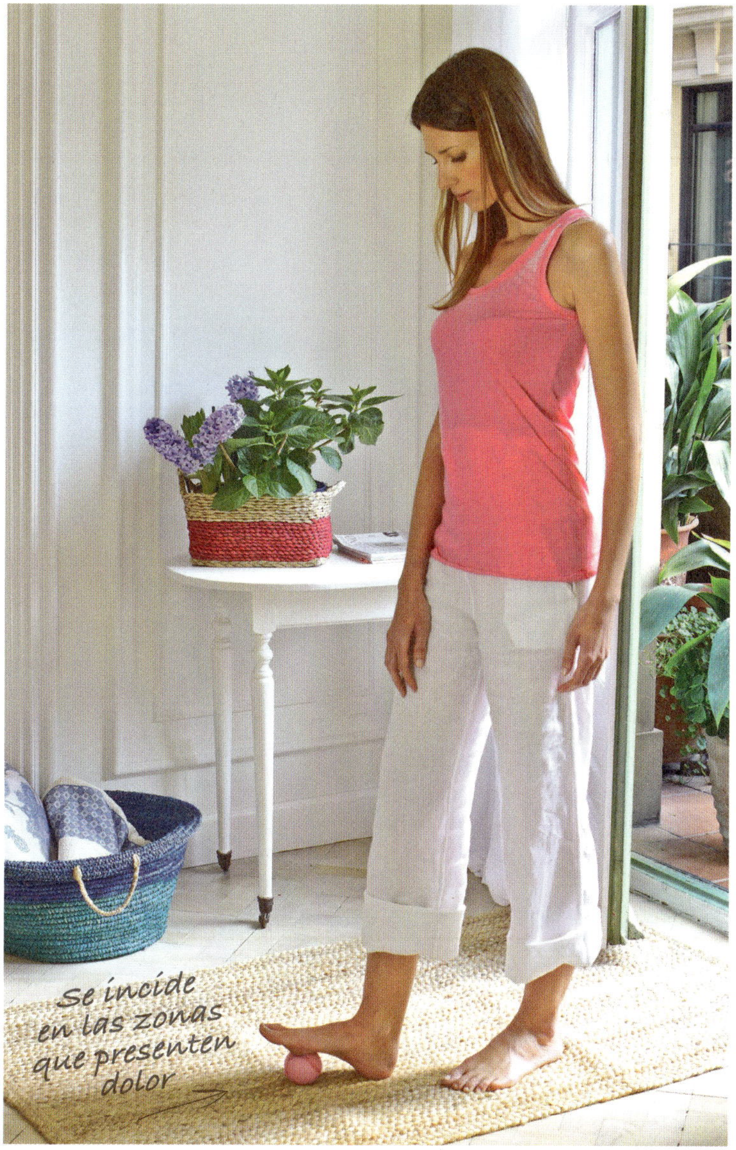

Deslizar la pelota bajo la planta. Usamos una pequeña pelota que quepa bajo la planta y que no sea ni excesivamente blanda ni dura. Dejamos caer el peso sobre el pie que pisa la pelota e incidimos con movimientos lentos sobre aquellas zonas en las que sintamos dolor. Mantenemos los pies uno cerca del otro para no perder el equilibrio.

órganos, glándulas y el sistema músculo-esquelético. Buscando la localización de los puntos dolorosos, podremos entender mejor qué nos pasa por dentro. Descubriremos qué órganos son más sensibles a la presión de los dedos. También podemos poner más intención en algunas zonas que sabemos que sufren alguna alteración o enfermedad.

CÓMO APLICAR LOS EJERCICIOS

Para empezar nuestra rutina, respiramos con profundidad un par de veces. Esto nos ayuda a centrarnos en lo que vamos a hacer y prepara nuestro cuerpo para estar presente. Frotamos las manos para hacerlas entrar en calor y para que la sensación al tocar nuestros pies sea más agradable. La postura ha de ser cómoda, sobre todo para que nos permita disfrutar del momento, sin ninguna exigencia más.

Debemos empezar por el pie izquierdo. Aplicamos el masaje siguiendo el sentido de las agujas del reloj para activar la función del sistema reflejo; en sentido contrario, se inhibiría. Observamos, repasamos con las yemas de los dedos y decidimos si hay algo que requiere nuestra atención o si hacemos un tratamiento general.

Debemos permanecer en una actitud de atención. Aunque dediquemos poco tiempo, si lo hacemos con conciencia nos permitirá detectar cambios sutiles. Aunque pongamos énfasis en las zonas dolorosas, hemos de intentar llegar a todo el pie. Al acabar, nos detenemos para valorar la diferencia entre cómo estábamos antes y cómo nos sentimos después del masaje: no solo buscamos cambios en los pies, sino que observamos el resto del cuerpo y el estado de ánimo.

MAPA REFLEXOLÓGICO DE LOS PIES

Conociendo los puntos reflejos y sus correspondencias en el cuerpo, presionamos aquellas zonas que necesitan más energía. Un masaje que incluya todo el pie aporta equilibrio al organismo entero.

PIE IZQUIERDO PIE DERECHO

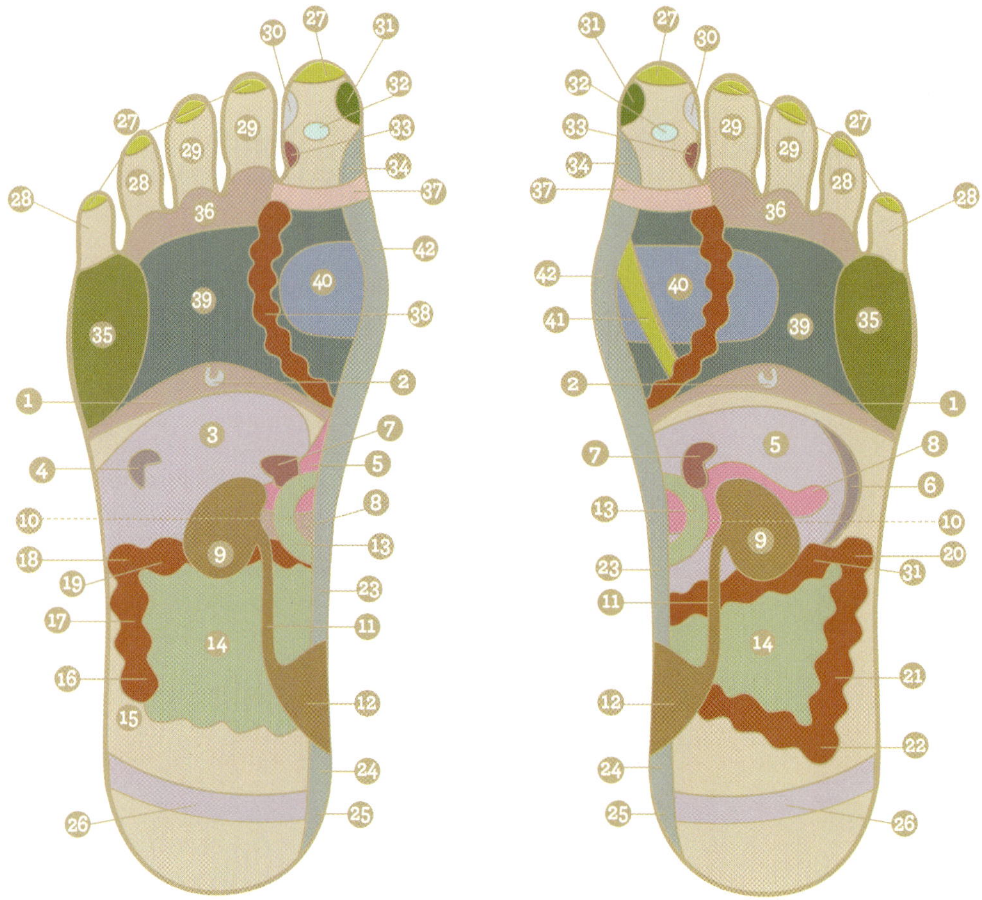

1. Diafragma
2. Plexo solar
3. Hígado
4. Vesícula biliar
5. Estómago
6. Bazo
7. Glándula suprarrenal
8. Páncreas
9. Riñón
10. Cintura
11. Uréter
12. Vejiga
13. Duodeno
14. Intestino delgado
15. Apéndice
16. Válvula íleocecal
17. Colon ascendente
18. Ángulo hepático
19. Colon transverso
20. Ángulo esplénico
21. Colon descendente
22. Colon sigmoideo
23. Columna lumbar
24. Columna sacra
25. Cóccix
26. Nervio ciático
27. Cerebro
28. Senos/Oído externo
29. Senos/Oído interno
30. Sien
31. Glándula pineal/ Hipotálamo
32. Glándula pituitaria
33. Lateral del cuello
34. Columna cervical
35. Hombros/Brazos
36. Cuello/Músculo auxiliar del ojo/Oído interno
37. Cuello/Tiroides/Amígdalas
38. Bronquios
39. Pecho/Pulmón
40. Corazón
41. Esófago
42. Columna torácica

REMEDIOS RÁPIDOS PARA DISTINTAS MOLESTIAS

A veces arrastramos dolor durante todo el día y nada parece aliviarlo. Estos sencillos masajes ayudan en problemas como la congestión nasal, la cefalea o las molestias de piernas cansadas.

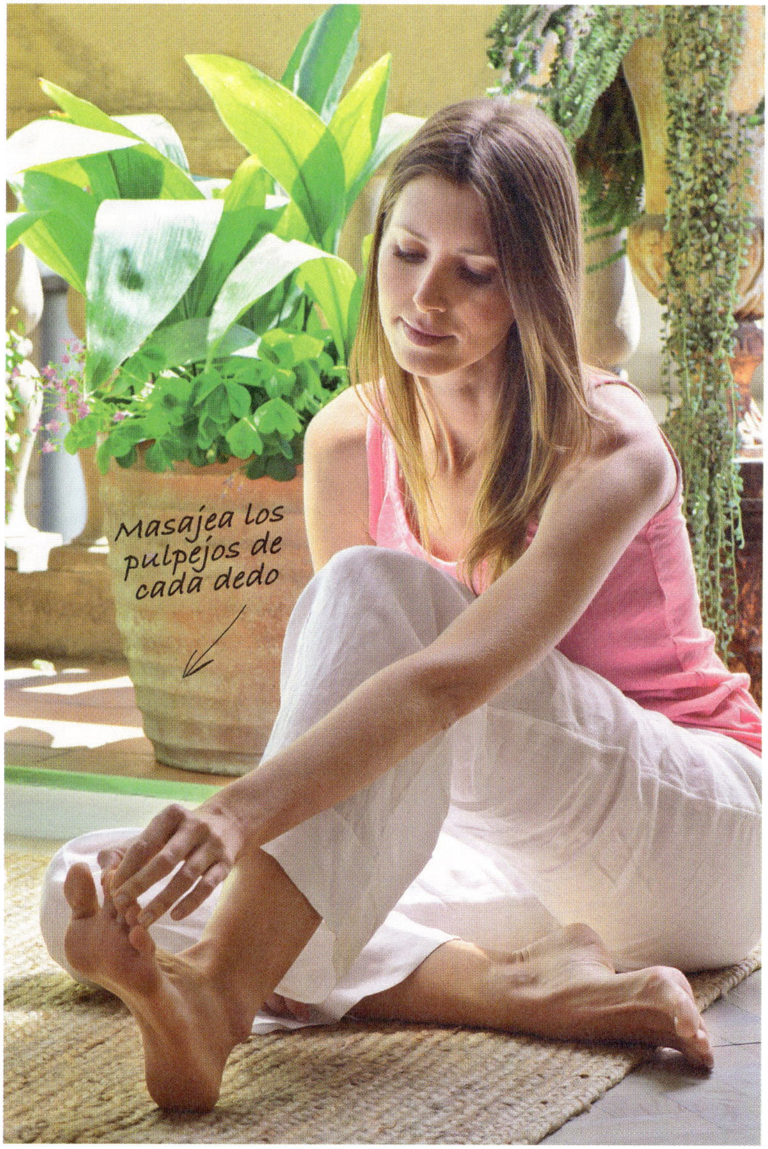

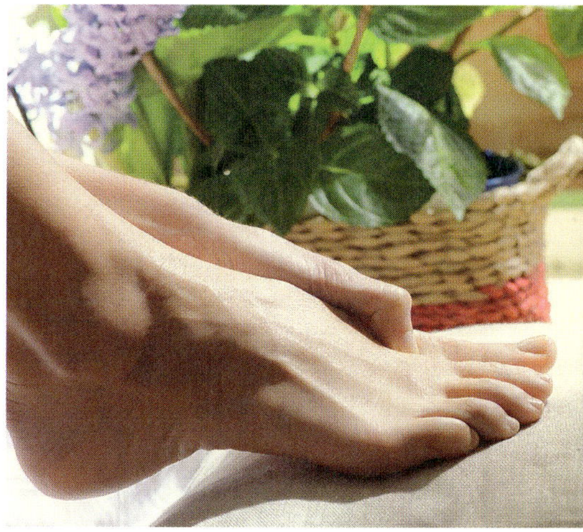

2 **Alivio del dolor de cabeza.** Se actúa sobre los puntos reflejos del hígado: lo encontramos en el dorso del pie, entre el pulgar y el segundo dedo. Se masajea con dos dedos.

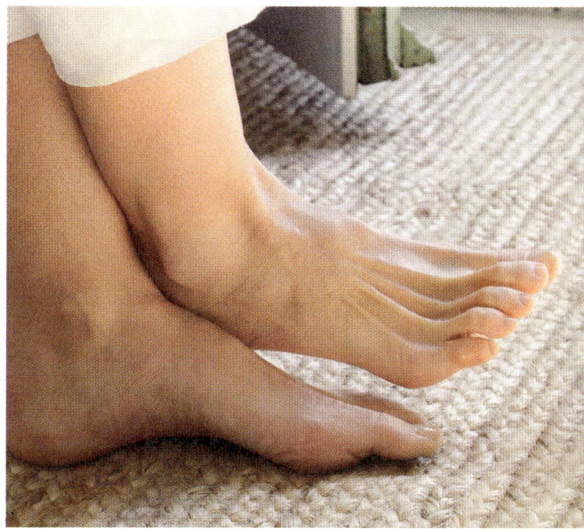

1 **Despejar las fosas nasales.** Para descongestionar la nariz podemos estimular los pulpejos de cada dedo, la parte más carnosa. Un masaje profundo de todos los dedos ayuda a abrir los senos nasales. También podemos pellizcar ligeramente la carne. Es mejor trabajar siempre en ambos pies para no acabar con una sensación de desequilibrio.

3 **Para relajar la rodilla,** la cadera y las piernas pesadas, aplicamos un masaje con el talón de un pie sobre el empeine del otro. Vamos de un pie al otro alternativamente.

EL PODER CURATIVO DE LA ARCILLA

Muchos animales se benefician instintivamente de las propiedades terapéuticas de la arcilla, como hicieron nuestros ancestros y como sigue proponiendo la medicina naturista. Su aplicación con calor sobre la zona dolorida se muestra eficaz frente a afecciones cutáneas y reumáticas, así como hernias discales, lumbago, artritis o neuralgias.

● Mientras que el tratamiento con peloides (barros compuestos de minerales o materia orgánica y agua mineromedicinal) se ha desarrollado alrededor de balnearios que no son aptos para todos los bolsillos, la medicina naturista ha hecho gran uso de la terapia con arcilla, obteniendo excelentes resultados por la posibilidad de encontrarla en el campo o la ciudad a un precio módico y la facilidad de la aplicación.

UN GRANO MUY FINO

Las bentonitas de sodio (para uso externo) o de calcio (para uso interno) son hoy las arcillas más utilizadas como terapia. La bentonita es una arcilla de grano muy fino (coloidal) que contiene bases y hierro. En mineralogía se considera un tipo particular de montmorillonita, una arcilla que se utiliza contra la gastroenteritis. La bentonita está incluida en la farmacopea de los Estados Unidos y es ampliamente utilizada en diversos preparados farmacéuticos y cosméticos.

La arcilla se ha de recoger libre de materia orgánica. En la naturaleza, los microorganismos de la arcilla forman un microfilme, incluso cuando llueve, que no deja pasar las bacterias que viven en lo orgánico. Precisamente se defienden de ellas con antibióticos. Cuando no se dispone de instrumentos de análisis, se puede recurrir a la vista, el olor, el sabor y el tacto. Las características organolépticas de la arcilla han de resultar agradables para utilizarla. Si lleva materia orgánica y huele mal, hay que desecharla.

La arcilla proviene de la descomposición de los feldespatos. Estos presentan una estructura de silicio y aluminio a la que se unen otros elementos. La arcilla se reconoce porque: la uña la raya fácilmente; al tacto recuerda al jabón; retiene el agua, lo que le confiere plasticidad e impermeabilidad; presenta gran poder de adsorción; y posee una acción antiséptica y vulneraria, un efecto cicatrizante activo.

■ 5 MANERAS DE APLICARLA

Se puede elegir arcilla de alfarería o de fábricas de ladrillos, pero es importante que apenas tenga arena ni impurezas.

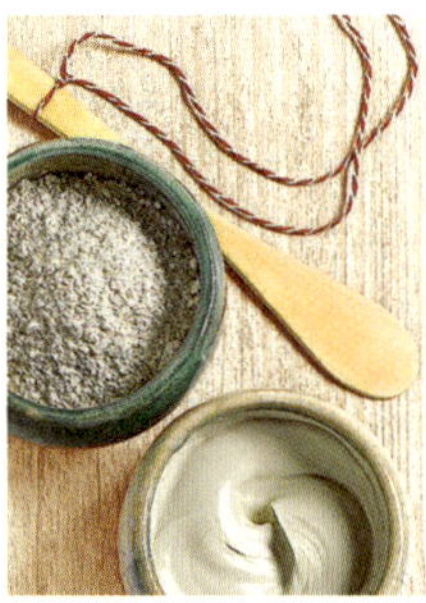

Cataplasma de arcilla. Se extiende la arcilla sobre un trozo de tela de hilo o algodón. Se aplica sobre la piel de la zona afectada.

Compresas. En un agua arcillosa clara, se sumerge un trapo y luego se aplica sobre la piel.

Envolturas. Se humedece, se escurre y se envuelve la zona.

Mascarillas. Se aplica en caso de problemas dermatológicos como acné o piel grasa.

Polvoreada. Se aplica sobre rozaduras, irritaciones, úlceras, etc.

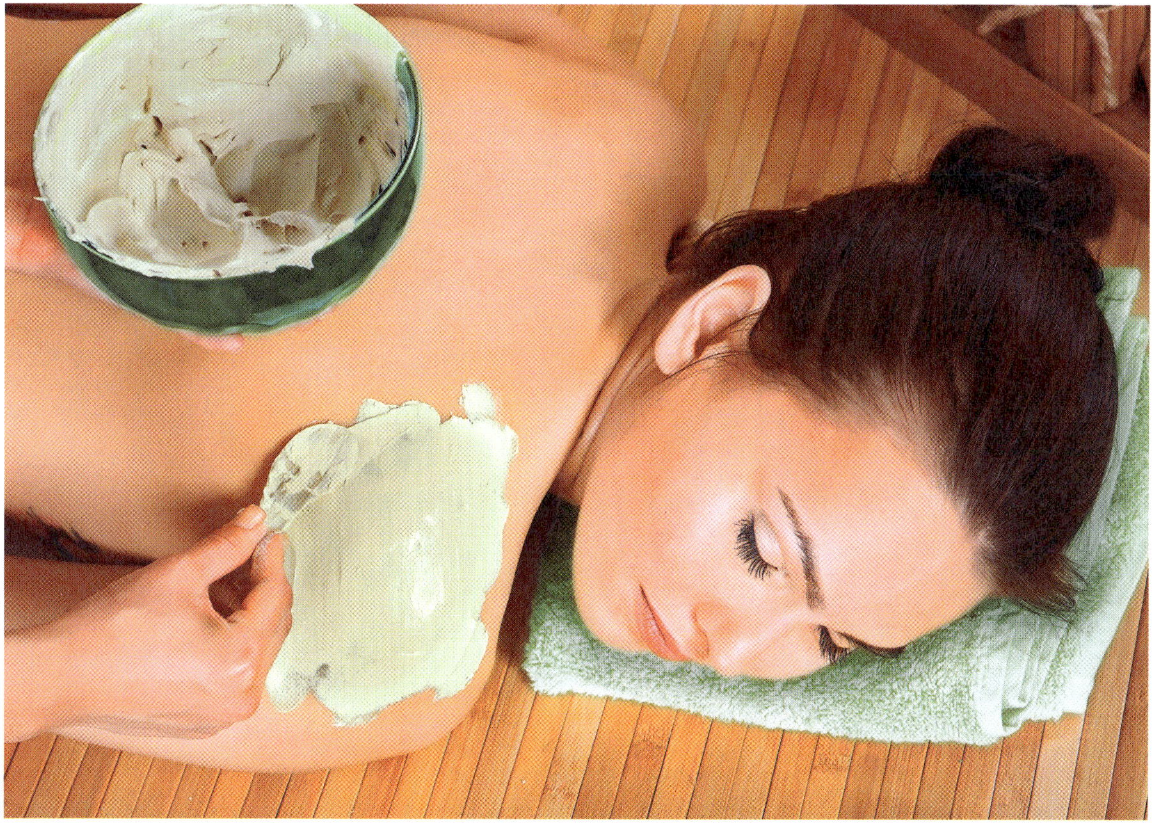

EN LA PREHISTORIA

Galeno, el famoso filósofo y médico griego, fue el primero en registrar, en el siglo II, el uso de la arcilla por parte de animales enfermos o heridos. Este tipo de geofagia ha sido documentado en muchas especies animales. Galeno llegó a registrar numerosos usos internos y externos en su tratado sobre la terapia de barro. Algunos estudiosos de la antropología creen que también el *Homo erectus* y el *neanderthalensis* la usaban para curar heridas.

Conocemos las propiedades que tiene la arcilla para absorber, adsorber, retener y transmitir el calor, pero quedan muchas preguntas sobre la acción de sus bacterias o de alguna traza de mineral. Sabemos que actúa, pero no exactamente cómo lo hace. La evaluación de por qué algunas arcillas se comportan como antibacterianas y otras no, por ejemplo, no está aclarada.

EFECTOS EN EL ORGANISMO

Se ha probado que la úlcera de Buruli, causada por *Mycobacterium ulcerans,* una enfermedad frecuente en África, puede tratarse con algunas arcillas.

Asimismo, las arcillas han demostrado ser eficaces contra las infecciones por *Candida albicans* –se observó cómo inhibían esta levadura *in vitro*–. Pueden eliminar el exceso de grasa y las toxinas de la piel, y por lo tanto son muy eficaces contra las enfermedades dermatológicas, como forúnculos, acné, úlceras, abscesos y seborrea. Es tan eficaz que el Centro de Investigación Médica de la Marina estadounidense anunció hace unos años el uso exitoso de una gasa preparada e impregnada con caolinita (arcilla blanca y muy pura) para evitar hemorragias. Se patentó con el nombre de gasa QuikClot Combat.

En artrosis de rodilla la arcilla da mejor resultado que la aplicación sola de calor. Se indica también en uso externo para el dolor y la inflamación causados por la artritis y la gota. Para conseguir los mejores resultados, se calienta la arcilla, se extiende sobre la zona afectada y se mantiene entre una y tres horas o hasta que se pierde el calor.

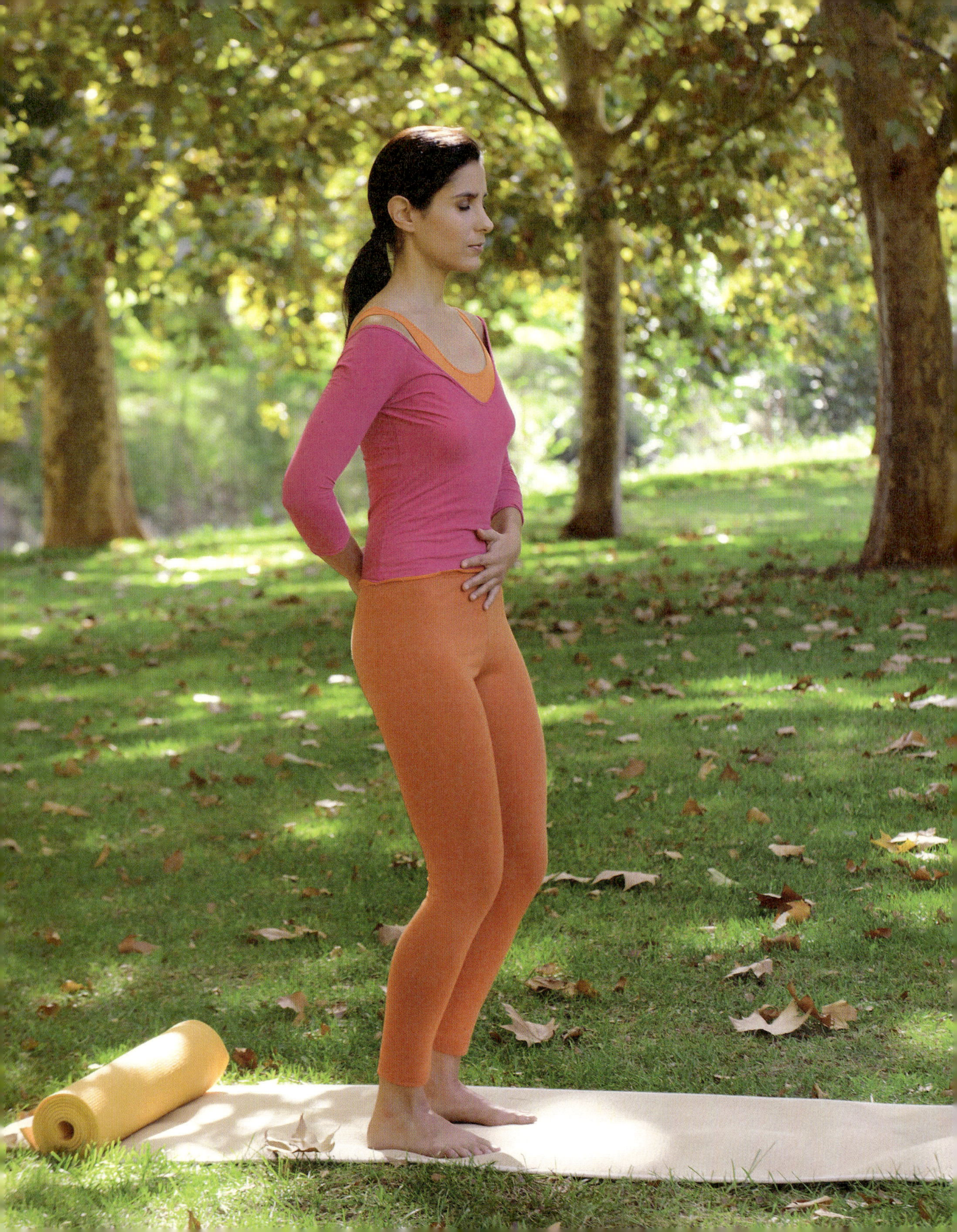

5. LOS DOLORES MÁS FRECUENTES

CURAR LA MIGRAÑA DE FORMA NATURAL

Los ataques de migraña suelen deberse a una conjunción de factores que varía en cada persona. Los fármacos solo evitan los síntomas y no siempre son eficaces. Por ello, vale la pena probar las terapias alternativas, ya que algunas se han mostrado muy efectivas a la hora de mitigar este problema. Indagar en los conflictos emocionales también será de gran ayuda.

● La migraña es una enfermedad compleja, recurrente e incapacitante que en España afecta al 17-20% de las mujeres y al 6-8% de los hombres. Los síntomas consisten en episodios de cefalea, a menudo unilateral y pulsátil, asociada a un gran malestar general, náuseas y vómitos, y una sensibilidad exagerada a la luz y a los sonidos. Durante un ataque de migraña la persona se ve obligada a permanecer en casa durante horas e incluso días, normalmente en cama, con la luz apagada y el máximo silencio posible. La aparición de estos síntomas puede estar precedida de un tipo de «aura», normalmente una sensación visual en alguna zona del campo de visión. Otras sensaciones pueden ser hormigueo o pérdida de sensibilidad de una zona de la cara o una extremidad, y en algunos casos dificultad del habla que simula un ataque isquémico transitorio (AIT) del sistema nervioso central. El dolor suele empeorar con la actividad física y normalmente interfiere con el desarrollo de la actividad cotidiana. La frecuencia de ataques varía de una persona a otra: puede ocurrir desde varias veces al mes hasta una o dos veces al año.

■ LA MEDICINA INTEGRADA

Se combinan varios recursos terapéuticos para encontrar el más adecuado y lograr la máxima efectividad en cada persona.

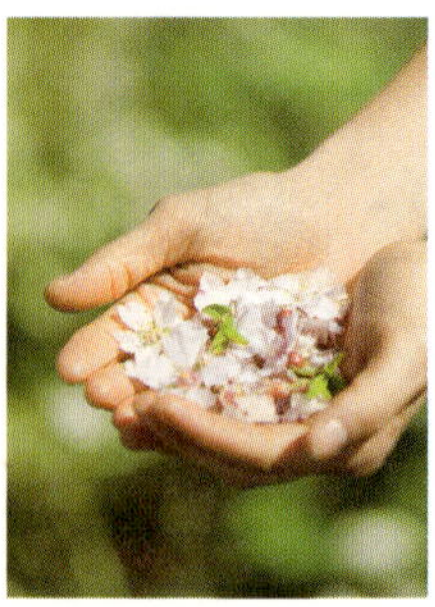

Reflejoterapia podal. Las zonas tratadas son las que corresponden a la columna, el hígado y la vesícula biliar.

Plantas medicinales. La planta más usada es el tanaceto. También el aceite esencial de menta es eficaz.

Suplementos. Los más útiles son un complejo vitamínico del grupo B, que incluya la B2 (riboflavina), y el magnesio.

Exploración personal. Con la supervisión del médico, se pueden usar diversas terapias para encontrar la adecuada.

CUÁLES SON LAS CAUSAS

El intenso dolor de cabeza procede de los vasos sanguíneos que se dilatan y acaban inflamándose. Hay diferentes teorías que intentan explicar esto, aunque la única conclusión clara puede ser que diferentes causas conducen al mismo resultado. Algunas investigaciones lo relacionan con cambios en el nervio trigémino, uno de los principales nervios faciales. Otros estudios demuestran que existe un desequilibrio de la cantidad de serotonina, un neurotransmisor implicado en la regulación del impulso nervioso.

Esa inestabilidad vascular puede ser favorecida por muchos factores. La sensibilidad especial a determinados alimentos es uno de ellos, ya

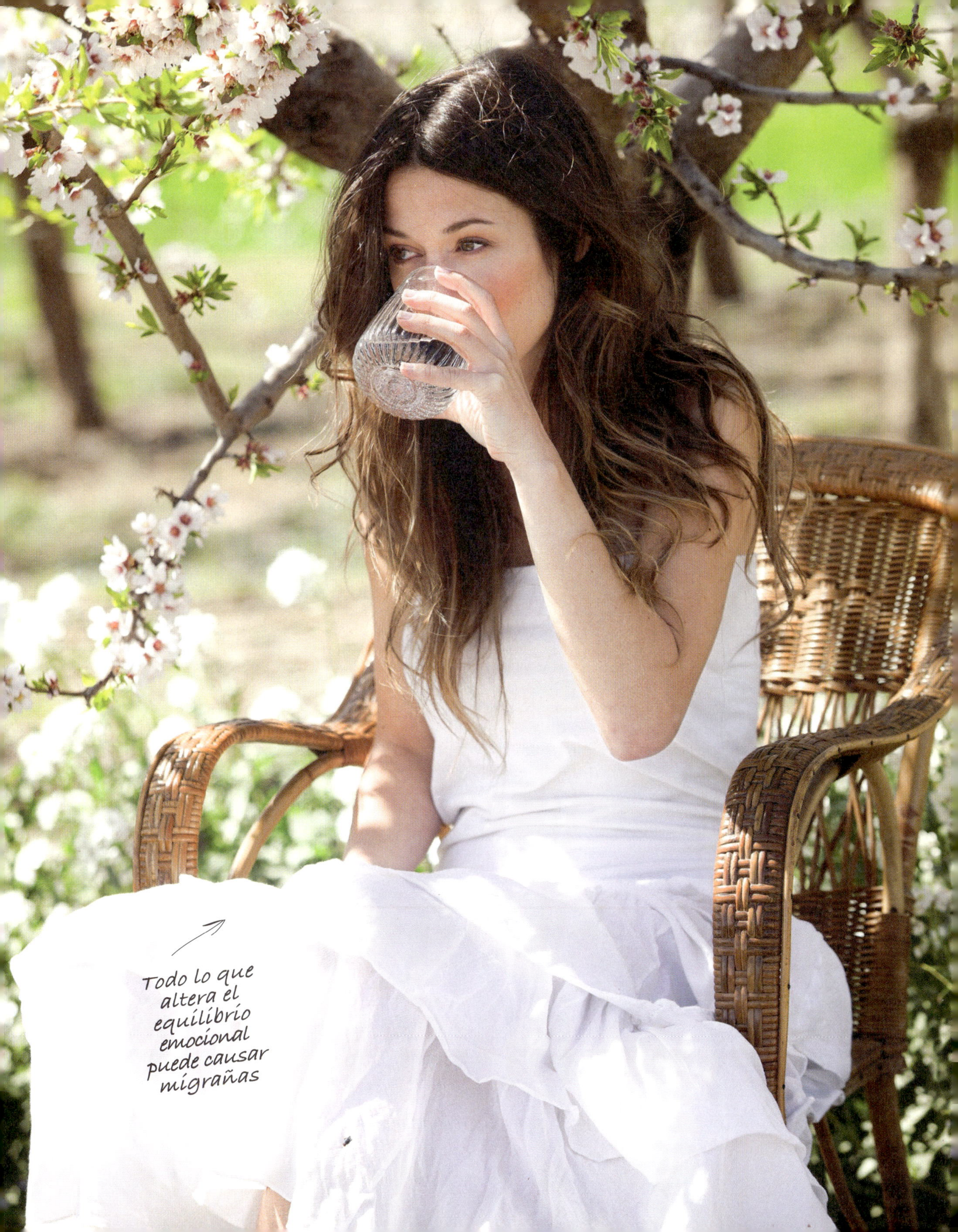

Todo lo que altera el equilibrio emocional puede causar migrañas

LA EFICAZ ACUPUNTURA

Tiene un índice de éxito muy elevado en el tratamiento de la migraña. Es indolora y se notan efectos a partir de la segunda o tercera sesión.

Meridiano de vesícula. El recorrido zigzagueante del meridiano de acupuntura de la vesícula biliar en la cabeza da la razón a los acupuntores que atribuyen a esta víscera el origen de la migraña. Y los excelentes resultados con este tratamiento, también. En muchos casos, basta aplicar agujas en seis puntos para resolverla.

Predominio de yang. Para la acupuntura es una enfermedad de tipo yang o por exceso de «fuego». Es clara su relación con las situaciones que generan «fuego», como la tensión nerviosa, el estrés o la rabia.

El valor de relajarse. Las actividades encaminadas a calmar el yang, como la relajación, el yoga, la sofrología, etc., y las que aumentan el yin, como dormir varias horas seguidas, ayudan a resolver el problema.

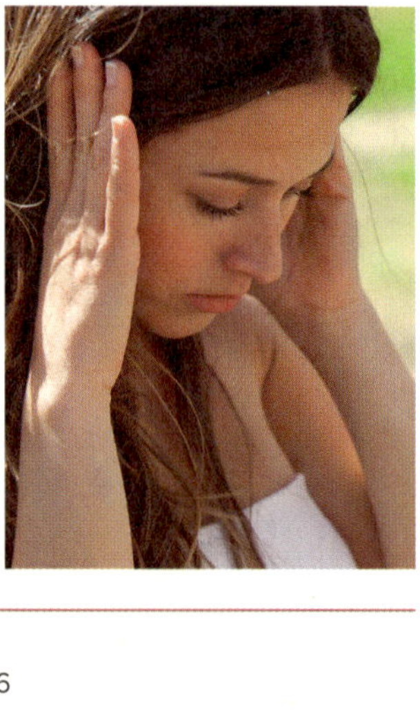

que algunos alimentos, como los ricos en tiramina, pueden desencadenar un ataque. Los alimentos capaces de originar una crisis de migraña incluyen los quesos muy curados o muy aromáticos, embutidos con muchos aditivos, los cacahuetes, las habas, los guisantes o las lentejas; también el chocolate y las bebidas que contienen cafeína. El vino es otro responsable, normalmente el tinto. Algunas personas son sensibles a los alimentos fermentados, y también se han implicado cierto tipo de pescados, como sardinas, anchoas y arenques.

Los aditivos alimentarios juegan asimismo un papel importante. Es el caso de los nitritos y nitratos, los colorantes amarillos, y muy especialmente el glutamato y el endulzante aspartamo.

En la mujer, las fluctuaciones hormonales pueden desencadenar crisis de migraña. Mientras el embarazo suele hacerla desaparecer, los fármacos anticonceptivos pueden provocarla. El estrés y la tensión nerviosa son factores desencadenantes claros, así como los antecedentes familiares.

Otros factores son el cansancio, la falta de sueño, saltarse comidas y los cambios en la presión atmosférica o de altitud. Los olores fuertes, como el de la gasolina o perfumes intensos, o el destello de luces tipo *flash* también pueden originar una crisis de migraña.

EL TRATAMIENTO COMÚN

Hay varios fármacos que son usados con éxito por las personas migrañosas. Los de última aparición son la familia de los triptanes (sumatriptán, zolmitriptán, almotriptán). Son útiles si se toman ante los primeros síntomas de migraña, pero no una vez se ha establecido esta, y no reducen el número de crisis: solo actúan provocando una vasoconstricción que frena el episodio de migraña. Sin embargo, debido a eso están contraindicados en las personas afectadas de angina de pecho o con antecedentes de infarto de miocardio, así como en aquellas que padezcan mala circulación.

Los fármacos más antiguos, usados desde hace más de medio siglo, incluyen a la ergotamina con cafeína. Son más baratos y con menos efectos secundarios, pero también menos eficaces que los triptanes. Entre los fármacos utilizados para prevenir la aparición de crisis se encuentran los betabloqueantes, los bloqueantes de los canales de calcio y otros antihipertensivos, que pueden reducir la frecuencia, severidad y duración de los ataques. Algunos antidepresivos y anticomiciales pueden prevenir la migraña.

PROBAR LO NATURAL

Cuando la migraña se resiste a todo tipo de tratamiento la causa puede residir en una deficiencia de la enzima DAO (diaminooxidasa). Las células del interior de los vasos sanguíneos son algunas de las que elaboran esta sustancia a partir de un aminoácido (la histidina), que tiene, entre otras, una función vasoactiva. Una vez sintetizada por las células, la molécula histamina es almacenada o bien rápidamente inactivada por la DAO. Por lo tanto, las personas con una deficiencia constitucional de DAO tendrán un exceso de histamina, capaz de desencadenar crisis de migraña. Resulta útil saber que la histamina se encuentra en muchos alimentos, pero a pesar de esta asociación no todos los alimentos relacionados

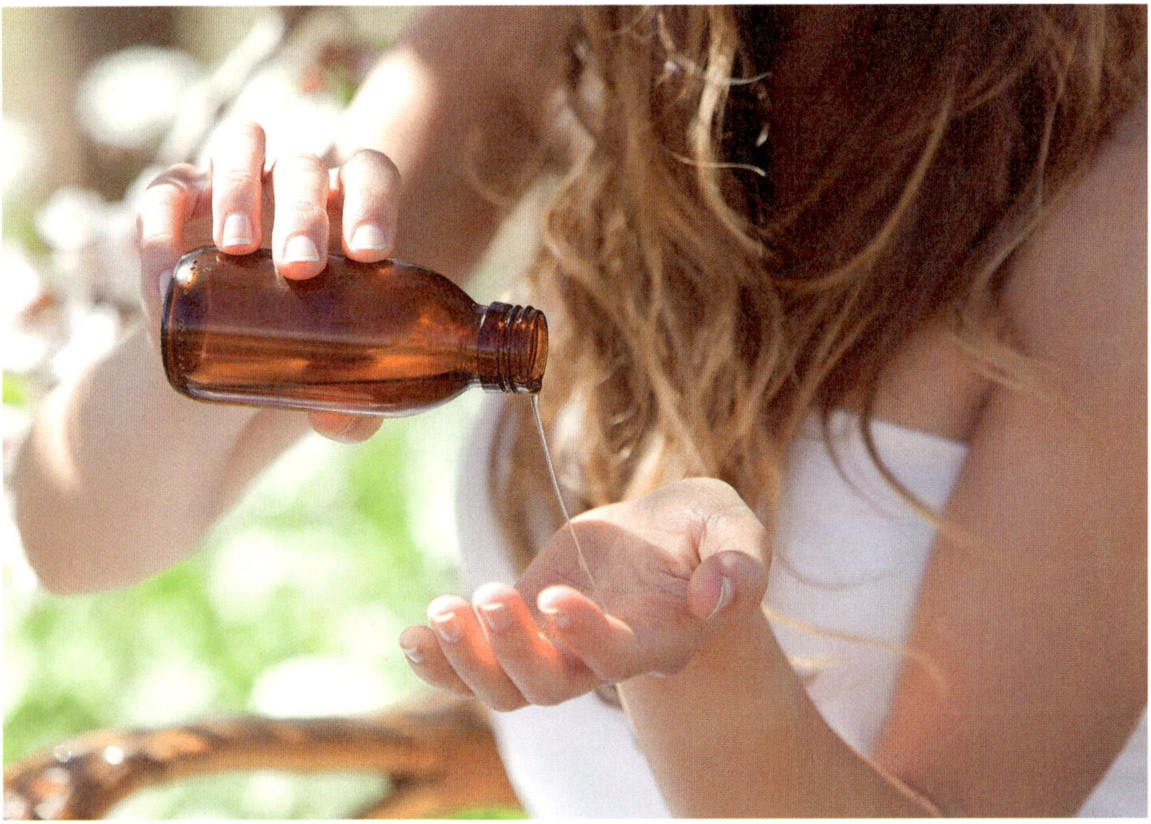

La cefalea tensional, la más frecuente, suele estar provocada por la contracción de músculos en el cuello y el cráneo. Se genera tanto por sobrecargas físicas como emocionales

con la migraña son ricos en esta molécula. La explicación podría ser que son liberadores de la histamina que genera el propio organismo.

Cada persona es un universo, y la actitud más eficaz consiste en abordar el problema en colaboración con el médico. Por desgracia, a pesar del arsenal terapéutico disponible hoy, muchas veces el tratamiento de la migraña con fármacos no es suficiente ni satisfactorio, e incluso abusar de ellos puede acabar cronificándola. Por tanto, el ensayo con tratamientos alternativos (ver los recuadros) está más que justificado.

UN MENSAJE DEL CUERPO

También es importante preguntarse qué nos está provocando ese malestar. El cuerpo nos alerta permanentemente de nuestro estado, y un dolor de cabeza repetido debe interpretarse como un signo de que algo no anda bien. Si lo acallamos, probablemente nos permitirá funcionar durante un tiempo sin molestias, pero volverá a aparecer y quizá cada vez necesite una dosis mayor de analgésico. Si lo escuchamos, tal vez nos lleve al origen que desencadena tal daño: esa es la llave que abre la puerta a la verdadera curación. La homeopatía intenta dar un estímulo para encontrar respuestas a esa señal y devolver al organismo la posibilidad de reacción propia ante cualquier desequilibrio.

HOMEOPATÍA PARA LAS JAQUECAS

Esta terapia es útil en la fase aguda del dolor, aunque para prevenir su aparición es preciso explorar las circunstancias personales.

RELACIONADAS CON TRASTORNOS DIGESTIVOS	
IRIS VERISCOLOR	Hemicránea generalmente derecha acompañada de visión borrosa y vómitos biliosos, intensos ardores digestivos y una gran salivación. Aparecen de forma súbita y, sobre todo, por la mañana.
VENUS MERCENARIA	Cefalea frontal o en el vértice superior del cráneo. Suele acontecer a mediodía o por la tarde, con flatulencia, estreñimiento y lengua saburral (blanquecina).
LYCOPODIUM	Dolor supraorbitario derecho. Aparece sobre todo con el estómago vacío o hacia las cuatro de la tarde, y mejora al comer o cuando se toma aire fresco.
NUX VOMICA	Dolor al levantarse tras una noche de excesos gastronómicos, también asociado a molestias gástricas.
RELACIONADAS CON TRASTORNOS CIRCULATORIOS	
BELLADONA	Dolor pulsátil de aparición súbita en una o ambas sienes, con gran sensación de congestión.
SULPHUR	Dolores periódicos con sensación de embotamiento, la piel se nota caliente y la cara enrojece. Se alivian en parte con la presión o el contacto con objetos fríos.
GELSEMIUM	Congestión cefálica que suele ir precedida de visión turbia o doble. Gran abatimiento o sensación de obnubilación. Mejora al orinar y con la cabeza levantada.
RELACIONADAS CON TRASTORNOS RESPIRATORIOS	
BRYONIA	Dolor del lado derecho de la cabeza asociado a bronquitis. La persona desea estar sola e inmóvil (cualquier leve movimiento lo empeora).
KALIUM BICHROMICUM	Dolor en la base de la nariz, con mucosidades muy espesas, viscosas y muchas veces difíciles de arrancar. Se asocia a cuadros de sinusitis.
RELACIONADAS CON TRASTORNOS HORMONALES	
ACTEA RACEMOSA	Dolor interno que se expande, como si quisiera salir hacia fuera. Aparece durante la menstruación.
LACHESIS MUTUS	Dolor pulsátil o martilleante del lado izquierdo de la cabeza. Tiende a acontecer por la mañana. Mejora o desaparece con la menstruación.

SENSACIONES PERSONALES

El dolor de cabeza más frecuente, la llamada cefalea tensional, suele ser provocada por la contracción mantenida de grupos musculares que se insertan en cuello y cráneo, bajo el cuero cabelludo. Su contracción generalmente está generada por sobrecargas tanto físicas (posturales) como emocionales. Si se va repitiendo, será sumamente importante para el médico homeópata recoger cuáles son las características que hacen que el mismo diagnóstico se viva de forma diferente en cada individuo: a qué hora aparece, qué lo favorece, dónde se localiza, qué lo calma o lo mitiga.

Sara recurrió a la homeopatía para tratarse de un acné rosácea que no había mejorado con su medicación convencional. También sufría desde hacía años violentas cefaleas. Afirmaba que se acompañaban siempre de una sensación de congestión del cráneo, como si se le hinchara. Además sufría dolores reumáticos. El tratamiento con *Kali iodatum* hizo que mejorara tanto de la rosácea como de sus manifestaciones articulares, pero hasta diez meses después no se dio cuenta de que, desde que había empezado el tratamiento, no había vuelto a padecer ningún dolor de cabeza.

Expresiones como «esta situación me está provocando un verdadero quebradero de cabeza» no dejan de ser reflejo de que los problemas y las tensiones que nos genera la vida son como un gran peso que recae sobre este órgano tan singular. Interpretamos en nuestro lenguaje diario que todo lo que nos genera tensión o aquello que nos exige resolución deberá pasar por la cabeza, que puede saturarse si los estímulos llegan en exceso.

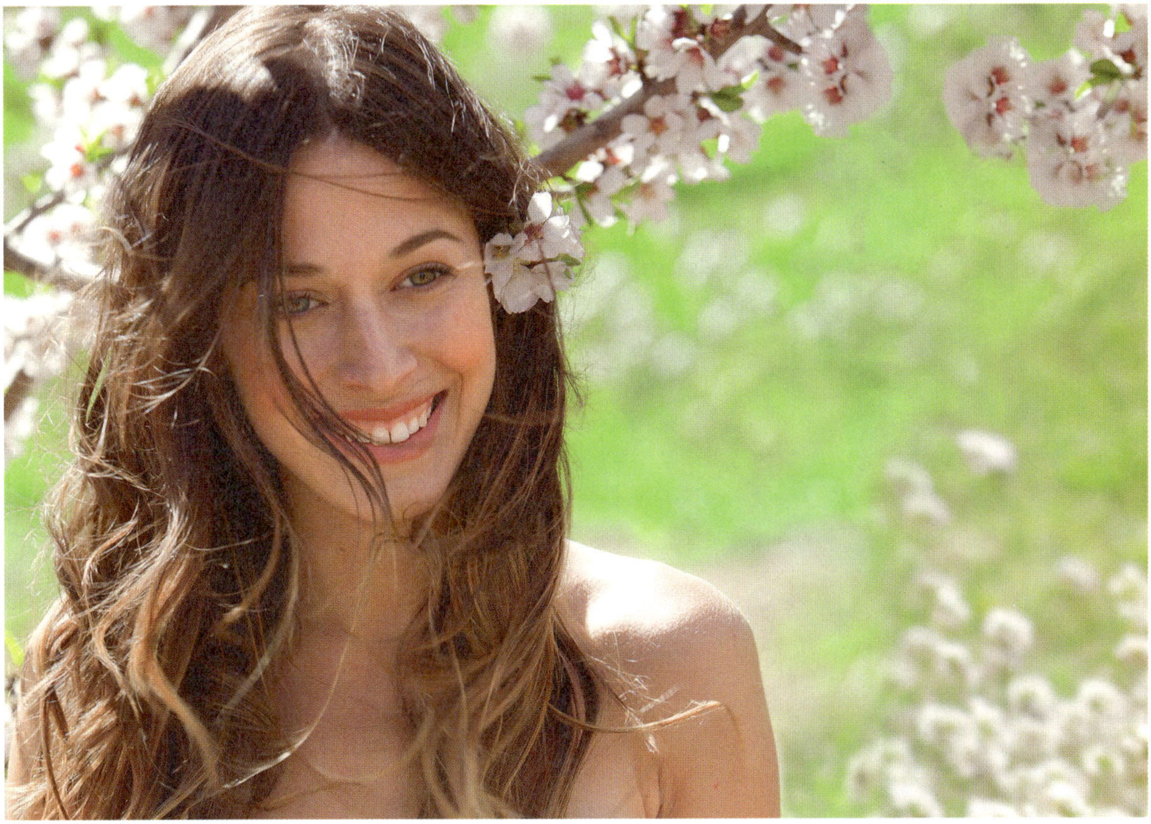

COMER Y RESPIRAR MEJOR

Pero también existen otros factores que pueden predisponer e incluso desencadenar un dolor de cabeza. A menudo no es tanto un alimento concreto como la sobrecarga del sistema digestivo lo que genera el malestar en la cabeza. En estos casos hay que pensar que los órganos depuradores (básicamente, hígado y vesícula biliar) se encuentran saturados crónicamente. Habrá, pues, que abstenerse de ciertas toxinas, así como valorar la necesidad de un ayuno depurativo previo.

Toni presentaba a menudo un dolor como si le apretaran en el vértice de la cabeza, sobre todo después de comidas copiosas. Solo mejoraba al salir del edificio en busca de aire frío. Tras un par de dosis de *Lycopodium* notó una mejora en su estado de alta irascibilidad y empezó a dormir mejor. Sus digestiones también mejoraron y vio cómo sus dolores de cabeza se tornaban soportables y mucho más pasajeros.

También es frecuente encontrarse casos de cefaleas en que predomina una deficiente ventilación de los senos paranasales, lo que se conoce comúnmente como sinusitis crónica. Rosa había padecido procesos sinusales repetidos de joven, pero lo peor era ese dolor súbito frontal que la torturaba cada fin de semana. Se asociaba a sudor profuso y de olor desagradable del cuero cabelludo. Era una chica más bien tímida, pero muy testaruda. El tratamiento con *Silicea* le ayudó a superar una difícil etapa de su vida, a la vez que fueron remitiendo esos martilleantes dolores de cabeza.

INDAGACIÓN EMOCIONAL

Cuando un dolor de cabeza se repite debemos preguntarnos qué lo ha podido generar, qué hemos realizado sin desearlo o qué hemos dejado de hacer por no creernos capaces de ello. Aquello que nos altera nuestro estado emocional puede influir en la génesis de uno de los males más antiguos de la humanidad. Saber escuchar nuestra voz interior no es tarea fácil, y sin embargo es el camino más directo y certero para recuperar el frescor y la claridad de nuestra actividad mental.

HOMEOPATÍA PREMENSTRUAL

Los dolores de mayor o menor intensidad, así como los altibajos anímicos que preceden a la menstruación pueden deberse a múltiples causas, lo que dificulta el tratamiento. Ante ello, la homeopatía se convierte en una herramienta eficaz para aliviar las molestias más comunes, puesto que establece varios perfiles según los síntomas de cada mujer.

• Cada mes muchas mujeres sufren alteraciones físicas o psicológicas relacionadas con el ciclo menstrual. Y no en todas las épocas han sido bien comprendidas. En la Grecia clásica se comparó a la mujer con el mar, por sus periodos de tormenta y de calma, y de esa misma época procede la palabra «histeria», atribuida a una enfermedad del útero y considerada propiamente femenina (*hysteros* significa «útero»).

Muchos de los malestares que acompañan el ciclo menstrual se han empezado a estudiar solo recientemente. Hoy se consideran parte del llamado «síndrome premenstrual» y han llegado a identificarse más de 150 diferentes, desde la retención de líquidos o el dolor de los pechos hasta una mayor irritabilidad o desánimo. Y justo esa variedad y complejidad de los síntomas dificultan el diagnóstico.

No se sabe exactamente qué lo causa. Se apunta como posible motivo al desequilibrio hormonal que comporta el ciclo menstrual, con un exceso de estrógenos en relación a la progesterona, ya sea porque no se segrega suficiente progesterona o se retrasa su secreción. En los días previos a la menstruación puede disminuir la hormona serotonina, relacionada con el estado de ánimo y también con el control del apetito.

La carencia de vitamina B6, el aumento de la prolactina, la modificación de otros neurotransmisores (dopamina, noradrenalina, endorfinas, etc.) y la falta de magnesio también pueden influir.

PREVENIR A TRAVÉS DE LA DIETA

Algunos hábitos dietéticos pueden aliviar el síndrome premenstrual y además evitan que se gane peso en esos días.

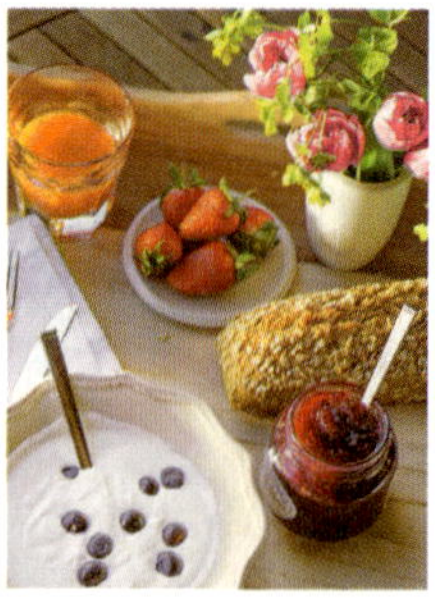

Mucha fibra. Verduras, cereales integrales y legumbres ayudan a mantener los estrógenos a raya.

Pocas grasas. En exceso pueden agravar el problema. Conviene moderar su consumo y limitarlo a las sanas.

Nutrientes. Aumenta el consumo de alimentos ricos en magnesio, calcio, vitamina B6 y E. Evita abusar de la sal, la cafeína y el alcohol.

La soja. Aporta proteínas de calidad e isoflavonas. Puede aliviar algunas de las molestias.

COMPRENDER LOS CICLOS

Para entender mejor el síndrome premenstrual conviene conocer el ciclo menstrual. Aproximadamente en la mitad del ciclo, hacia el día 14, tiene lugar la ovulación en el ovario, lo que divide el ciclo en dos. El periodo anterior a la ovulación, comprendido entre los días 4 y 14, se corresponde en el ovario con el crecimiento y maduración de los

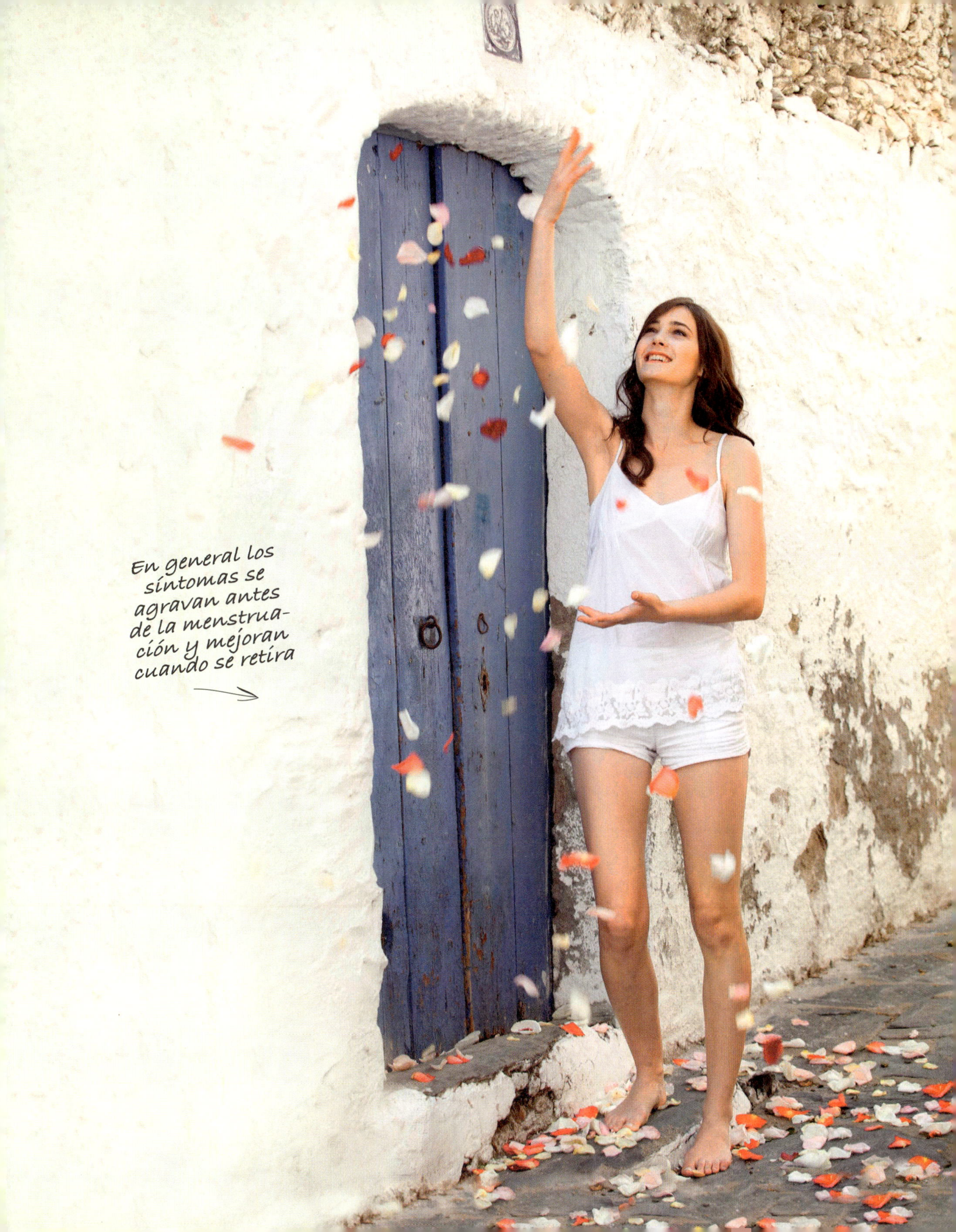

En general los síntomas se agravan antes de la menstruación y mejoran cuando se retira

Se han identificado más de 150 síntomas diferentes, desde la retención de líquidos o el dolor de los pechos hasta una mayor irritabilidad, desánimo o tristeza

folículos y con la producción de estrógenos. En el endometrio se llama fase proliferativa. El segundo periodo empieza tras la ovulación y termina al bajar la regla.

Coincide en el ovario con la presencia del cuerpo lúteo y con la producción de estrógenos y progesterona. Este periodo es la fase secretora y dura unos 14 días. Entre los días 1 y 3 del ciclo tiene lugar la fase hemorrágica o menstruación.

Según los síntomas, el síndrome premenstrual puede dividirse en tres tipos diferentes:

Síndrome congestivo. La retención hidrosalina se acompaña de tensión mamaria, congestión abdominal y pélvica, hinchazón, dolor y flujo abundante, congestión venosa o de los miembros inferiores, y aumento de peso que puede oscilar entre 500 gramos y 2-3 kilos.

Síndrome psíquico. Pueden aparecer los síntomas siguientes: tensión nerviosa e insomnio, irritabilidad, agresividad, agitación, cólera, fatiga, bajo rendimiento o desánimo, mala coordinación, falta de concentración, alteración de hábitos alimentarios o de la libido.

Síndrome general. Los síntomas, sobre todo de componente psicosomático, se agravan en la fase premenstrual: cefaleas o migrañas, dolor en la columna vertebral y las zonas dorsal y lumbar, náuseas, problemas cutáneos, síntomas otorrinolaringológicos y respiratorios, palpitaciones, etc.

La homeopatía, más que buscar una única causa a la patología, establece diferentes perfiles según los síntomas que manifiesta cada mujer, lo que permite abordar el problema de forma más global.

TRASTORNOS EMOCIONALES

La homeopatía puede tratar el síndrome premenstrual en función de qué emociones y comportamientos predominen.

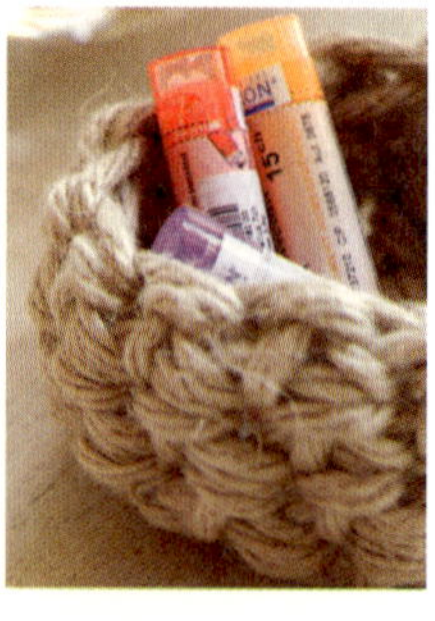

Ignatia. Se indica cuando hay hipersensibilidad con reacciones paradójicas, suspiros, espasmos, náuseas, humor cambiante o insomnio.

Aurum Metallicum. Se recomienda para la melancolía, depresión grave o autodepreciación. Suele haber una sensación de vacío y de desencanto.

Sepia. En caso de tristeza, desinterés e indiferencia hacia los seres queridos y hacia la vida.

Dosis. Se toman a la potencia 5 CH, de 3 a 5 gránulos dos veces día.

NATRUM MURIATICUM

Este medicamento se elabora con cloruro sódico y se prescribe a mujeres con síntomas que, si se agravan mucho antes de la regla, pueden persistir después: trastornos del metabolismo hidrosalino, con retención acuosa y edema intersticial; sequedad de mucosa vaginal; flujo transparente; congestión abdominal y pelviana, con pesadez en el abdomen bajo y dolor dorso-lumbar; astenia; irritabilidad, ansiedad y depresión, y acné en el límite del cuero cabelludo.

Dosis: se toma *Natrum muriaticum* 9 CH, de 3 a 5 gránulos dos veces al día, desde el séptimo día del ciclo hasta la menstruación.

LACHESIS

Los síntomas se agravan antes de la regla y mejoran cuando baja. Son principalmente congestión visceral, trastornos venosos en las piernas o hemorroides, palpitaciones, cefaleas y sofocaciones que empeoran con el calor o el alcohol, excitación, locuacidad y pesadillas.

Dosis: 15 CH, desde el día séptimo del ciclo menstrual y hasta el día 21.

SEPIA

Si antes de la menstruación aumenta la sensación de peso pélvico y se vuelve dolorosa, empeoran las hemorroides y el dolor de piernas, se segrega un flujo irritante, son frecuentes los trastornos digestivos, aparecen herpes labiales o los signos como tristeza y depresión se

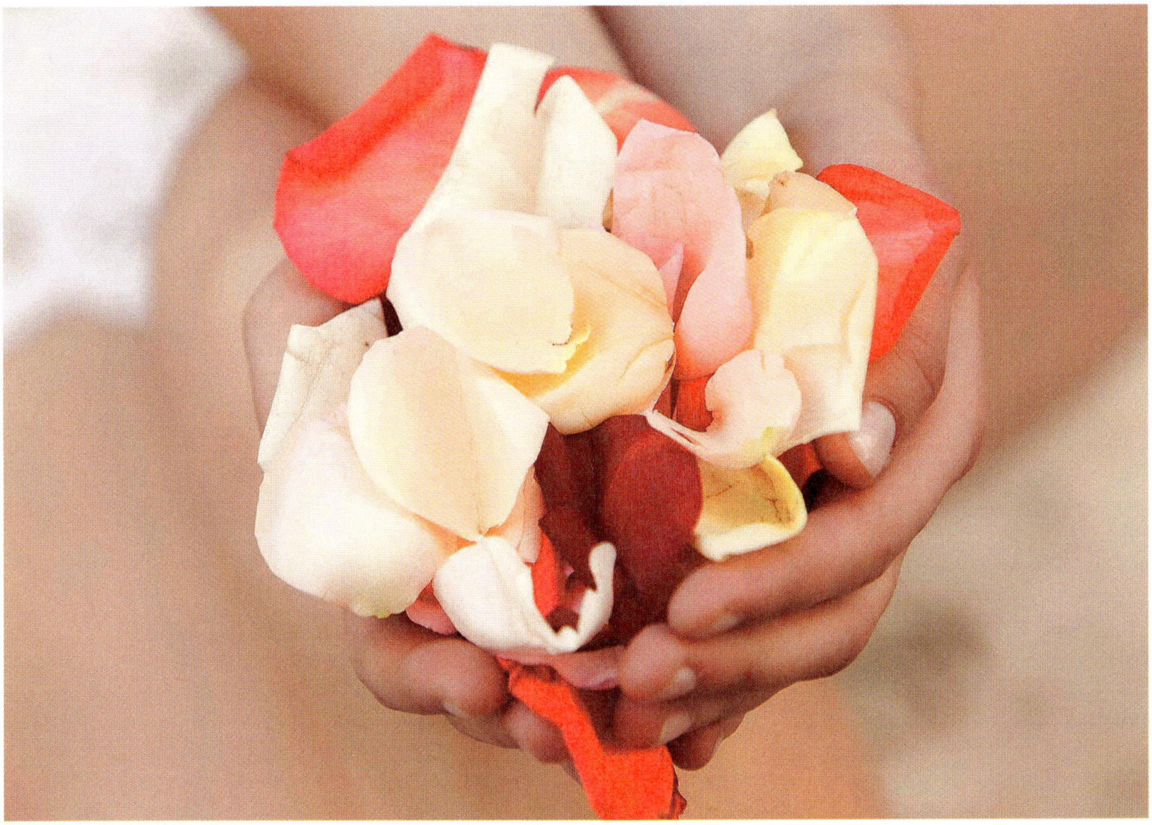

agravan, el remedio suele ser Sepia. **Dosis:** 5 gránulos de Sepia 9 o 15 CH al día en la segunda parte del ciclo.

PULSATILLA

Es un remedio importante en la pubertad y para el síndrome premenstrual con congestión venosa. Los síntomas suelen ser: pesadez pelviana, flujo abundante espeso no irritante, varices, hemorroides, tensión dolorosa de los senos, reglas retrasadas intermitentes, cambios de humor drásticos (se pasa de la risa al llanto en un momento), emotividad importante y tendencia ansiosa o depresiva.

Dosis: Desde el día 14 del ciclo hasta la menstruación, de 3 a 5 gránulos dos veces día de Pulsatilla 15 CH.

OTROS REMEDIOS

Retención de líquidos. Se indica *Natrum muriaticum* cuando se produce en las piernas; *Thuya occidentalis*, si es más evidente en el tercio superior, en la zona abdominal; y *Natrum sulfur*, cuando existe retención en abdomen, nalgas y muslos. Se toman a 15 CH, desde el día 14 del ciclo hasta la regla, 5 gránulos dos veces al día.

Pechos dolorosos. Si las mamas se hinchan y son sensibles a la menor sacudida antes de la regla, que suele ser abundante y de ciclos cortos, se toma *Lac Caninum* 9 CH (5 gránulos a partir del día 14) o un tubo-dosis de glóbulos 30 CH el día 8. *Conium maculatum* puede ayudar si existe un fuerte dolor antes de las reglas, a menudo con nudosidades mamarias duras. Se toma a la 9 CH, 5 gránulos dos veces al día.

Problemas respiratorios. En caso de secreción nasal o dolor de garganta antes de reglas dolorosas y abundantes, se opta por *Magnesia carbonica* 5 CH, 5 gránulos dos veces al día en la segunda fase del ciclo.

Piernas sensibles. Si duelen las piernas y las venas se dilatan, se aconseja *Hamamelis virginiana* 5 CH, 5 gránulos dos veces día.

Aparte de evaluar el propio síndrome premenstrual, el homeópata tiene en cuenta otros factores vitales y la personalidad de la mujer. A la hora de decidir el tratamiento, puede emplear remedios diferentes a estos, que son más específicos.

CONOCE Y CUIDA TU ZONA LUMBAR

El sedentarismo, los hábitos posturales y dietéticos inadecuados, el frío y también el estrés emocional pueden favorecer las molestias en la zona lumbar. Poner en práctica algunos cuidados básicos y ejercicios específicos para la estabilidad de esta delicada zona contribuirá a devolver al cuerpo el equilibrio perdido y a mejorar la salud.

● Entendemos por zona lumbar el área de la espalda situada entre la zona dorsal y la pelvis. Simbólicamente, se relaciona con la estabilidad y la seguridad en uno mismo, y en relación al entorno, tanto en un plano físico, emocional y mental como material. ¿Cómo percibimos emocional y mentalmente las situaciones de estabilidad y seguridad que estamos viviendo? ¿Llegamos a tomar conciencia de cómo nos afecta a nivel vital esa manifestación corporal de falta de movilidad, molestia o incluso dolor? Estas son algunas de las preguntas que cabe plantearse para desplegar las opciones que lleven a un nuevo estado de equilibrio y funcionalidad.

Se suele relacionar el dolor lumbar con el momento presente, pero se trata más bien de una suma de circunstancias, de una evolución a través de los hábitos personales hacia la disfunción de los sistemas fisiológicos que provoca un desequilibrio en dicha zona. La pérdida de elasticidad del tejido causada por sedentarismo, posturas mantenidas durante largos periodos de tiempo, una alimentación inadecuada, las compensaciones de la información podal, visual, del sistema vestibular y de la articulación temporomandibular o la oclusión dental influyen en la postura y los movimientos diarios y repercuten de forma directa en esta zona.

LA VISIÓN MECÁNICA

La zona lumbar comprende cinco vértebras con sus raíces nerviosas, que forman a su vez el plexo lumbar y el lumbosacro, dando información sensitiva y motora. Un desequilibrio ligamentario, tendinoso, fascial o muscular de esta zona podrá provocar una compresión de todo su sistema nervioso.

Son muchos los músculos que abrazan y cruzan la zona, y conectan con órganos tan distantes como, por ejemplo, el diafragma, además de las costillas o los huesos de las extremidades. La musculatura lumbar no está aislada, sino que en su conjunto se relaciona con la respiración, la caja torácica, las extremidades superiores e inferiores, la pelvis y el espacio abdominal.

EL PRINCIPIO

Toma de conciencia. Colócate de pie con las rodillas ligeramente flexionadas, la palma de una mano sobre el ombligo y el dorso de la otra en la zona lumbar. Toma conciencia de su posición. Bascula el abdomen y la columna hacia delante y atrás. Sin compensar el movimiento con la zona dorsal o las piernas, encuentra una posición cómoda creando espacio entre cada vértebra. Respira hondo y relájate.

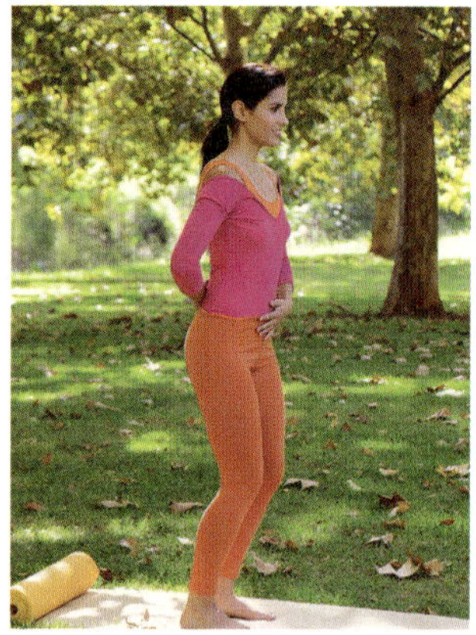

AUTOMASAJE LUMBAR Y ABDOMINAL

Además del área posterior, hay una zona implicada que aloja gran parte del intestino. Por ello, este masaje que activa la irrigación sanguínea debe incluir también la zona del abdomen.

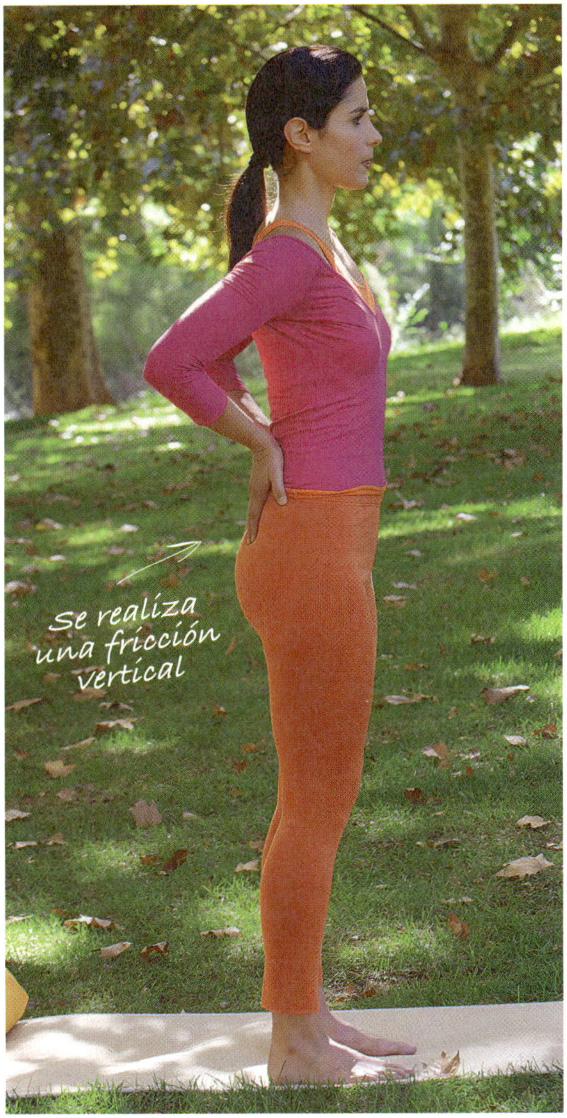

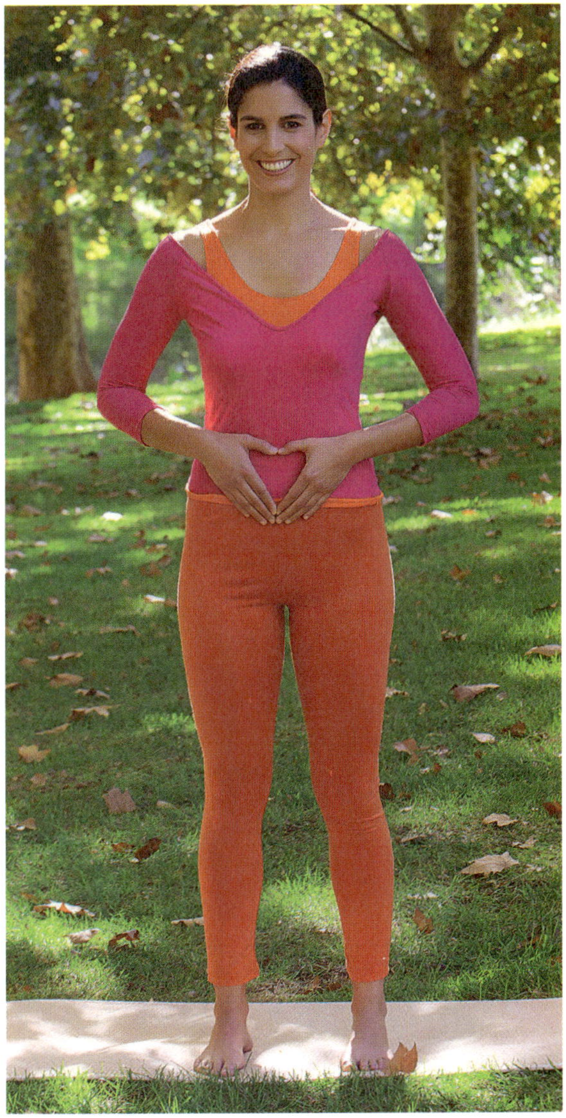

1 **Activación lumbar.** Apoyando el dorso o las palmas de las manos en la zona lumbar, realiza movimientos de fricción verticales con suficiente intensidad y velocidad para sentir que aumenta la temperatura en toda la zona. Con ello se consigue activar la irrigación sanguínea y se favorece la relajación lumbar.

2 **Relajación abdominal.** Con las palmas en el centro del abdomen, realiza movimientos circulares en el sentido de las agujas del reloj. Puedes hacerlos con mayor intensidad y velocidad para aumentar la irrigación sanguínea o lentamente mientras comprimes el abdomen para realizar un masaje relajante.

MOVIMIENTO ARTICULAR

Con elementos flexibles como una pelota de goma y una esterilla, se ejercita de forma suave tanto la columna como la pelvis.

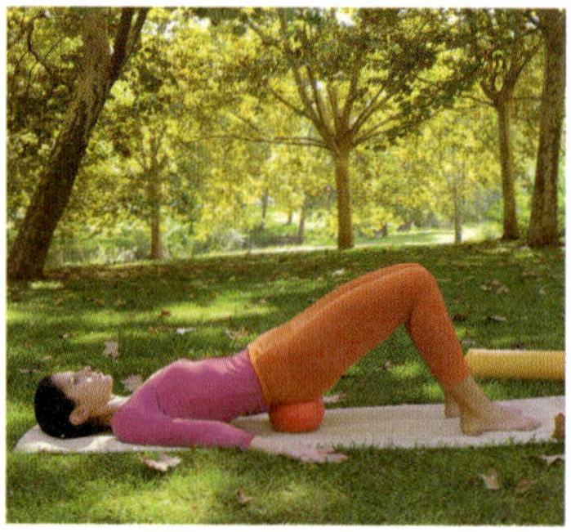

1 **Colócate con los pies paralelos** y una pelota blanda bajo el sacro. Realiza movimientos con la columna y la pelvis pivotando sobre la pelota. Explora las sensaciones de mover la columna en las diferentes direcciones del espacio.

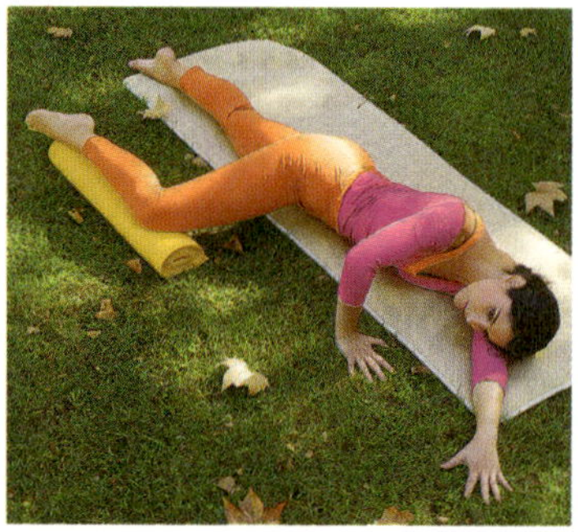

2 **Tiéndete de lado,** con la pierna en ángulo de 90 grados y sobre una esterilla enrollada. Haz rodar la esterilla adelante y atrás mientras realizas movimientos de rotación en la columna de manera relajada aprovechando la gravedad.

EL RÍO

Este ejercicio se puede realizar para movilizar y relajar la columna o bien se integra junto a las diferentes propuestas del artículo.

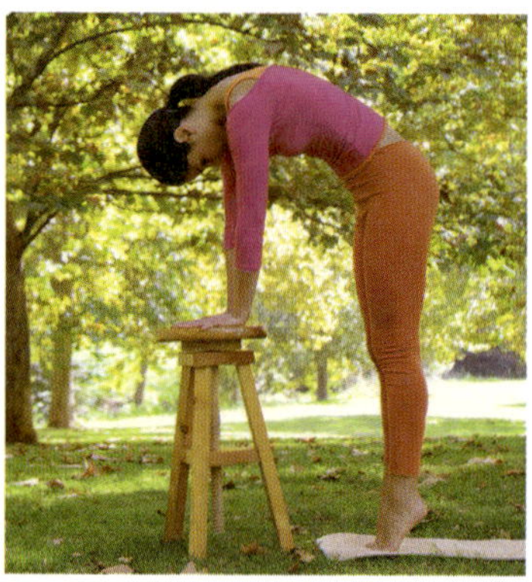

1 **Con los pies** y las manos paralelos sobre una base estable, muévete en coordinación con la respiración. Observa las zonas donde acumulas más tensión para liberarla.

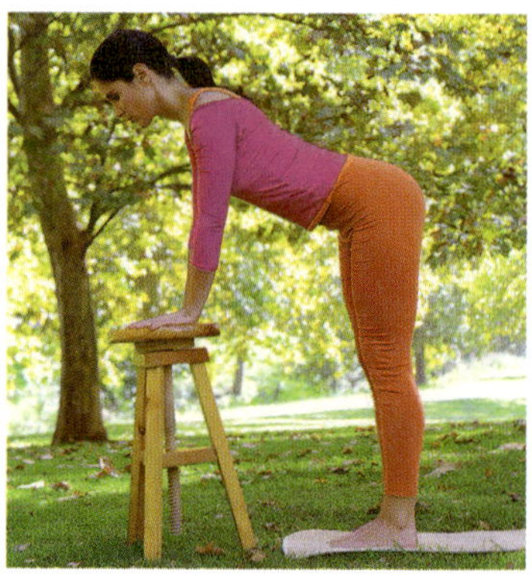

2 **Alterna** los movimientos con los pies en el suelo, levantando los talones o flexionando las rodillas. Busca una sensación de fluidez, como si tu columna fuera un río.

LA VISIÓN VISCERAL

Orgánicamente, la zona lumbar se relaciona de manera habitual con el sistema renal. Sin embargo, es bueno recordar que forma parte de un todo y que podemos contemplarla como la parte posterior del conjunto abdominal y lumbar.

Si nos la imaginamos como una esfera dividida en espacios por una membrana serosa (el peritoneo), encontramos un área posterior donde se hallan los riñones, una superior, una inferior y una cavidad peritoneal que aloja gran parte del intestino. Estos espacios mantienen una presión interna, que en caso de disfunción orgánica, por ejemplo debido a una inflamación del intestino, podrá influir en la motilidad visceral, así como en la estática y dinámica del tejido que sustenta la zona lumbar. Evitar una alimentación que facilite la producción de gases en el intestino, la hinchazón y la consiguiente inflamación de los tejidos, o las posibles intolerancias y alergias alimentarias, ayudará a mantener este equilibrio de presiones.

LA VISIÓN POSTURAL

A nivel preventivo, es importante incorporar hábitos saludables en la vida diaria, siendo la conciencia corporal la base para identificar los niveles de tensión o relajación.

Evitar dormir boca abajo para que descansen la musculatura de la espalda y la columna vertebral.

Automasaje, calor y baños. Por las mañanas, o cuando se necesite, se puede friccionar (ver ejercicios de *Automasaje lumbar y abdominal*) la zona utilizando aceite de árnica para las fricciones. Por la mañana, sobre todo en las épocas de más frío, se puede usar un cepillo de baño

EL BAMBÚ

Este movimiento puede realizarse como una continuación del ejercicio *el río*, pero también como ejercicio final de la serie propuesta en el artículo si se mantiene en una posición estática.

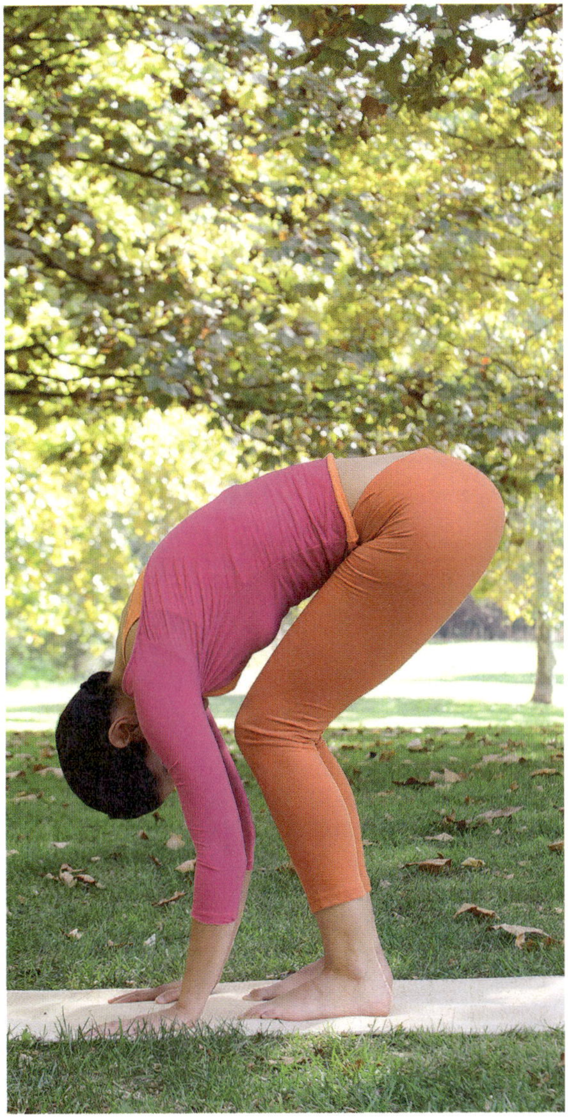

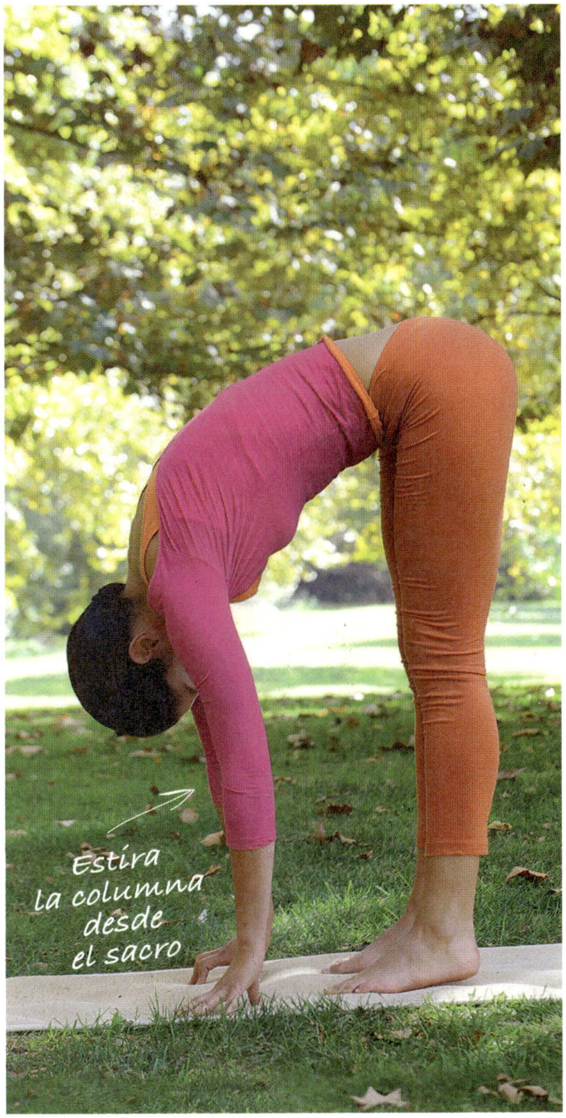

1 **Este movimiento** permite explorar las cadenas miofasciales de la cara posterior del cuerpo. Respira relajadamente y descarga tu peso en manos y pies. Sobre todo, asegúrate de relajar el cuello. Para no forzar la posición, si lo necesitas, puedes usar un soporte bajo las manos o doblar más las rodillas.

2 **Incorpórate poco a poco** manteniendo las rodillas ligeramente dobladas. No las estires hasta que te hayas levantado del todo. El movimiento se inicia articulando la columna desde el sacro hasta la cabeza, de manera continuada y relajada. Procura sentir cómo se endereza cada vértebra hasta las cervicales.

LA HOJA Y LA MEDIA LUNA

Los dos ejercicios tensan y estiran cada lado de la zona lumbar para conseguir después una máxima relajación con la espiración.

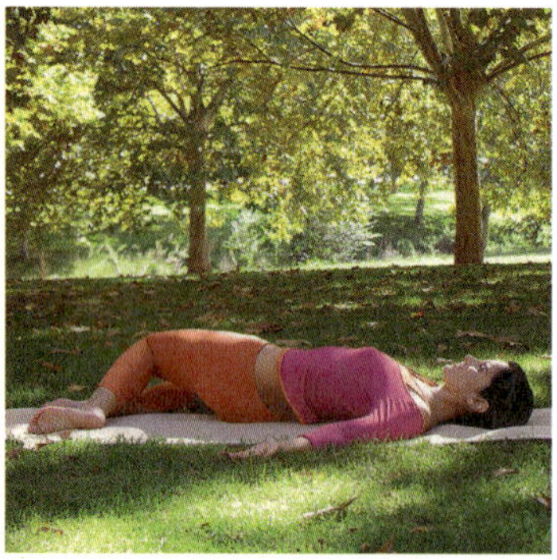

1 **Coloca los pies paralelos,** separados el ancho de la cadera, y sitúa las piernas a un lado. Siente el estiramiento y la relajación del tejido en la zona lumbar. Es más fácil con los pies juntos.

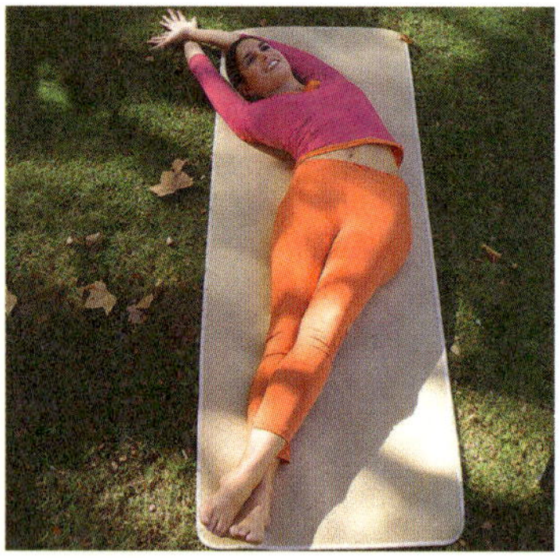

2 **Sitúa un pie encima del otro** y la mano sobre la otra. Ayúdate con las extremidades de abajo para arquearte. Realiza micromovimientos explorando las zonas de tensión y con una exhalación relaja el tejido.

EL REMOLINO Y LA COLINA

Además de realizar micromovimientos en la columna y los tejidos del área lumbar, estos ejercicios masajean el abdomen.

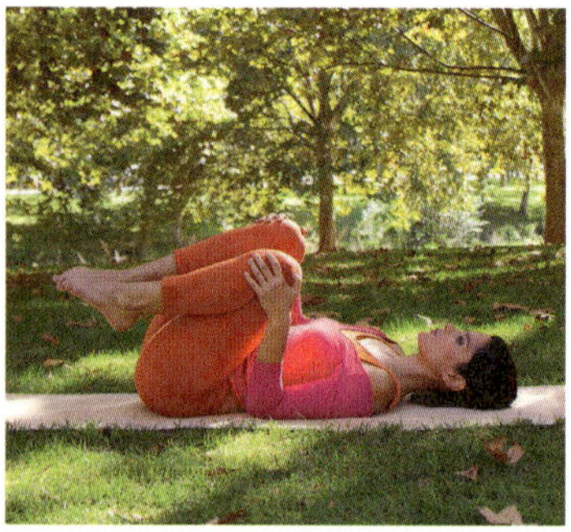

1 **Acerca las piernas** hacia el abdomen con las manos mientras exhalas. Siente el estiramiento de la zona lumbar y, mediante micromovimientos, su movilización en todas las direcciones. Percibe el masaje en el abdomen de esta postura.

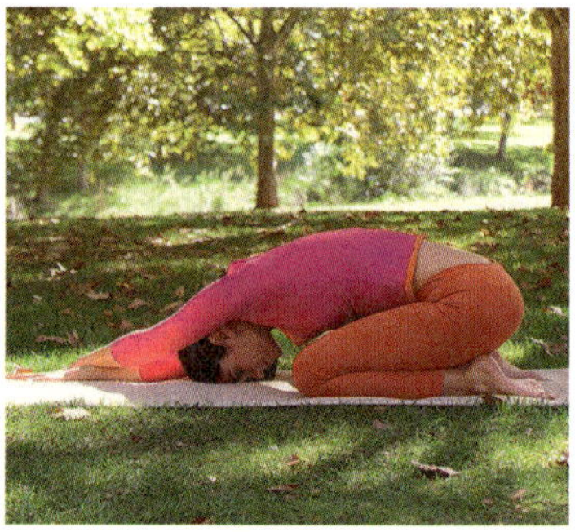

2 **Con la mano izquierda cruzada** sobre la derecha, deja caer el peso hacia la izquierda. Realiza micromovimientos siguiendo la respiración y siente cómo estiras y relajas la columna. Cambia de lado y acaba con las dos manos paralelas.

en seco para activar la circulación de la espalda. También es útil aplicar calor seco con una bolsa caliente. Otra opción es darse al final del día un baño de agua caliente y sales de Epsom (sulfato de magnesio). Si se añade aceite esencial de lavanda aumentará la relajación.

Estar sentado demasiadas horas conlleva un acortamiento y aumento del tono en el tejido, por lo que es conveniente realizar pequeñas pausas, levantarse y moverse de manera consciente relajando las zonas de tensión.

Utilizar calzado cómodo. En caso de llevar tacones altos de forma habitual, es conveniente dejar descansar los pies y la zona lumbar al final del día. A mayor altura de los tacones, mayor será la compensación de la columna a nivel lumbar, lo que provoca un aumento de la lordosis (hiperlordosis).

Atención al correr. Hoy en día muchas personas corren para hacer ejercicio. Si se quieren evitar lesiones, incluyendo las de la zona lumbar, es importante tener en cuenta varios aspectos: el terreno, el material, el peso corporal, las compensaciones posturales de lesiones antiguas y la organización de las tensiones ya existentes en los tejidos, así como la técnica de carrera.

Tal y como se presenta en los ejercicios que acompañan a este artículo, es conveniente mejorar las cualidades físicas de la zona lumbar: tomar conciencia de su estado, obtener una capacidad elástica de su tejido, una buena movilidad de sus articulaciones, un mayor tono de las fibras musculares para estabilizar y proteger la columna vertebral, junto a una movilidad y un estado energético adecuados de todos los órganos viscerales.

EL MOVIMIENTO DEL PUENTE

Procura mantener el peso bien distribuido y evita llevarlo hacia la zona cervical. El soporte son los pies y los hombros.

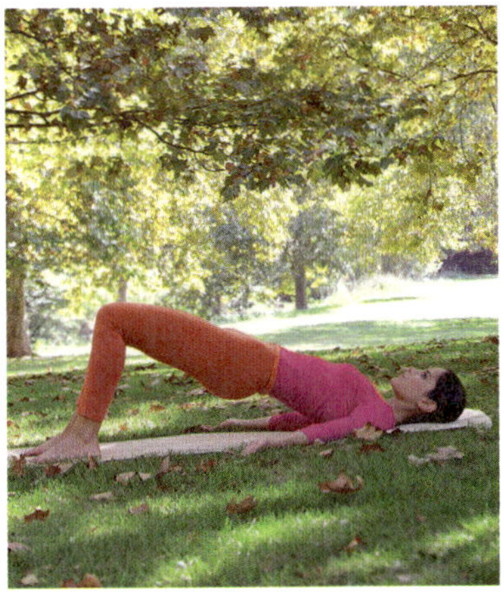

1 **El medio puente.** Con los pies paralelos, inhala y eleva la pelvis y la columna hasta formar una línea recta de los hombros a las rodillas. Al exhalar, baja la columna.

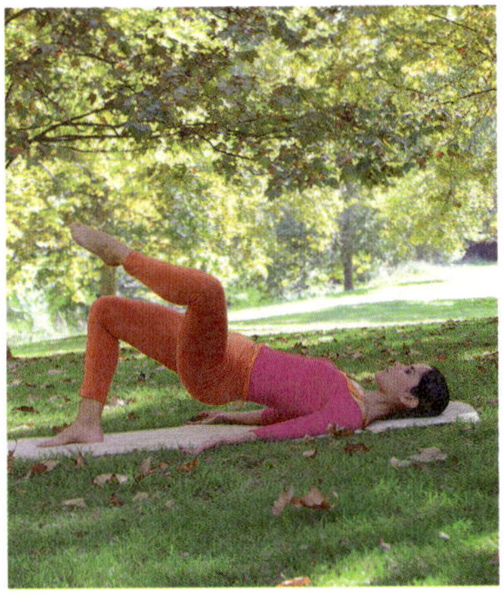

2 **El puente colgante.** Ahora eleva una pierna y, como si fuera un puente con tablas unidas por cuerdas, realiza movimientos ondulatorios desde la columna, pelvis y pierna.

INTEGRACIÓN

Con este ejercicio se alinea la columna buscando una curvatura lumbar y sacral adecuada, y siempre sin forzar las articulaciones.

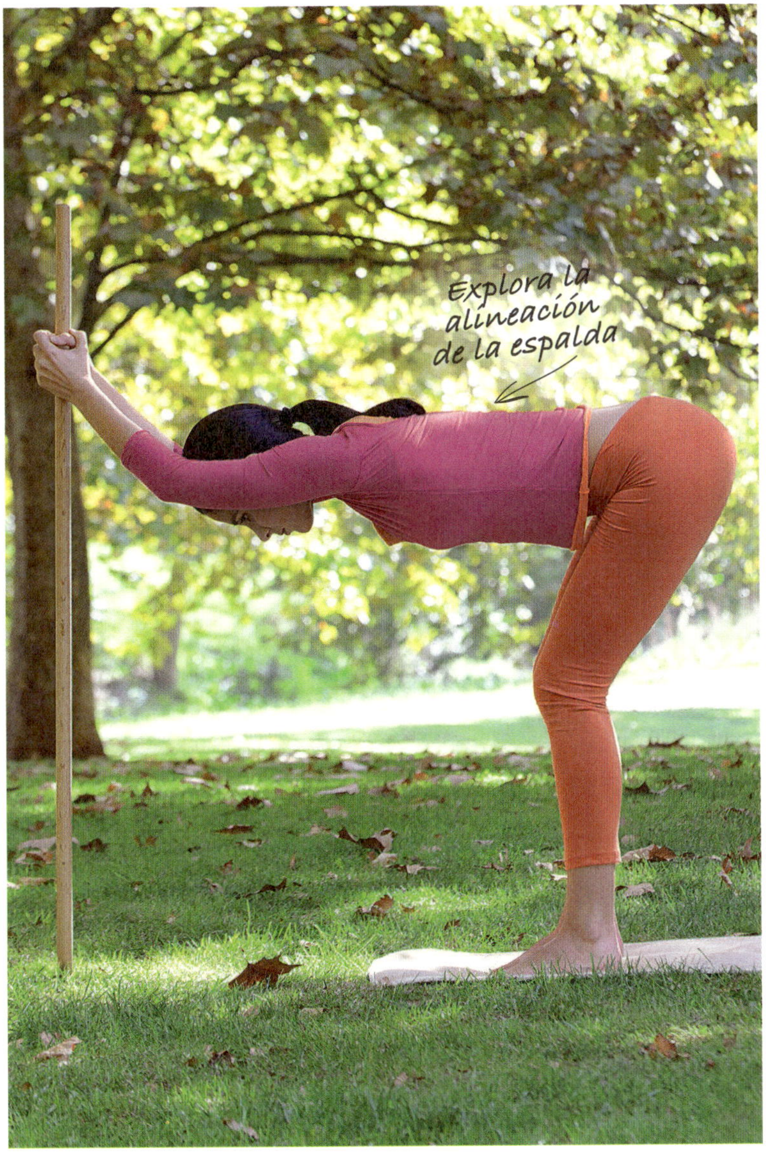

Con los pies paralelos y algo separados, utiliza un soporte (una vara larga o una rama de árbol gruesa) para apoyar las manos. Relaja los codos y los hombros para proteger las articulaciones. Flexiona las rodillas y explora la alineación de la columna, ajustándola para evitar un exceso de curvatura (lordosis lumbar y cervical, o de cifosis sacral y dorsal).

ALIVIAR LA FIBROMIALGIA

Es una enfermedad aún muy desconocida y que supone a las mujeres que la padecen –el 80 por ciento– muchos años de consultas médicas hasta que reciben un diagnóstico. El dolor y el cansancio son algunos de los síntomas que alteran la vida de estas personas, pero existen recursos naturales que ayudan a reducirlos, favoreciendo el equilibrio psicofísico.

● En España sufren fibromialgia entre 900.000 y 1.600.000 personas. El 80% son mujeres. Los síntomas comienzan en torno a los 37 años y los más frecuentes son cansancio y dolores –especialmente en ciertos puntos sensibles de todo el cuerpo–, trastornos del sueño, mareos, reglas dolorosas, ansiedad, depresión y problemas de concentración y memoria. Todavía no se sabe cuál es la causa de la fibromialgia. Los investigadores sugieren que en el origen puede haber una infección vírica o bacteriana, un accidente traumático grave o una crisis emocional. Para diagnosticarla, el médico realiza una entrevista y comprueba si existe una sensibilidad aumentada al dolor en la mayoría de una serie de 18 puntos repartidos por el cuerpo, llamados puntos miofasciales. No existen alteraciones detectables mediante análisis de sangre, ecografías u otras pruebas, pero se cree que disminuye la producción o la eficacia de los neurotransmisores que regulan la sensibilidad al dolor, en especial la serotonina, la somatomedina C, la sustancia P y la noradrenalina.

■ PLANTAS MEDICINALES

Si se toman regularmente, algunas plantas pueden reducir la inflamación y estimular los sistemas inmunitario y endocrino.

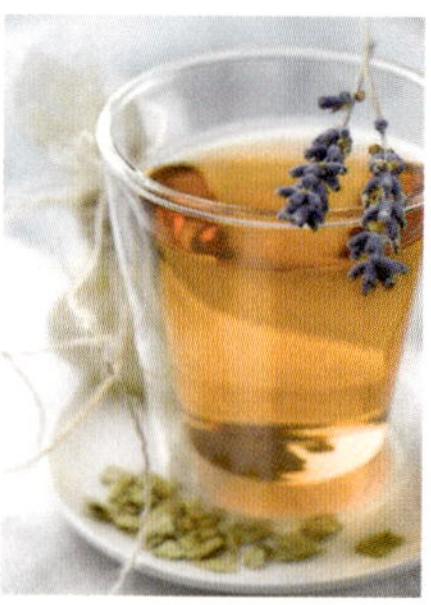

Hipérico *(Hypericum perforatum)*. No existen estudios sobre su indicación en la fibromialgia, pero su suave efecto antidepresivo puede ser útil.

Ginseng *(Panax ginseng)*. Este estimulante ayuda a adaptarse a situaciones de estrés. Puede servir frente al cansancio y la ansiedad.

Valeriana *(Valeriana officinalis)*. Para trastornos del sueño o sensación de no descansar. La dosis diaria se sitúa entre 450 y 900 mg de extracto acuoso.

AYUDAS NATURALES EFICACES

La medicina convencional la considera una enfermedad crónica incurable y la trata con analgésicos, antiinflamatorios, relajantes musculares y antidepresivos. Pero más de la mitad de los pacientes se sienten insatisfechos y es muy frecuente que busquen ayuda en medicinas naturales que proponen tratamientos individualizados.

Taichí y chikung. Las investigaciones sugieren que el taichí –con sus movimientos precisos, lentos y circulares que actúan sobre los meridianos energéticos– puede beneficiar a los pacientes con fibromialgia. Un estudio del equipo del doctor Chenchen Wang, en la Universidad Tufts (Estados Unidos), concluyó que practicar taichí 12 semanas reducía el dolor y mejo-

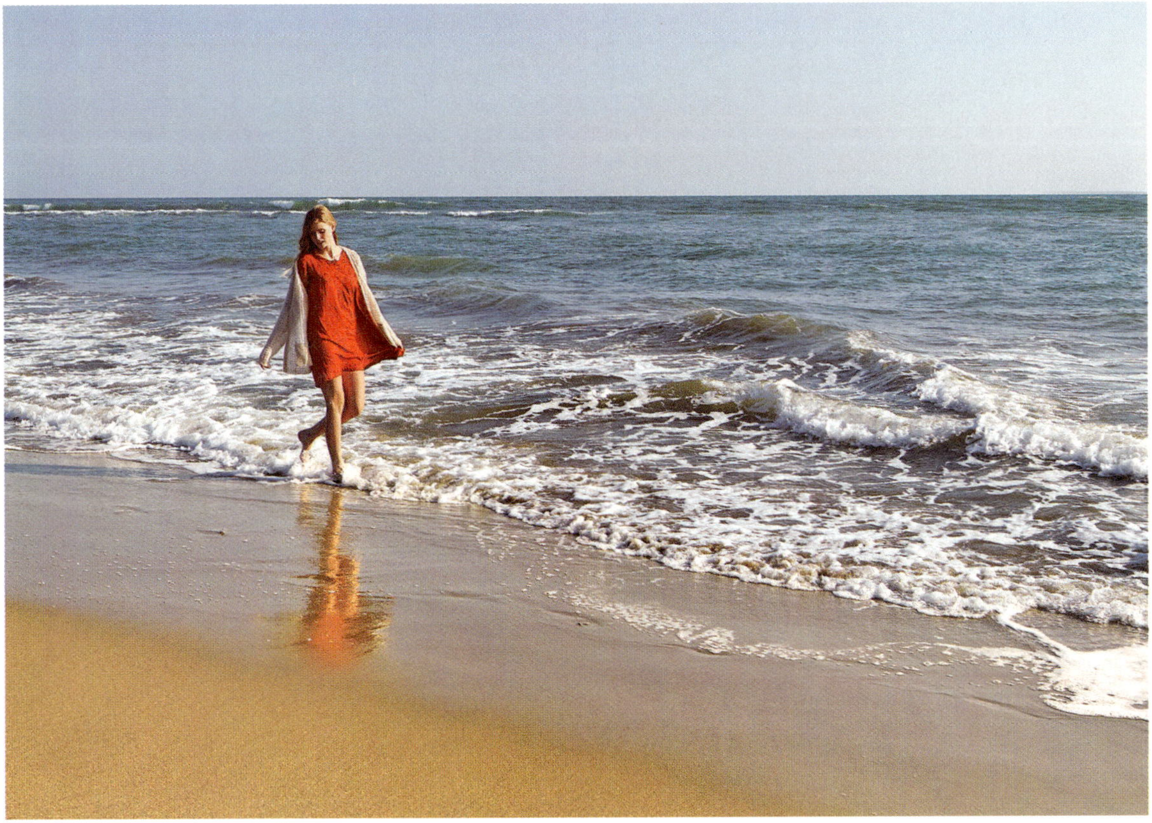

raba el sueño y el estado de ánimo.

Drenaje linfático y masaje del tejido conectivo. Pueden incrementar el umbral del dolor y la calidad de vida. Las técnicas que realizan manipulaciones suaves mejoran la eliminación de toxinas y la llegada de nutrientes a los tejidos.

Acupuntura. Es eficaz para reducir las molestias, pero la respuesta de cada persona varía mucho.

Hidroterapia. Una serie de autores recomiendan tanto los baños calientes como los fríos: G. Englert aconseja las cámaras de frío (de –67 °C a –150 °C) para aumentar el umbral del dolor; Christoph Gutenbrunner, la sauna frecuente (12 sesiones en 6 semanas) y M. Yurkuran, baños de 20 minutos a 37 °C.

TERAPIA NUTRICIONAL

Ciertos suplementos reducen la vulnerabilidad al dolor y refuerzan el sistema nervioso:

Magnesio. Aunque los estudios son contradictorios, solo puede resultar beneficioso, pues es esencial para el equilibrio del sistema nervioso y el buen funcionamiento muscular. Alimentos ricos en magnesio: frutos secos, cereales integrales, legumbres, hortalizas y frutas. En suplemento, se toman 300-600 mg.

5-hidroxitriptófano. Se obtiene de las semillas de la planta africana *Griffonia simplicifolia*. Su utilidad se basa en su capacidad para favorecer la síntesis de la serotonina. Según varios estudios, la dosis indicada es de 100 mg tres veces al día.

EL ENFOQUE HOMEOPÁTICO

En 2004 un estudio del Centro de Medicina Integrativa de la Universidad de Arizona (Estados Unidos) observó mejoras en el tratamiento homeopático individualizado, como reducción de la sensibilidad al dolor y de la tendencia a la depresión, y aumento de la calidad de vida y de la salud en general. Algunos de los remedios homeopáticos que se indican habitualmente en los casos de fibromialgia son: *Rhus toxicodendron*, *Arnica montana* y también *Bryonia alba*.

Otras terapias naturales que obtienen buenos resultados son, por ejemplo, la meditación, que reduce la ansiedad, y la magnetoterapia, que puede aliviar el dolor.

MANDÍBULA SIN TENSIÓN

Con frecuencia, las cefaleas, los dolores de cuello y de espalda o la rigidez cervical tienen que ver con un problema mandibular, fruto a su vez de una mala postura. Los síntomas pueden aparecer también ante situaciones emocionalmente estresantes que aumentan la tensión. Para solucionar este síndrome es necesario considerar el organismo de forma global.

● El síndrome de disfunción mandibular es la función dolorosa o defectuosa de las articulaciones mandibulares. Pero hay que tener en cuenta que existe una conexión entre la mala postura y los problemas mandibulares. De igual forma, las lesiones cervicales también afectan a la mandíbula de manera negativa, creando una tensión excesiva y limitando sus movimientos.

Para comprender y solucionar estos problemas, es imprescindible un enfoque global e individualizado de cada caso, así como una colaboración entre diferentes profesionales especializados: el odontólogo puede mejorar el contacto entre los dientes (oclusión) mediante férulas, tallados dentales, ortodoncia o cirugía; pero un fisioterapeuta especializado en disfunción mandibular y postural puede tratar el dolor articular y disminuir las tensiones de los músculos masticadores con medidas menos agresivas. Después, mediante el reequilibrio de las cadenas musculares, mejora la posición de la cabeza y el cuello en relación a la espalda y los hombros. La terapia mandibular y postural permite a la persona integrar los cambios en su esquema corporal de manera progresiva. Al trabajar sobre la conciencia corporal y la respiración, le ofrece beneficios no solo neurovegetativos, sino también emocionales y energéticos.

UN DOLOR MUY HABITUAL

Más de la mitad de la población ha padecido o padecerá disfunción mandibular. Lo sufren especialmente las mujeres (en una proporción de 3 a 1) y afecta más a adolescentes y personas en edad laboral. En el 75% de los casos existe una alteración de la postura correcta de la espalda. Este desequilibrio afecta a la columna cervical.

En la mayoría de los casos crónicos hallamos estrés e hiperactividad de los músculos cervicales y de masticación. Gran parte de los dolores de espalda y cuello, así como muchas cefaleas tensionales, se relacionan con este trastorno. Quienes lo padecen de manera crónica pueden sufrir pérdidas de memoria, atención y depresiones leves.

LA POSTURA CORRECTA

La cabeza y el torso están erguidos sin tensión. La columna cervical respeta su curva fisiológica y el equilibrio en relación a la boca y los músculos de la cara. Los hombros permanecen relajados y el vientre mantiene el tono muscular adecuado. En la región lumbar aparece una pequeña curvatura y las piernas se mantienen enderezadas sin demasiada tensión.

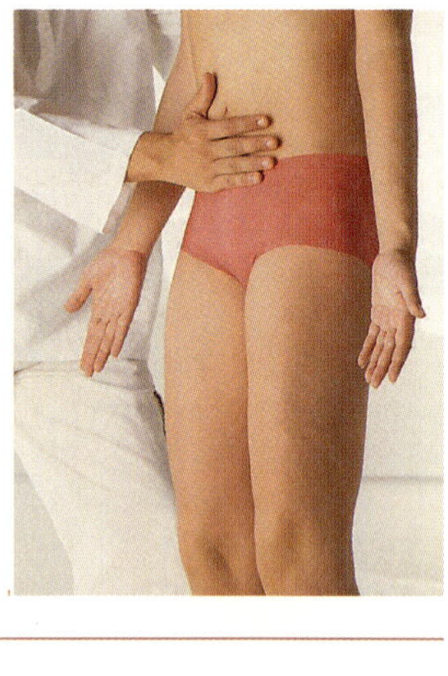

¿CUÁNDO CONSULTAR AL ESPECIALISTA?

Si los síntomas de molestias y dolor persisten durante semanas o meses es aconsejable visitar a un profesional para que realice un diagnóstico y proponga un tratamiento personalizado.

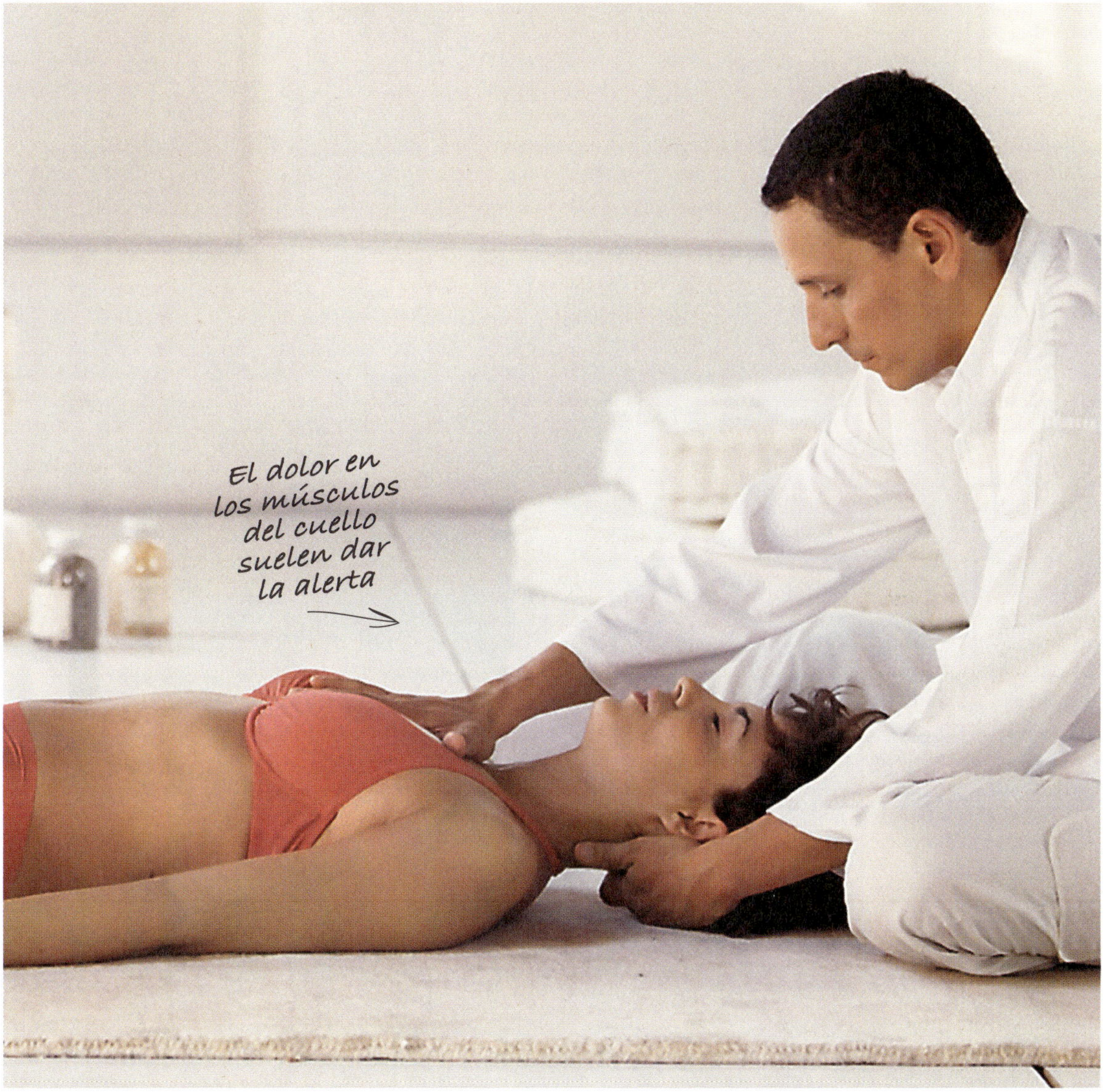

Aunque pueden confundirse fácilmente con otras dolencias, los síntomas que alertan de un problema mandibular son variados. Postura de cabeza adelantada o encogida. Dolor en los músculos del cuello. Rigidez muscular por las mañanas. Dolor en la base del cráneo y la frente. Dolor en la ceja o la sien. Dolor en la mandíbula, en dientes y encías. Desgaste de los dientes. Rechinar de dientes nocturno. Dificultad al abrir la boca. Sensación de bloqueo mandibular. Dolor o ruidos en el oído. Mareos o sensación de vértigo. Dolor o molestias en la garganta.

La mandíbula modula las contradicciones entre lo que sentimos y lo que pensamos. Sufre las consecuencias de todo lo que hemos callado y no hemos expresado en su justo momento

LA CONEXIÓN CON LA POSTURA

La postura es un factor esencial en este tipo de lesiones. Conexiones nerviosas y anatómicas explican que los desequilibrios posturales alteren el sistema mandibular y viceversa. Cuando la boca, debido a las tensiones, tiene dificultades para abrirse y cerrarse con normalidad, los músculos del cuello sufren las consecuencias. Con el tiempo, la tensión se hace crónica. La columna cervical pierde su flexibilidad y su forma natural, lo que predispone a una futura artrosis.

La postura corporal está ligada a la salud de la persona, pues garantiza la correcta posición de todos los órganos y su funcionamiento. Cuando es adecuada, permite una buena respiración, la irrigación sanguínea de todos los tejidos y una posición adecuada de pelvis, piernas y plantas de los pies.

Pero cuando el dolor mandibular dura meses, sea cual sea su causa inicial, deja de existir en relación con el problema muscular o articular original y se convierte en una tensión corporal inconsciente que se integra en la postura de manera automática. Así, los síntomas pueden aparecer ante desencadenantes de tipo social y situaciones emocionalmente estresantes que hagan aumentar la tensión.

El desconocimiento de este complejo mecanismo psicosomático genera un círculo vicioso de desesperanza, ansiedad y bloqueo físico. Esta situación afecta de manera negativa a la postura, a la respiración y al equilibrio neurovegetativo. Para reeducar la postura e integrar en ella un sistema mandibular equilibrado, es preciso realizar un análisis individual de las cadenas musculares, que permita mejorar la postura de cabeza y cuello. En paralelo, el odontólogo mejorará los contactos dentales, estabilizando la posición mandibular. Al integrar las nuevas sensaciones de su boca en la dinámica global, la persona tomará conciencia de una mejor postura y de unos movimientos sin dolor y más libres.

REEQUILIBRAR GLOBALMENTE

Para las medicinas holísticas y técnicas corporales como el Método Mézières o la Reeducación Postural Global (RPG), el cuerpo humano debe entenderse como un todo, tanto a nivel estructural (músculos, huesos, arterias, etc.) como funcional (postura, locomoción, reproducción, emoción, etc.). Estructura y función son indisociables y deben trabajar en equilibrio. La disfunción mandibular es una expresión de un desequilibrio local y global.

El tratamiento tiene como objetivo mejorar la propia percepción del cuerpo, aliviar el dolor y mejorar la movilidad mandibular y cervical. Todo ello gracias al reequilibrio global de las cadenas musculares, relajando los músculos contractudos y tonificando los atrofiados. Se utilizan estiramientos globales, técnicas de masaje y ejercicios de relajación. Asimismo, se persigue que la persona tome conciencia de los ritmos corporales bloqueados, especialmente de la respiración. Esta es una terapia corporal, pero tiene repercusiones positivas en otros planos:

Reequilibra el sistema circulatorio al mejorar el aporte sanguíneo al músculo.

Mejora el ritmo respiratorio, equilibrando el diafragma y disminuyendo el efecto de la ansiedad.

Ayuda al equilibrio neurovegetativo entre los sistemas simpático y parasimpático.

A través de los cambios posturales, incide positivamente en aspectos emocionales.

Decía Cicerón que el rostro es el espejo del alma, y los ojos, sus delatores. La mandíbula guarda mensajes todavía más profundos: modula las contradicciones entre lo que sentimos y lo que pensamos, entre el corazón y el cerebro. Sufre las consecuencias de todo lo que hemos callado y no hemos expresado en su justo momento. Escuchemos, pues, su lenguaje, estemos atentos a sus avisos, y la salud lo agradecerá.

BUENOS Y MALOS HÁBITOS

Utilizamos la mandíbula cientos de veces al día para respirar, comer, hablar... Además, los músculos mandibulares también forman parte del sistema postural, al relacionarse con la columna cervical y el cráneo. Es habitual que aparezcan tensiones por sobrecarga, que

AUTOMASAJE EN LAS SIENES Y EN LAS MEJILLAS

Con suaves movimientos sobre los músculos del rostro conseguimos relajar las articulaciones y toda el área mandibular. Es un excelente ejercicio para realizar por la noche, antes de ir a dormir.

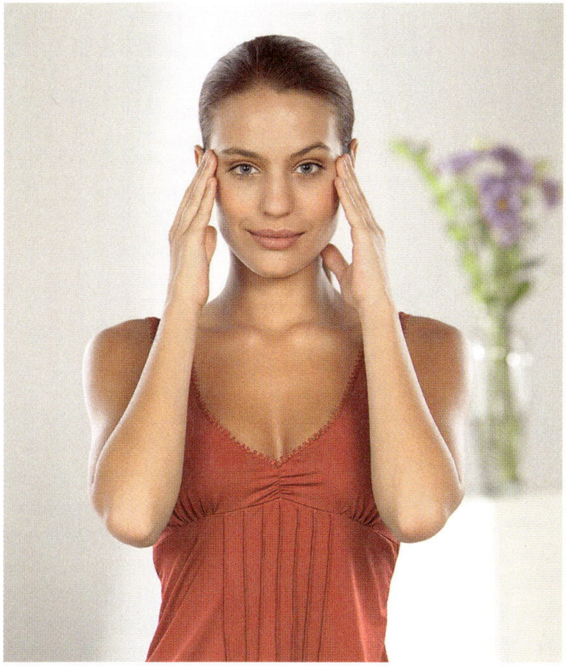

1 **Con tres dedos sobre las sienes,** inicia rotaciones en una dirección y luego en la otra. Deja los dedos anulares sobre el final de cada ceja durante tres respiraciones y los dedos medios en el centro de las sienes otras tres.

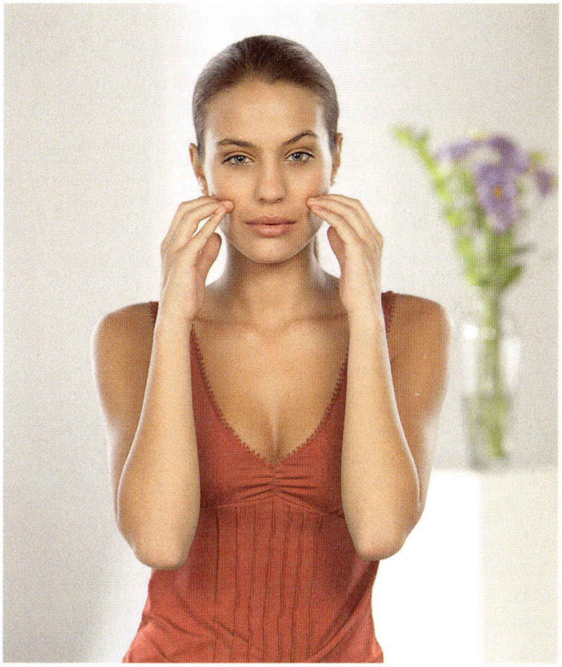

2 **Coloca los dedos índice, medio y anular** bajo los pómulos. Desplaza las yemas por los pómulos desde la nariz hacia la oreja varias veces como si pulsaras las teclas de un piano. Siente la articulación de la mandíbula.

afectan a toda la columna vertebral. A estas molestias se añaden los desequilibrios globales de la postura, los trastornos de las posiciones de los dientes y el estrés general.

Para mejorar y prevenir la disfunción mandibular hay que evitar la hiperactividad mental y laboral, una mala postura corporal, morderse las uñas, mordisquear lápices, masticar chicle, respirar por la boca, comer alimentos muy duros y abusar de estimulantes (cafés, bebidas de cola...). Conviene, por otra parte, adquirir buenos hábitos:

En reposo, la punta de la lengua debe «descansar» relajadamente en la parte anterior del paladar, como si fuéramos a decir «no».

Dormir de ambos lados y boca arriba entre 7 y 8 horas al día.

Realizar actividad física aeróbica (caminar, correr, nadar, etc.) al aire libre dos veces por semana.

Cantar, conversar, reír, comunicarse con otras personas...

Practicar técnicas de relajación sencillas basadas en la toma de conciencia corporal durante al menos diez minutos al día.

EJERCICIOS SENCILLOS

Desperezarse y estirar bien cada mañana manos, brazos, hombros, cuello, nuca, boca, cara, lengua, mandíbula... Al mismo tiempo, se toma conciencia de la respiración y de las partes corporales movilizadas y estimuladas.

Automasajes, suaves y circulares con los dedos índice y corazón en mejillas, sienes, frente y nuca.

Presiones mantenidas (1 minuto) con los pulgares en la parte interna de las cejas (hueso frontal) y en la base del cráneo (hueso occipital).

RELAJA Y PROTEGE TUS CERVICALES

Sufren especialmente por las muchas horas que pasamos sentados frente al ordenador. Los desequilibrios posturales y la tensión emocional se reflejan en las cervicales. Para evitar rigideces, dolores o limitaciones resultan muy útiles los ejercicios que no solo las flexibilizan y relajan sino que nos revelan nuestros patrones posturales y nos ayudan a corregirlos.

● Sofía trabaja en la oficina ocho horas diarias delante del ordenador. Es alta y no practica mucho deporte. Antes de ir a la consulta del especialista, se sentaba sin que los pies tocaran apenas el suelo, flexionando el tronco hacia delante y adelantando la cabeza para leer mejor la pantalla del ordenador, lo que le producía un dolor prolongado en la zona cervical y en los hombros, con sensación de hormigueo y adormecimiento en el brazo derecho. Desde un punto de vista ergonómico, las dimensiones del mobiliario no eran las adecuadas para la estructura corporal de Sofía. Por otra parte, físicamente presentaba un desequilibrio en el tono miofascial –que afecta a los músculos y las fascias, un tipo de tejido conectivo que se extiende por todo el organismo–, lo que desorganizaba su estática corporal y comprimía el sistema nervioso en diferentes zonas de su recorrido.

Aunque el caso de Sofía pueda parecer particular, en realidad es bastante común. Es muy fácil comprobar cómo influye la ergonomía en la postura que se mantiene en el lugar de trabajo o de estudio: nos sentamos frente a una mesa con la columna vertebral neutra, flexionando los codos y apoyando los antebrazos sobre la misma; observamos durante un momento las sensaciones que tenemos y la posición que mantenemos. ¿Permanecen los brazos y el tronco relajados? Muchas sillas son regulables en altura, pero no ocurre así con la mayoría de las mesas, que pueden ser totalmente inadecuadas para trabajar.

CÓMO SURGEN LOS PROBLEMAS

Ante un mobiliario de estas características, muchas personas inclinan el tronco hacia delante para apoyar los antebrazos, dejando caer la pelvis hacia detrás; el espacio torácico se cierra entonces en una flexión –lo que dificulta la respiración–; los hombros quedan en rotación interna y los encogemos. Si tenemos en cuenta esta secuencia, al orientar la cabeza siguiendo la horizontalidad de nuestra mirada y adelantar su posición, a la columna cervical no le queda mucha

■ SIÉNTATE Y OBSÉRVATE

Antes de empezar los ejercicios. Siéntate en una silla y toma conciencia del soporte. Tu cadera debería estar colocada ligeramente por encima de la altura de las rodillas. Siente cómo la pelvis da soporte a la columna y permite a la zona cervical alargarse sin esfuerzo proyectando la cabeza hacia el cielo. Traslada este ejercicio a situaciones de la vida diaria.

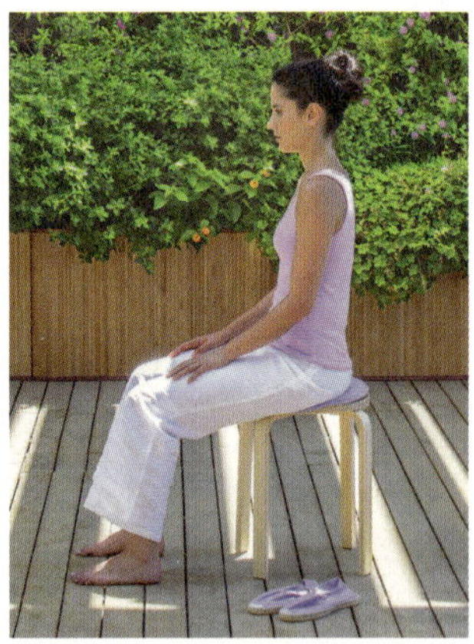

DESCUBRE TUS PATRONES

Observa en ti mismo los dos patrones posturales más corrientes: en uno se pierde la curvatura natural de las cervicales y, en el otro, se adelanta la cabeza y se fuerza esa curvatura.

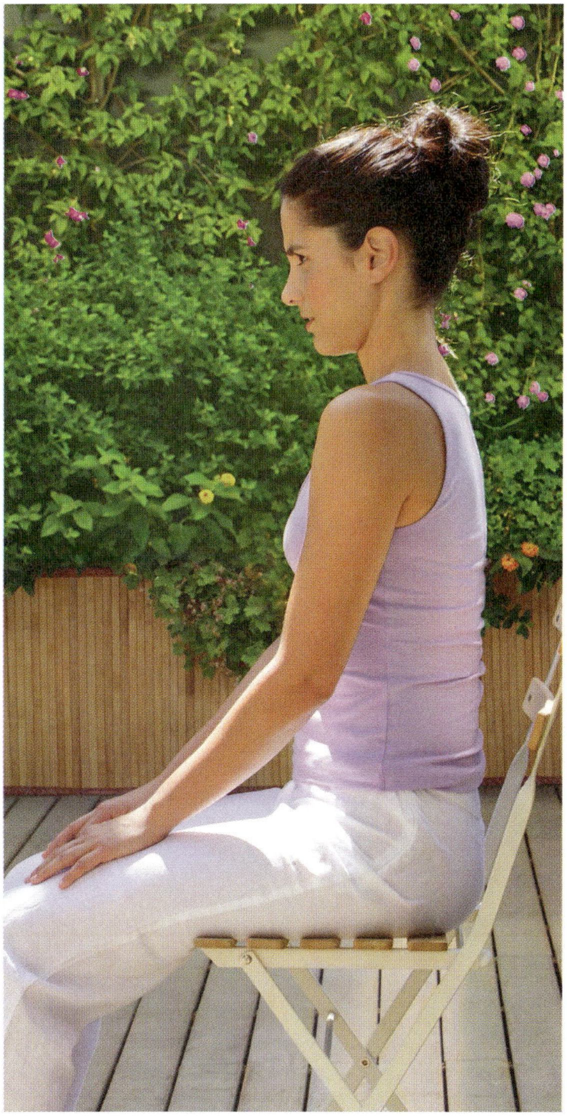

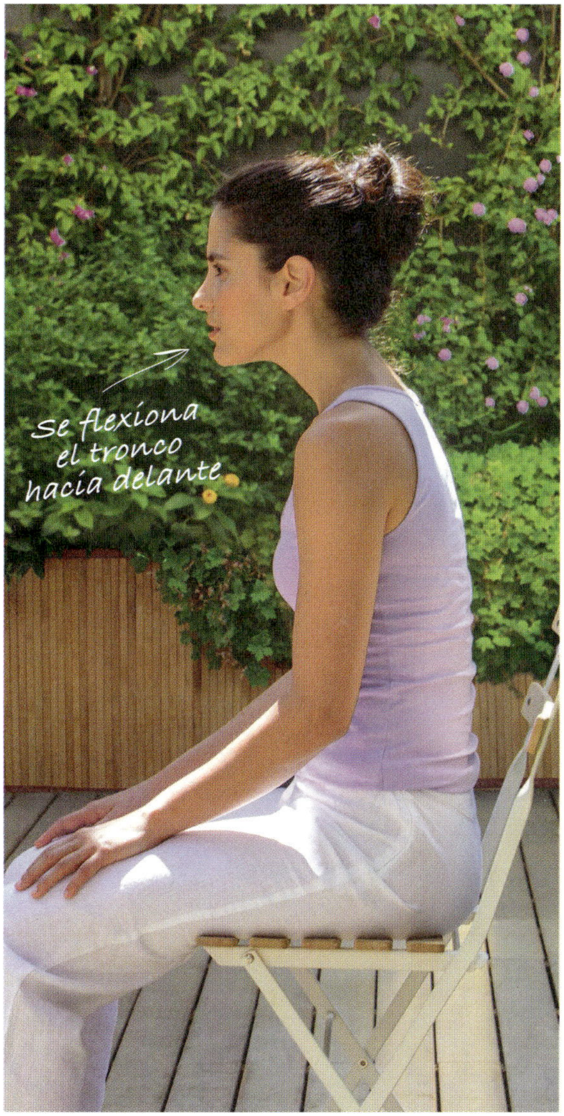

1 **Rectificación cervical.** Sentados en una silla, se fuerzan inconscientemente las vértebras cervicales hacia atrás: pierden su curvatura natural (lordosis) y se alinean en un eje vertical imaginario. Este es un patrón muy común y suele acompañarse de rigidez miofascial y ligamentaria en todo su recorrido.

2 **Compresión e hiperextensión cervical.** Hay un exceso de lordosis generalizado, combinado con una compresión sobre todo entre las primeras y últimas vértebras cervicales. Suele ir acompañado de falta de movilidad en los diferentes segmentos e incluso una posible compresión de los nervios.

FRICCIÓN RELAJANTE

Actuamos sobre las regiones lateral y anterior del cuello, ayudamos a relajar su tejido y a tomar conciencia mediante la palpación.

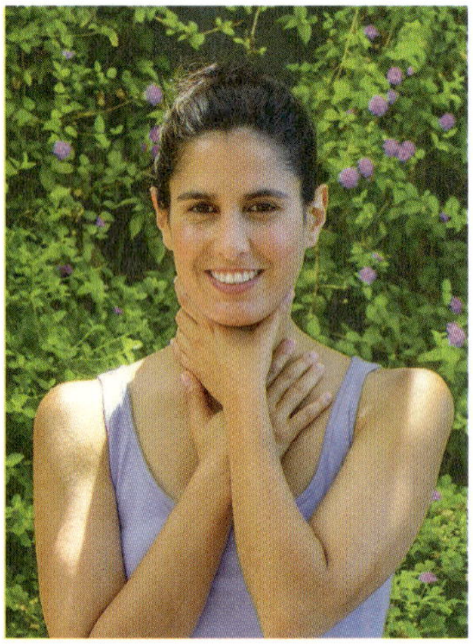

1 **Descendente.** Coloca las manos bajo el mentón en forma de horquilla. Deslízalas friccionando y sin apretar hasta llegar a la altura de las clavículas y el esternón.

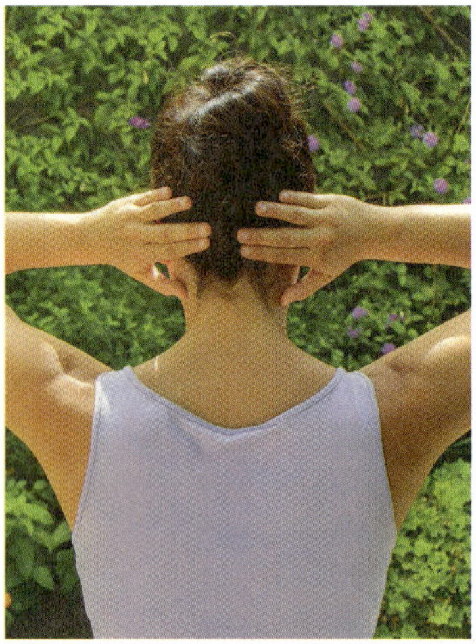

2 **Lateral.** Meñique y anular deben estar por encima de la base del cráneo; el medio e índice por debajo, en contacto con la musculatura. Fricciona con intensidad.

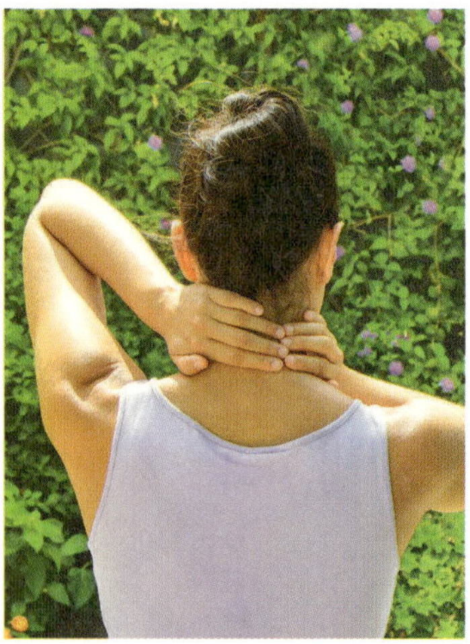

3 **Alterna de izquierda a derecha.** Con los dedos y las palmas de las dos manos frota lateralmente y con cierta energía la superficie media de la región cervical.

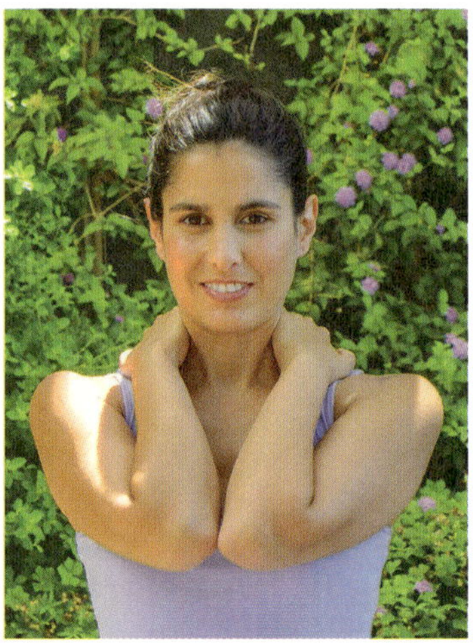

4 **Con los brazos en paralelo.** Coloca los dedos entre las vértebras cervicales y dorsales. Amasa y arrastra hacia arriba la musculatura con la yema de los dedos.

más opción que comprimirse en su unión dorsal y craneal. Cuando mantenemos esta postura durante horas y horas, un día tras otro, entonces es normal que surjan los problemas y el dolor.

EQUILIBRIO POSTURAL

Uno de los principios básicos para una postura y unos movimientos equilibrados es la relación entre «los dos polos» más alejados del cuerpo y su orientación en el espacio. Sin una buena base del polo inferior (los pies) y una buena proyección del polo superior (la cabeza), las distintas unidades funcionales –de manera simplificada: extremidades inferiores, pelvis, abdomen y columna lumbar, tórax y columna dorsal, cinturón escapular y extremidades superiores, cuello y columna cervical– no tendrán referencias adecuadas para organizarse, lo que provocará una necesidad de adaptación e inestabilidad en el conjunto corporal.

Otro principio básico es el de «soporte» entre los segmentos. Los diferentes ejes biomecánicos del cuerpo se ven alterados si los pies no ofrecen un buen soporte a la pelvis, esta a la columna y al tórax, y la columna a la cabeza. Si este hecho persiste en el tiempo, provocará un acortamiento del tejido, creando un patrón postural propenso a alterar la función de otros sistemas fisiológicos, como por ejemplo una posible compresión del sistema vascular, de los discos intervertebrales o del sistema nervioso.

En el caso de Sofía, anatómicamente es posible observar cómo se produjo, entre otros aspectos, un acortamiento de la musculatura pectoral, de la fascia endotorácica, de los músculos escalenos, esterno-

AMASA LA ZONA

No hay que olvidar relajar los hombros, respirar profundamente y soltar toda la tensión acumulada.

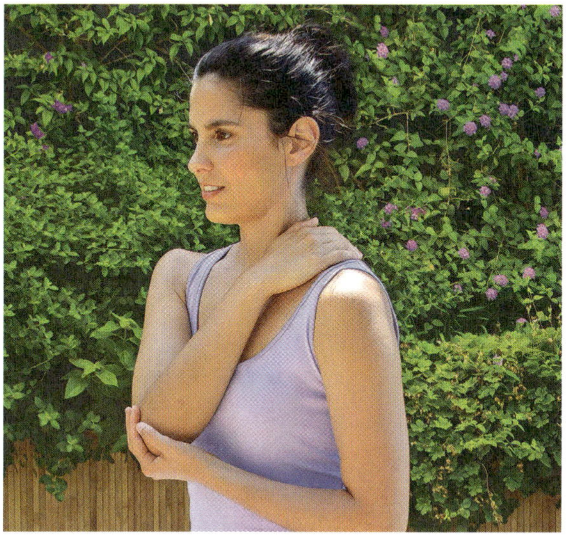

Con una mano cruzada al lado contrario. Sitúa la mano en contacto con el espacio formado entre el hombro y el cuello. Tómate un tiempo para localizar las zonas de máxima tensión y amásalas con los dedos.

PRESIONA UN PUNTO CLAVE

Se puede usar también técnicas de digitopresión en algunos puntos concretos de tensión.

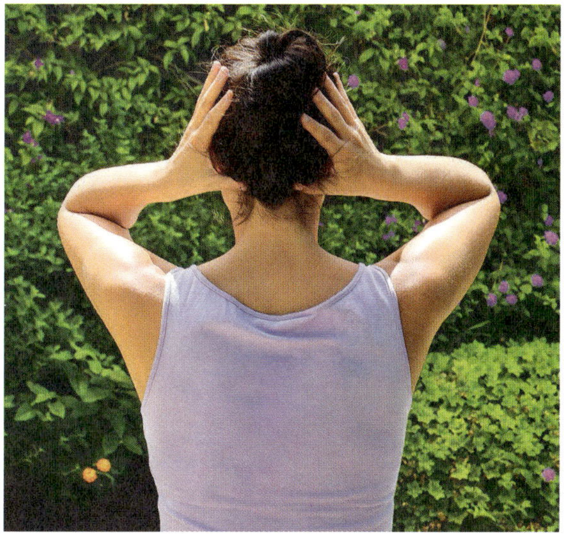

El punto VB 20 (vesícula biliar 20) es uno de los más importantes. Palpa debajo de la base del cráneo el espacio formado entre los músculos trapecio y esternocleidomastoideo, y realiza movimientos circulares.

cleidomastoideos, extensores de la columna cervical y suboccipitales. Presentaba también una restricción en la movilidad de la primera costilla del lado derecho, junto a la compresión del plexo braquial del mismo lado, lo que le provocaba la sensación de hormigueo y adormecimiento de uno de los brazos.

CADA CUERPO, UNA HISTORIA

Por los hábitos que desarrollamos en las sociedades modernas, el patrón postural de Sofía es probablemente el más común, pero no es el único. Otro patrón habitual (véase la foto 1 del recuadro *Descubre tus patrones*, pág. 127) puede estar relacionado con traumatismos por un «latigazo cervical» (producidos, por ejemplo, en accidentes deportivos o de tráfico), una oclusión de clase III (los molares inferiores se hallan más avanzados que los superiores) o disfunciones de la articulación temporo-mandibular (ATM), de la deglución o del habla.

No olvidemos que, a pesar de reconocer ciertos patrones posturales comunes, cada cuerpo tiene una razón de por qué ha llegado a organizarse de una manera determinada y no de otra. Lo importante es que reconocer el origen de dichos patrones y expresiones físicas por medio de la toma de conciencia, de ejercicios dirigidos o del tratamiento más detallado de un terapeuta nos ayudará a encauzar todas esas restricciones corporales para alcanzar el verdadero objetivo: un cuerpo mucho más relajado, más funcional y, sobre todo, más sano.

TODO LO QUE AYUDA

Dormir bien. Procuremos no dormir boca abajo porque, por un lado, dificultará la respiración y, por otro, obligará a la región cervical a mantenerse en una posición en la que no dispone de libertad de movimiento. Si se duerme habitualmente de lado, hay que utilizar una almohada que permita mantener una alineación de toda la columna paralela al colchón. Si la tendencia es la de dormir preferentemente

MOVILIZA LAS CERVICALES

Primero se ejercita las cervicales de forma localizada y después se flexiona toda la columna desde la base del cráneo.

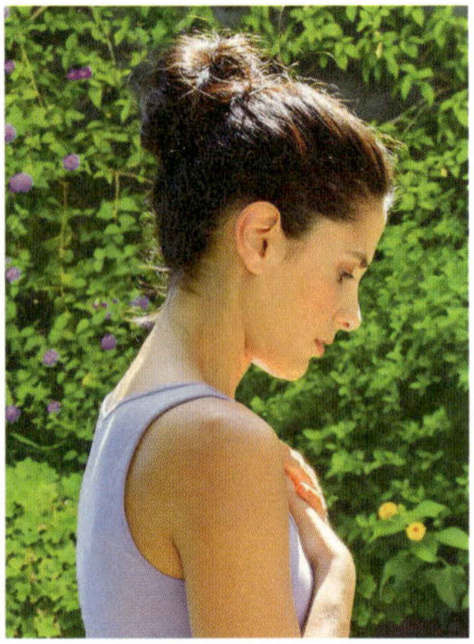

1 **Movimiento circular.** Relaja la mandíbula y la lengua. Toma como referencia tu mentón y dibuja en el espacio un movimiento circular en el sentido de las agujas del reloj.

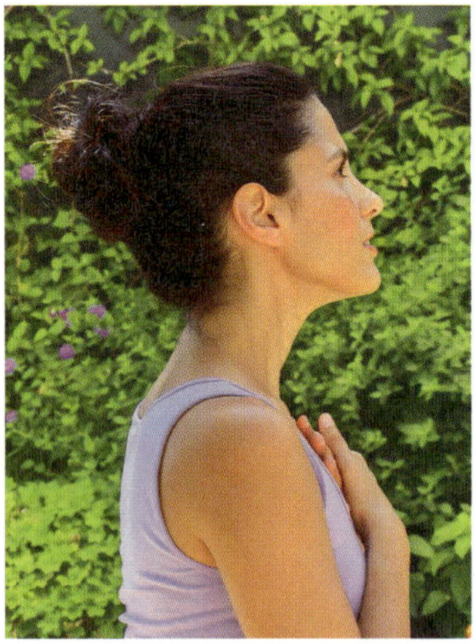

2 **En sentido contrario.** Repite el ejercicio anterior, pero esta vez en el sentido contrario al de las agujas del reloj. Recuerda que el movimiento debe ser consciente.

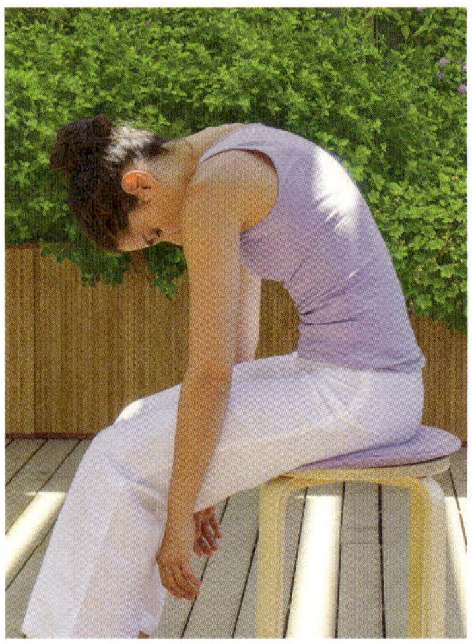

3 **Vértebra a vértebra.** Empieza en la base del cráneo y permite que la columna flexione cada vértebra hacia el suelo. Los brazos caen sueltos y relajados.

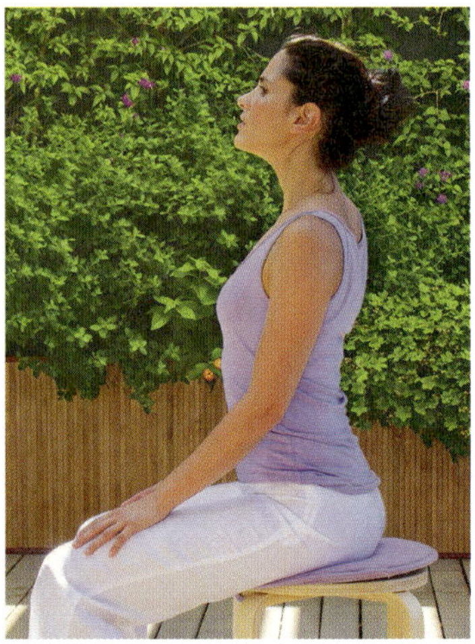

4 **Un ligero arco.** Inicia el movimiento justo en la base del cráneo y extiende la columna vértebra a vértebra formando un ligero arco que la recorre.

boca arriba, la altura de la almohada tendría que ser más reducida para no alterar la lordosis cervical (su curvatura natural). Dado que normalmente solemos cambiar de posición durante la noche, una buena idea es encontrar una almohada que se adapte lo más posible a la posición lateral y supina, y que nos haga sentir al despertarnos más relajados en toda la zona cervical.

Cuidado con los pesos. Hay que llevar el mínimo peso posible colgado del hombro e intentar alternarlo de un lado al otro. Así no se sobrecarga constantemente solo un costado y se evita también elevar excesivamente el tono de la musculatura.

Ergonomía. A la hora de sentarse ante la mesa de trabajo, debemos comprobar las alturas y la postura. Hay que tener presente que el mobiliario debe adaptarse a la persona y no a la inversa. Si se dispone de una mesa que no se puede adaptar en altura y obliga a flexionar el tronco, podemos colocar algún material estable bajo las patas hasta una altura que permita mantener los antebrazos relajados a 90º de flexión, cerca del cuerpo y en contacto sobre la mesa. Y no hay que olvidar poner los pies en contacto con el suelo, ajustar la silla para mantener la cadera neutra y ligeramente por encima de la altura de las rodillas y sentir que se proyecta la cabeza hacia el cielo.

Aprender a gestionar el estrés. Las cervicales son muy sensibles tanto a situaciones de estrés como a estados de ánimo. Mirar la vida de frente ayuda a mantenerlas sanas. Las personas nerviosas acumulan tensión en los músculos de esta zona, lo que provoca una contractura a nivel cervical con más facilidad. Las personas que saben gestionar bien sus emociones sufren menos dolor.

ESTIRA EL CUELLO, INTEGRA TUS MOVIMIENTOS... Y RELÁJATE

Tras esta serie de ejercicios, se puede hacer una relajación final estirados en el suelo: con los ojos cerrados, se siente el peso de cabeza, cuello y hombros durante un par de respiraciones profundas.

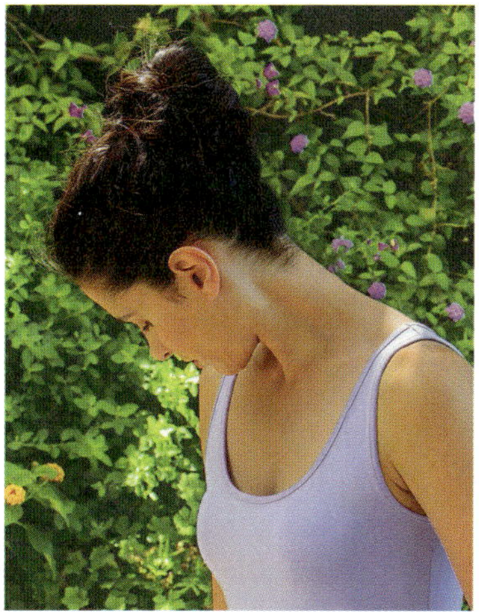

1 **Espiral anterior.** Con el antebrazo izquierdo detrás de la espalda, acerca la oreja derecha hacia el hombro. Mira hacia la rodilla derecha en un movimiento espiral. Cambia de lado.

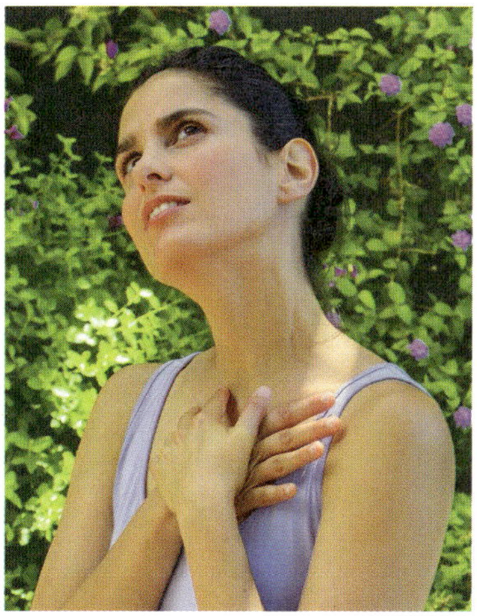

2 **Espiral posterior.** Sitúa las manos sobre el esternón e inclina la columna cervical hacia la derecha, mientras la extiendes y rotas la cabeza a la izquierda. Cambia de lado.

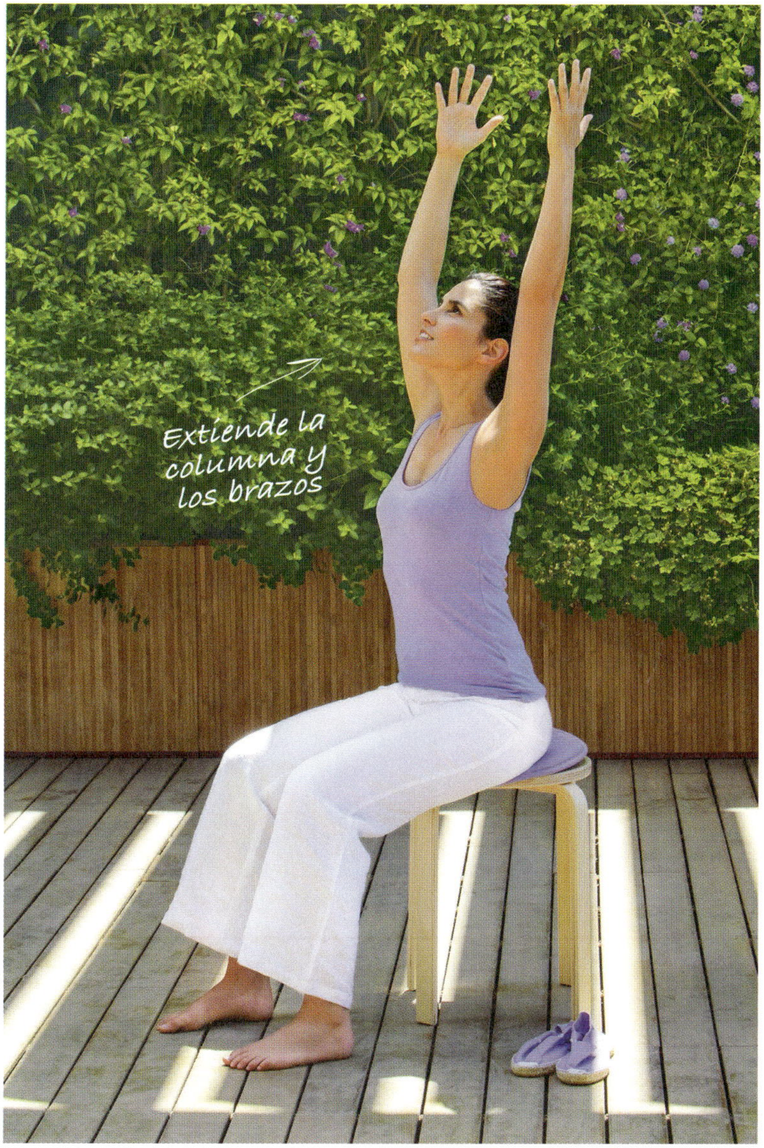

3 **Integrar los movimientos.** Lleva tu mirada hacia arriba desde una posición neutra de la columna y la pelvis. Añade sucesivamente la extensión de la cabeza, la del resto de la columna cervical y finalmente eleva los brazos. Inhala en la fase inicial y exhala al acabar. Vuelve a la posición inicial retrocediendo en la secuencia de movimientos.

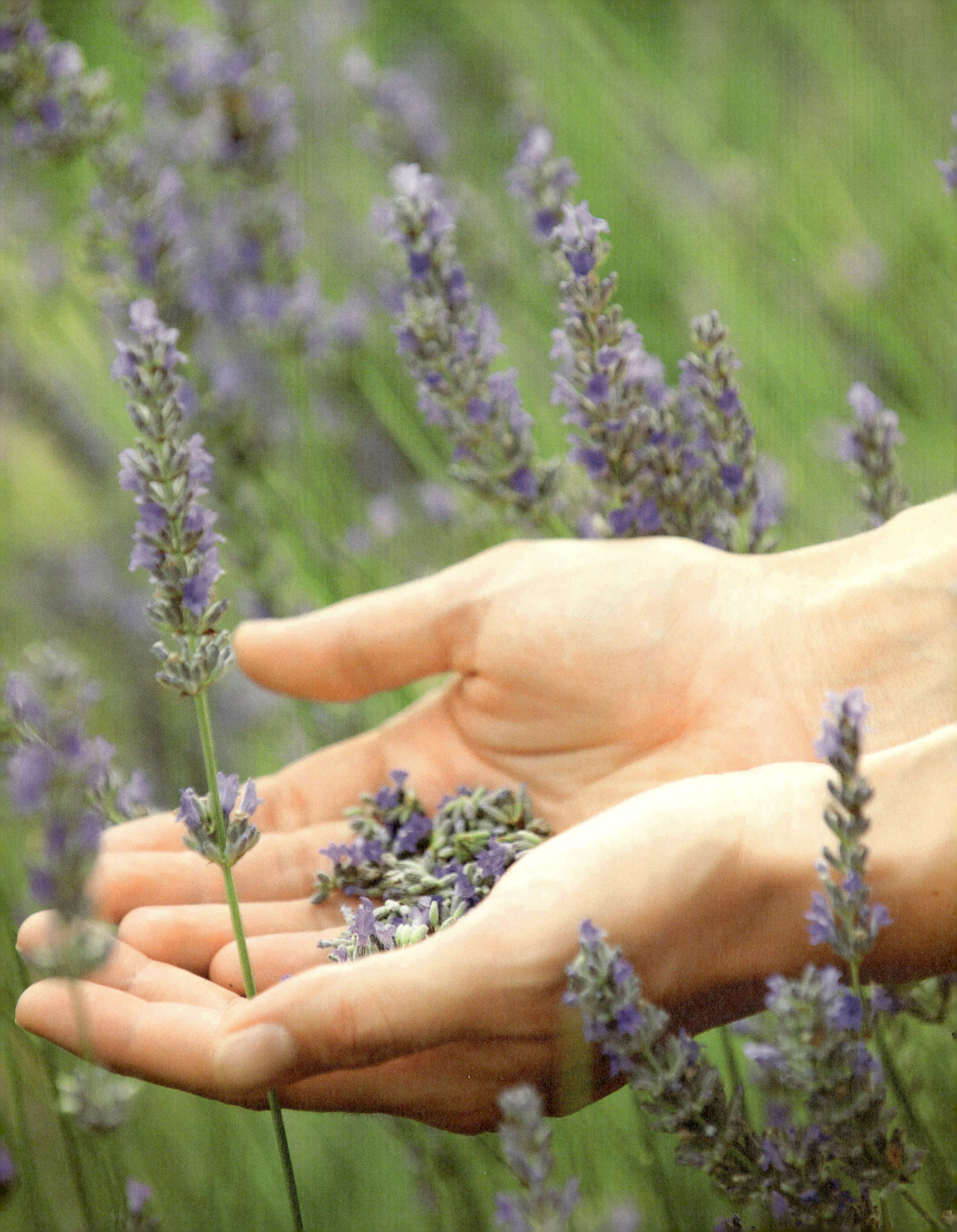

6. FITOTERAPIA

LAS MEDICINAS DE LA NATURALEZA

La fitoterapia, el tratamiento con plantas, es seguramente la medicina más antigua que existe. A lo largo de miles de años el ser humano ha encontrado las plantas más poderosas, cuyos principios activos han servido para desarrollar los medicamentos analgésicos. Las plantas tienen la ventaja de producir menos efectos secundarios.

● La fitoterapia moderna se basa en un tesoro compuesto por ciencia y experiencia, cuyos orígenes se remontan a miles de años atrás. El conocimiento del poder curativo de las plantas es tan antiguo como la propia humanidad. En Occidente, esta antigua ciencia médica fue transmitida por la avanzada civilización egipcia a los griegos y, posteriormente, a los romanos. Gracias a los textos de los eruditos musulmanes, y a los escritorios y jardines de los monasterios medievales europeos, la ciencia de las plantas ha llegado hasta nuestros días. Hasta hace 200 años eran los únicos medicamentos de los que disponíamos.

En los tiempos actuales, esta gran tradición se ha enriquecido con las fitoterapias de Oriente, en especial de China y la India, así como con las plantas procedentes de África, América y Oceanía.

■ BAJO CONTROL MÉDICO

Aunque son bastante seguras, conviene consultar con un médico especialista en fitoterapia antes de tomar una planta.

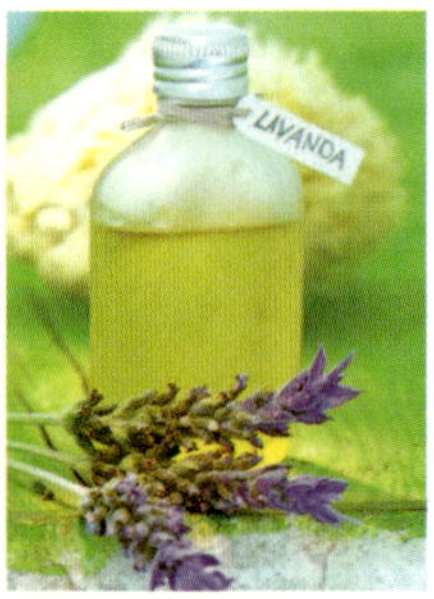

Son posibles las contraindicaciones con medicamentos o en determinadas enfermedades, así como las reacciones alérgicas.

Las plantas frescas o desecadas suelen utilizarse para preparar infusiones, pero su composición química y pureza no suele estar garantizada.

Los extractos secos o líquidos que se acompañan con información sobre la cantidad de principio activo son las presentaciones más recomendables.

DOS FAMILIAS DE PLANTAS

Algunas plantas han probado en ensayos clínicos su eficacia a la hora de aliviar los dolores. Entre las más estudiadas y utilizadas se encuentran las plantas que contienen glucósidos de salicilatos como el sauce y el abedul. A partir de estas sustancias se desarrolló en laboratorio la aspirina, pero las plantas presentan la ventaja de contener además otros agentes beneficiosos, como flavonoides y compuestos fenólicos. Además no fluidifican la sangre tanto como el medicamento, por lo que no favorecen las hemorragias, uno de los principales efectos secundarios de la aspirina.

Otras plantas, como el harpagofito, aportan principios activos antiinflamatorios que no actúan sobre la transmisión nerviosa del dolor, sino directamente sobre la alteración de los tejidos que lo causan. Numerosos estudios han demostrados la eficacia del harpagofito en casos de osteoartritis, lumbalgia y reumatismo. El jengibre y la cúrcuma son otras plantas con efectos antiinflamatorios.

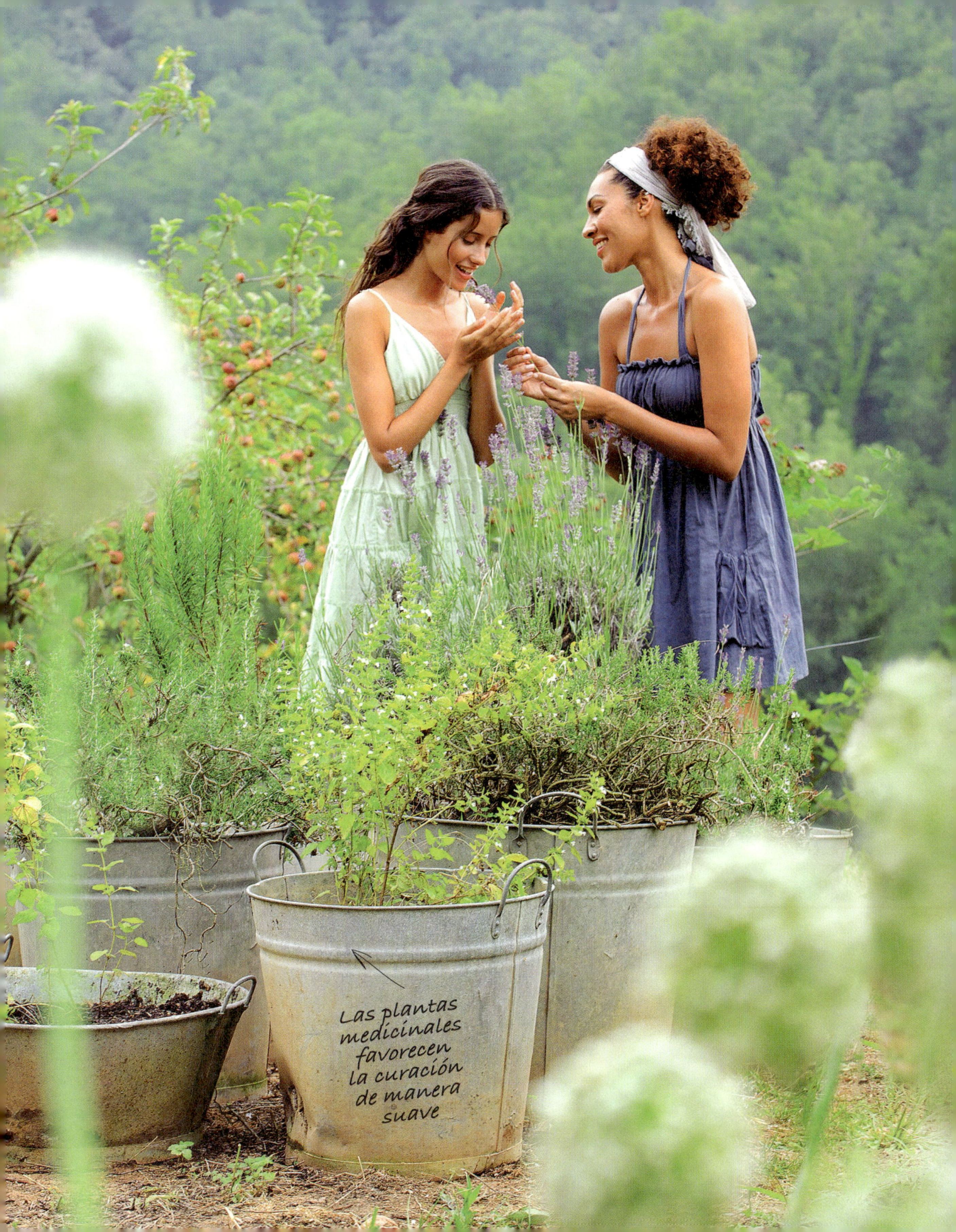
Las plantas
medicinales
favorecen
la curación
de manera
suave

HARPAGOFITO PARA LA INFLAMACIÓN

Esta resistente planta crece en el desierto del Kalahari, a temperaturas extremas, y la usan los pueblos de la región para curar fiebres y heridas. Nos encontramos ante uno de los recursos fitoterapéuticos más eficaces para aliviar el dolor por reumatismo o artrosis gracias a su potente efecto antiinflamatorio. También calma las molestias de espalda o cervicales.

• En el mítico desierto del Kalahari, que comparten los países de Namibia, Botswana y Sudáfrica, medra una planta discreta pero prodigiosa, el harpagofito (*Harpagophytum procumbens*). Los pueblos nativos de la región, los San y los Khoi-san, emplean sus tubérculos desde tiempos remotos para curar las fiebres, las afecciones digestivas, los dolores posparto o los daños por heridas y mordeduras.

ACONSEJADA EN EL REUMA

El extracto de harpagofito se considera el mejor recurso de herbolario para tratar problemas reumáticos, por sus excepcionales virtudes antiinflamatorias y analgésicas. Contiene glicósidos iridoides, entre ellos el harpagósido, al que se atribuye su acción antiinflamatoria, además de procúmbido y harpágido, fitosteroles, flavonoides, ácidos triterpénicos y aceite esencial. Se le atribuye una acción diurética, hipolipemiante, antiespasmódica y, por su uso tradicional, febrífuga, hipoglucemiante y cicatrizante.

PRINCIPALES INDICACIONES

Varios estudios científicos avalan la eficacia de los extractos de harpagofito para aliviar el dolor y rebajar la inflamación en trastornos de tipo reumático, con un efecto equiparable a los fármacos antiinflamatorios no esteroideos (AINEs). Para ser útil debe contener un mínimo de 9,5 mg de harpagósido por cápsula y tomarse de 8 a 12 semanas. Se indica en artritis reumatoides, artrosis y dolor por gota.

Es un diurético potente, útil para eliminar el exceso de ácido úrico en hiperuricemias leves o incipientes.

Por vía oral, es efectivo ante el dolor de espalda o cervical crónico y tensión por malas posturas.

Se toma en cápsulas (2,5 a 3 g diarios en tres dosis, en función de la intensidad del dolor), en polvo (hasta 3 g diarios en tres dosis), en extracto líquido (50 gotas al día) o decocción de la planta seca.

TISANA PARA LAS LUMBALGIAS

Ayuda a combatir el dolor de espalda, en especial las lumbalgias. Y es útil para desinflamar y aliviar el dolor en la osteoartritis.

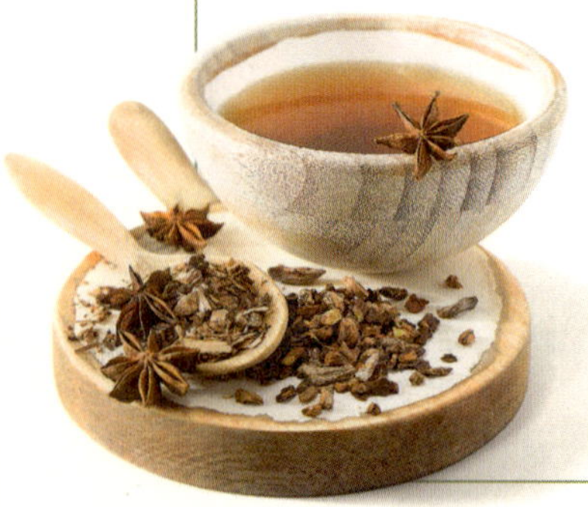

Se mezclan a partes iguales las siguientes plantas: harpagofito, calaguala, sauce blanco, ulmaria y anís estrellado. Se pone agua a hervir y cuando comienza la ebullición se echa una cucharada sopera rasa de esta mezcla por taza de agua. Se baja el fuego y se mantiene unos 4-5 minutos. Se deja enfriar, luego en reposo toda la noche y se bebe durante el día. Hay que procurar tomarla al menos de 4 a 8 semanas seguidas para notar su efecto.

ÁRNICA, ALIVIO DEL DOLOR MUSCULAR

En uso externo es un poderoso antiinflamatorio y analgésico que disminuye el dolor después de golpes y contusiones. Los expertos en plantas medicinales la anteponen a cualquier otro remedio para el tratamiento de la inflamación provocada por pequeños accidentes. En masaje, relaja la musculatura y es también muy útil en caso de agujetas y piernas o pies.

● Muchos expertos consideran el árnica (*Arnica montana*) como el mejor antiinflamatorio de uso externo que brinda la naturaleza para el tratamiento de golpes y pequeños accidentes. Es una planta esbelta, con hojas basales en roseta y grandes y bonitas flores amarillas. Contiene un aceite esencial, flavonoides, cumarinas, lactonas sesquiterpénicas, taninos, fitosteroles y cierta proporción de alcaloides. Junto a su acción antiinflamatoria destacan sus efectos analgésico, antiséptico, antibacteriano, antifúngico, antihistamínico y cicatrizante.

Por su potencial tóxico, el árnica por vía oral se reserva a remedios homeopáticos. En fitoterapia se destina solo a aplicaciones externas para reducir la inflamación debida a contusiones, irritaciones cutáneas, arañazos, luxaciones, escoceduras y quemaduras leves; para pequeños sangrados bajo la piel, y para el tratamiento de eccemas, acné, granos, pruritos y urticarias.

TINTURA DE PRIMEROS AUXILIOS

Receta de tintura de árnica, para tenerla a mano en caso de contusiones. Calma el dolor y rebaja la inflamación.

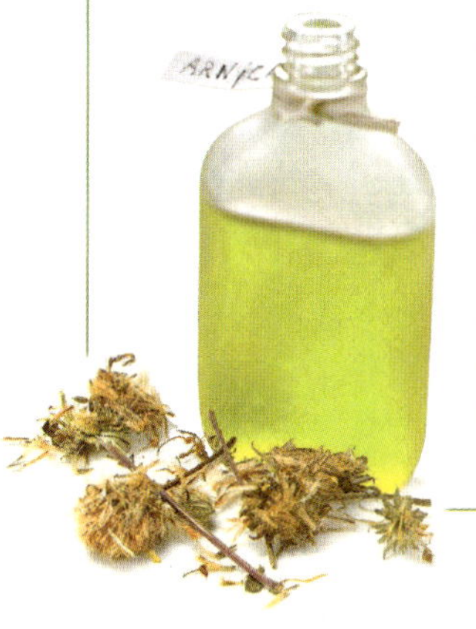

Para aliviar golpes, contusiones y hematomas, se maceran 33 gramos de planta seca en un litro de alcohol durante 27 días, agitando de vez en cuando. Transcurrido todo ese tiempo, se filtra en un botellín de vidrio translúcido.

Esta tintura se aplica con un masaje circular o fricción sobre el área dolorida, de 2 a 3 veces al día. Nunca debe aplicarse sobre heridas abiertas. También puede encontrarse aceite de árnica para realizar masajes.

RELAJANTE MUSCULAR

La infusión simple de árnica, o asociada a caléndula y lavanda, se aplica empapando unas compresas para aliviar la tensión muscular en general y para relajar la musculatura en caso de contractura cervical, piernas cansadas y espalda dolorida, o bien como relajación previa a un masaje con aceites esenciales. Asimismo, se puede aplicar en forma de baño para los pies cansados y doloridos.

Precauciones. El árnica por vía oral resulta muy irritante para las mucosas. En dosis altas puede provocar alteraciones nerviosas. Por contra, en dosis homeopáticas es excelente para aliviar traumatismos, contusiones, agujetas, etc.

Presentación. En planta seca para infusión, tintura, extracto líquido, planta fresca para emplastes, macerada en alcohol para masajes (junto a romero, cantueso y alcanfor) y como ingrediente de pomadas.

EL PODER DE LA GUINDILLA

La pimienta de Cayena no solo aporta intensidad a un plato: también estimula los jugos gástricos y la irrigación sanguínea, e incluso puede sanar una úlcera. En cremas es útil para el dolor articular y muscular. Su principio activo más importante es la capsaicina, localizada junto al pedúnculo del fruto y concentrada en los tabiques interiores y en las semillas.

Tal vez sea la especia que más nos enseña a tener prudencia a la hora de añadirla a un plato. De ella aprendemos que pequeñas acciones producen grandes cambios. Si se añade en exceso a una receta, hay que recordar que la capsaicina, la sustancia responsable de esa quemazón, apenas es soluble en agua, pero se disuelve bien en grasas o en alcohol. El chile o ají (*Capsicum frutescens*) es el más rico en capsaicina.

UN ABANICO DE VIRTUDES

Digestiva. Estimula la producción de saliva y jugos gástricos, y aumenta la motilidad del intestino. Por eso está indicada en caso de digestiones lentas y estreñimiento.

Antibiótica. La capsaicina es un agente antibiótico eficaz: los alimentos preparados con cayena se conservan más tiempo, una de las razones por las que esta especia es popular en regiones tropicales.

Analgésica. Estimula los receptores de calor de la epidermis y provoca una mayor irrigación sanguínea, por ello se usa como analgésico en forma de crema. Y es un buen analgésico de uso tópico, gracias a su capacidad para bloquear los receptores cutáneos a la acción de un neuropéptido (sustancia P), que es el principal transmisor del dolor.

Antiulcerosa. Los alimentos picantes no agravan las úlceras, y la guindilla hasta puede curarlas. Tiene un buen efecto anestésico y atrae sangre a la superficie del tejido dañado. Se pueden tomar unos sorbos de infusión de guindilla dos o tres veces al día, durante un tiempo.

UNA MEDICINA EN LA DESPENSA

Sus cualidades salutíferas son muy variadas. Se usa tanto para dolores musculares como para limpiar los bronquios.

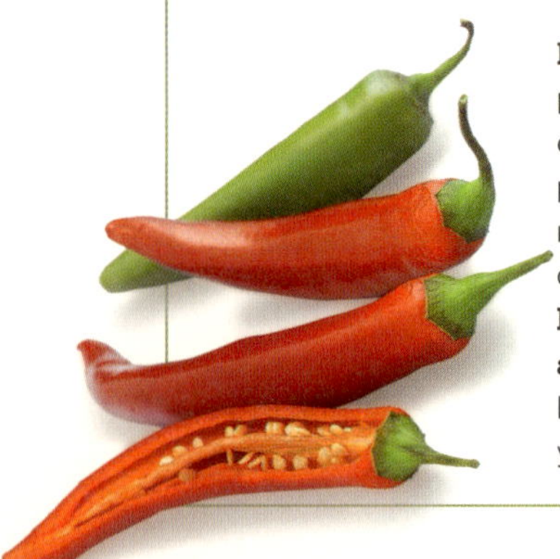

La aplicación tópica de preparados a base de cayena está indicada para el alivio del dolor muscular y articular, y de las neuralgias.

Protege el corazón y las arterias, y disminuye las cifras de colesterol y triglicéridos.

Elimina el dolor muscular por torceduras y el dolor articular de la artritis reumatoide.

Tiene acción mucolítica y por ello se utiliza en casos de resfriados con abundante mucosidad en el árbol bronquial y con tos productiva.

CÓMO UTILIZARLA

Por vía oral con fines terapéuticos se toma una punta de cuchara 2-3 veces al día durante tres semanas.

Vía tópica. La crema se aplica en la zona afectada y se extiende con un suave masaje hasta la total absorción, 3-4 veces al día.

Precauciones. Hay que extremar el cuidado para que no entre en contacto con los ojos y las mucosas.

BUEN SUEÑO CON LAVANDA

Es una de las plantas aromáticas más empleadas para purificar y aromatizar la casa de forma natural. Pero también tiene propiedades depurativas y numerosas virtudes medicinales, especialmente como relajante nervioso y contra el insomnio. Se usa tanto el aceite esencial para masajes como en infusión para aliviar la hinchazón abdominal.

● Las lavandas son plantas aromáticas endémicas de la región mediterránea que crecen en prados secos y malezas. En nuestro país contamos con cinco especies, y al menos a tres se les atribuyen efectos medicinales. La más usada por los herbolarios es la lavanda oficinal o espliego (*Lavandula angustifolia*). Su nombre procede del latín *lavandere,* en alusión a sus propiedades depurativas. Contiene un aceite esencial, rico en linalol, alcanfor y cineol, además de ácido rosmarínico, flavonoides, fitosteroles y taninos. Se considera sedante, antiinflamatoria, digestiva, antibacteriana, diurética, antiséptica y cicatrizante.

Se indica para calmar los nervios, los ataques de pánico y el insomnio. En tales casos se pueden tomar dos tazas al día como infusión simple, la última una hora antes de acostarse, o bien combinarla con espino albar, tilo y pasiflora, usando una cucharada sopera de la mezcla por taza de agua. Se infunde unos 10 minutos, se cuela y se toma edulcorada con una pizca de miel.

SOLUCIÓN A LOS GASES

La lavanda resulta muy adecuada para favorecer la expulsión de gases y combatir la hinchazón abdominal y el mal sabor de boca. Los expertos recomiendan combinar lavanda con melisa, hierbaluisa y boldo a partes iguales, a razón de una cucharada sopera de la mezcla por taza de agua y en infusión unos ocho minutos. Se cuela y se toma tras las comidas principales.

Asociada con salvia, se muestra eficaz para acabar con el mal olor de los pies por un exceso de sudoración: en tres litros de agua, se echan seis cucharadas soperas de la mezcla, se hierve dos minutos y se aplica en baño local de pies a una temperatura de 30-35 °C, por la noche.

Los ramilletes secos de lavanda sirven para aromatizar habitaciones y para ahuyentar a los insectos en las tardes de verano.

BAÑOS PARA RELAJARSE

El aceite esencial de lavanda es especialmente apreciado en aromaterapia por sus efectos relajantes y calmantes.

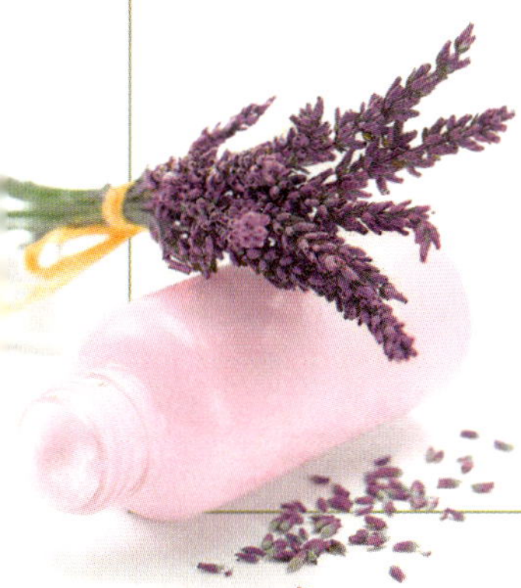

La esencia de lavanda se aplica en baños relajantes o bien en masaje suave para calmar la excitación nerviosa y la tensión muscular asociada al estrés y a las malas posturas. Combinada con aceite esencial de romero (10 gotas de cada) y 100 ml de aceite de almendras dulces, se usa como alivio contra el dolor de las articulaciones en reumatismos, y en lumbalgias y tortícolis. Se aplica en friegas suaves, pero vigorosas, dos veces al día.

SAUCE BLANCO, ANALGÉSICO EFICAZ

La corteza y las hojas de este árbol de ribera es la mejor alternativa a la ubicua aspirina. De hecho, los compuestos originales de ese popular medicamento se aislaron del sauce y otras plantas. Alivia el dolor en general, y las migrañas y cefaleas en particular. Reduce la inflamación y es un recurso natural óptimo para bajar la fiebre en gripes e infecciones.

• Cada día se toman en el mundo unos 220 millones de aspirinas, lo que convierte a este fármaco en el más consumido de todos. Se fabrican en laboratorio con ácido acetil-salicílico, que originalmente se aisló de compuestos presentes en algunas plantas, como la ulmaria o el sauce blanco. Hoy los remedios con corteza de sauce siguen siendo una alternativa válida como analgésico natural.

El sauce blanco (*Salix alba*) es un árbol caducifolio de hasta 15 metros que crece en márgenes de ríos y arroyos, formando bellos y necesarios cinturones de vegetación de ribera, que acogen a una fauna variada. Con fines medicinales se utilizan la corteza, los amentos y las hojas. Los compuestos salicílicos le confieren efectos analgésicos, antitérmicos, antiinflamatorios, antirreumáticos y antiespasmódicos.

TISANA PARA ALIVIAR LA MIGRAÑA

El sauce blanco se usa junto con otras plantas para calmar la migraña y el dolor por inflamación en las articulaciones.

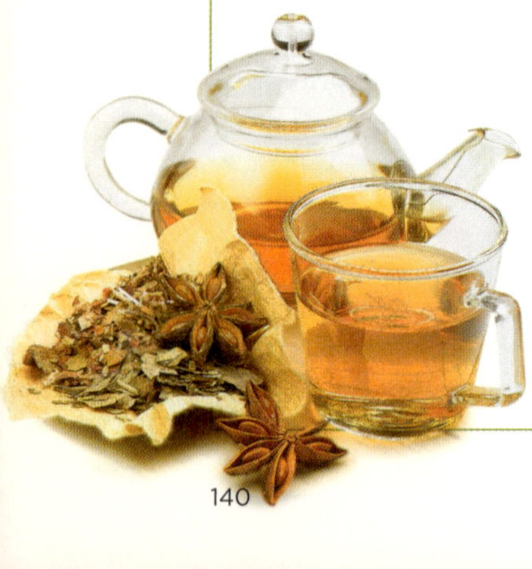

Se combina la corteza de sauce blanco con harpagofito y uña de gato. Para mitigar el sabor entre amargo y áspero del sauce puede añadirse un poco de anís estrellado. Para la tisana se necesita 1 cucharada sopera de la mezcla por cada cuarto de litro de agua. Se hierve esta combinación durante 5 minutos, se deja reposar otros 10 y después se cuela. Se puede tomar a lo largo del día, a pequeñas dosis, y endulzar con un poquito de miel.

Los remedios con sauce se destinan principalmente a aliviar el dolor, sea en trastornos reumáticos, dolor de espalda, cefaleas, neuralgias, bursitis, tendinitis o dolores espasmódicos de la menstruación y los vinculados al climaterio.

EFECTO ANTITÉRMICO

Como la aspirina, el sauce resulta eficaz para bajar la fiebre en procesos gripales e infecciones gástricas y urinarias. A tal fin se aconseja asociarlo a genciana, saúco y tomillo, a partes iguales. Se hierve una cucharada sopera de la mezcla por vaso de agua 2 minutos, se deja reposar otros 10 y se cuela. Se toman 3-4 vasos diarios mientras persista la fiebre. Asociado a regaliz, malvavisco y anís verde, es también astringente y antiácido, útil en caso de acidez estomacal, espasmos gastrointestinales y diarrea. **Contraindicaciones.** Debe evitarse en caso de hipersensibilidad a los salicilatos, úlceras o problemas de coagulación sanguínea, así como en el embarazo, la lactancia o en menores de 6 años.

EL PODER DE LA ONAGRA

El aceite obtenido de las semillas de esta bella planta americana es una joya terapéutica, un recurso idóneo no solo para cuidar y embellecer la piel, sino también como potente antiinflamatorio en la artritis o los trastornos reumáticos, y para las molestias del síndrome premenstrual. Además de tomarlo por vía interna, se aplica externamente sobre las zonas afectadas.

● Las semillas de la onagra (*Oenothera biennis*) son muy ricas en ácidos grasos poliinsaturados omega 6, destacando los ácidos linoleico (72%) y el gamma-linolénico (11%). El principio activo de su aceite es el AGL, que permite al organismo sintetizar prostaglandinas antiinflamatorias. Por ello, reduce la inflamación y el dolor de la artritis reumatoide y la hinchazón en el síndrome premenstrual.

VIRTUDES TERAPÉUTICAS

Las propiedades que se atribuyen al aceite de onagra son numerosas, pero se precisan aún más estudios clínicos que las confirmen.

Cuidado de la piel y el cabello. El aceite de onagra es emoliente y dermoprotector. Se ha demostrado muy válido para tratar impurezas de la piel como el eccema atópico, las arrugas, la sequedad de piel, como preventivo del envejecimiento cutáneo, para el acné juvenil, la dermatitis seborreica o la fragilidad de uñas y cabello. Se aplica el aceite o la emulsión sobre la zona afectada, pero también se puede tomar por vía interna.

Problemas ginecológicos. En tratamientos largos, se usa como apoyo para reducir o aliviar el síndrome premenstrual, con síntomas como el dolor en los pechos, la irritabilidad nerviosa o la jaqueca.

Menopausia. Puede ser un aliado natural para la mujer en el climaterio, utilizándolo como un remedio extra para disminuir los rubores y las sudoraciones nocturnas.

Trastornos reumáticos. Las perlas de onagra refuerzan el tratamiento de la artritis reumatoide por su alto poder antiinflamatorio.

Colesterol alto. Puede ayudar a controlar el contenido graso en las arterias, siempre en combinación con una dieta adecuada.

Alergias. Por vía interna y externa, se ha demostrado útil para combatir el picor, la urticaria y la irritación o sequedad oculares en alergias. Y es un apoyo en caso de asma.

LOS REMEDIOS DEL HERBOLARIO

Con las semillas, el aceite o el extracto de onagra se obtienen múltiples beneficios para diferentes problemas de salud.

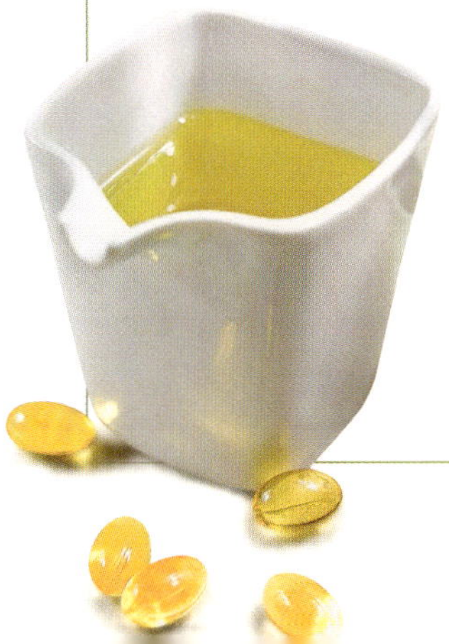

Para el colesterol. Se vierte una cucharada de postre de semillas de onagra en el yogur y se añade miel.

Para menstruaciones dolorosas. Se vierten 10 gotas de extracto de onagra, sauce blanco y grosellero negro en zumo de naranja y se bebe dos veces al día.

Para la artritis: 2 perlas al día. A los tres meses se reduce a una.

Para los eccemas. Se aplica el aceite una vez al día sobre el área afectada hasta que desaparezca el problema.

LA BIBLIOTECA MÁS ÚTIL CONTRA EL DOLOR

ESPALDA SANA Y SIN DOLOR
DR. JORDI SAGRERA
RBA, 2015
Nadie se libra de sufrir en alguna ocasión de dolor de espalda y muchas personas lo padecen de manera crónica. El libro del doctor Jordi Sagrera, pionero del quiromasaje y referencia indiscutible en el ámbito de las terapias manuales, ofrece todos los recursos de las medicinas naturales y numerosas sesiones de ejercicios para realizar en casa.

EL TRATAMIENTO NATURAL DEL DOLOR DE CABEZA
DR. RAMON ROSELLÓ
Océano, 2008
Millones de personas padecen con frecuencia dolores de cabeza cuya causa se halla en los malos hábitos. El libro explica qué cambios realizar en la vida diaria y descubre los mejores remedios naturales (plantas medicinales, masajes, técnicas de relajación...).

ENDORFINAS
JACK LAWSON
Obelisco, 2005
El organismo es capaz de segregar una droga cientos de veces más fuerte que cualquier analgésico. Esta droga es totalmente natural y carece de efectos secundarios. El masaje, los deportes o la música hacen que fabriquemos endorfinas, y estas nos hacen sentir bien.

LA RESPUESTA ESTÁ EN LOS PIES
FREDERIC VINYES
RBA, 2012
La reflexología podal es de gran ayuda en enfermedades que cursan con procesos dolorosos y espasmódicos. Se trata de una terapia basada en estímulos físicos con la finalidad de reducir el dolor del paciente. No todos los órganos se reflejan en los pies ni con la misma intensidad, siendo los más susceptibles de responder positivamente los que tienen una mayor inervación sensitiva.

CURACIÓN EMOCIONAL
DAVID SERVAN-SCHREIBER
Kairós, 2010
El libro presenta siete métodos de curación particularmente eficaces, según el doctor Servan-Schreiber: integración neuroemocional mediante movimientos oculares (EMDR), regularización del ritmo cardiaco para controlar las emociones, sincronización de los relojes biológicos, acupuntura, ejercicio físico, aportación de ácidos grasos «omega 3» y técnicas de comunicación afectiva. Siete vías que permitirán que cada uno tome las riendas de su propia vida.

ELIGE TU PROPIA MEDICINA
ANDREW WEIL
Urano, 1999
Cada día es mayor el número de pacientes que recurren a las más diversas prácticas médicas. En este contexto de cambio, *Elige tu propia medicina* ofrece la información indispensable para una elección más consciente entre la extensa gama de medicinas que hoy tenemos a nuestro alcance con el fin de alcanzar la salud integral.

FIBROMIALGIA: CÓMO VENCERLA DESDE EL CUERPO Y LA MENTE
PALOMA GÓMEZ
RBA, 2008
Las personas con fibromialgia sienten dolor en los músculos, tendones y ligamentos de todo el cuerpo. Esta obra expone una serie de terapias que ofrecen resultados excelentes sin ningún tipo de efectos secundarios sobre el resto del organismo. Lo más sorprendente es que muchos de estos tratamientos no son nuevos, ni misteriosos, ni siquiera caros.

ESTIRÁNDOSE
BOB ANDERSON
RBA, 2010
Estirándose es el libro de entrenamiento más famoso de todos los tiempos. Incluye tablas de estiramientos para los que trabajan en una oficina o frente a un ordenador, claves ergonómicas y de corrección postural para evitar dolor de espalda y otras lesiones.

MANUAL BÁSICO DE DIGITOPUNTURA
NADIA VOLF
Paidotribo, 2007
El libro –con más de 100 fotografías y dibujos– muestra el camino hacia un mejor conocimiento del propio cuerpo, al tiempo que permite el autotratamiento de algunas molestias. Además enseña cómo hacerse un chequeo sencillo, palpando ciertos puntos precisos de los pies, las orejas y el tronco.